医学工程学科建设指南

王修品　于文雯　宇　琼　主编

天津出版传媒集团

天津科学技术出版社

图书在版编目（CIP）数据

医学工程学科建设指南/王修品，于文雯，宇琼主
编.--天津:天津科学技术出版社,2025.4.--ISBN
978-7-5742-2804-7

Ⅰ.R318-62

中国国家版本馆CIP数据核字第2025YS7303号

医学工程学科建设指南

YIXUE GONGCHENG XUEKE JIANSHE ZHINAN

责任编辑：张　冲

| 出　　版： | 天津出版传媒集团 |
| | 天津科学技术出版社 |

地　　址：天津市西康路 35 号

邮　　编：300051

电　　话：（022）23332490

网　　址：www.tjkjcbs.com.cn

发　　行：新华书店经销

印　　刷：天津印艺通制版印刷股份有限公司

开本 787×1092　1/16　印张 17.5　字数 400 000

2025年4月第1版第1次印刷

定价：85.00元

编 委 会

主 编

王修品　青岛市第八人民医院

于文雯　济南市食品药品检验检测中心

　　　　（济南市药品不良反应和医疗器械不良事件监测中心）

宇　琼　上海市浦东新区人民医院

副主编

李晓艳　瓮安县人民医院

徐　忠　四川大学华西医院

苟晓芳　四川大学华西医院

樊立天　四川大学华西医院

何　静　四川大学华西医院

樊　杰　临沧市人民医院

唐喜丰　广西科技大学第二附属医院

何金焕　柳州市中医医院（柳州市壮医医院）

编 委

序

  在快速发展的医疗科技浪潮中,医学工程作为一门将医学与工程技术深度融合的综合性学科,正以前所未有的速度改变着医疗行业的面貌。作为中国医师协会临床工程师分会会长,我深感肩上责任的重大,同时也对医学工程学科所蕴含的无限潜力与广阔前景充满期待。在此我为《医学工程学科建设指南》一书作序,愿与广大医院管理者、医学工程同仁及临床工程师共同探讨医学工程学科建设的现状、挑战与未来。

  回望过去,医学工程学科从无到有,从弱到强,经历了从无到有、从小到大的发展历程。在这个过程中,医学工程人员以不懈的努力和辛勤的汗水,推动了医疗设备技术的不断进步,为临床诊疗提供了强有力的支持。然而,面对日益复杂多变的医疗环境,医学工程学科的发展也面临着前所未有的挑战。专业人才短缺、技术水平参差不齐、管理制度不健全等问题,严重制约了医学工程学科的进一步发展。因此,加强医学工程学科建设,提高医学工程人员的综合素质和专业能力,已成为摆在我们面前的一项紧迫任务。

  在此背景下,《医学工程学科建设指南》一书的出版,无疑为医学工程学科的发展注入了一股强大的动力。该书由一批来自全国多家医院的一线临床工程医学专业的一线工程师们共同编写,凝聚了众多医院医工团体在学科建设上的心血与智慧。他们深入调研国内外医学工程学科建设的先进经验和成功案例,结合我国三级综合医院的实际情况,对医学工程学科建设的各个环节进行了系统梳理和深入剖析。

  犹为可贵的是本书的附录部分还提供了各家医院的实用性参考文件、制度、试题样本和常用表格等,为医学工程人员提供了丰富的实践工具和参考资料。这些内容的加入,使得本书更加具有实用性和可操作性,有助于推动医学工程学科建设的深入开展。

  《医学工程学科建设指南》一书为医院管理者和医学工程人员提供了一套全面、可行的操作指南。

  我相信,在广大医院管理者、医学工程同仁及临床工程师的共同努力下,我们一定能够推动我国医学工程学科不断迈向新的高度,为医疗卫生事业的发展作出更大的贡献。

  让我们携手并进,共同开创医学工程学科的美好未来!

中国医师协会临床工程师分会会长

范医鲁

2025 年 3 月 14 日

前　言

在医疗技术日新月异的今天,医学工程作为连接医学与工程技术的桥梁,其重要性日益凸显。综合医院作为区域医疗体系的核心,其医学工程学科的建设与发展不仅关乎医院整体医疗水平的提升,更直接影响到患者诊疗的安全与效果。《医学工程学科建设指南》旨在为医院管理者、医学工程科人员及广大临床工程师提供一本系统性、实用性的指导手册,助力三级综合医院医学工程学科的全面发展和持续优化。

医学工程学科是运用现代工程技术和理论,研究并解决医疗卫生工作中有关设备、仪器、技术和管理等问题的综合性学科。随着医疗技术的快速发展,医疗设备也日益精密复杂。这对医学工程人员的专业知识和技能提出了更高的要求。

然而,当前医学工程学科的发展仍面临诸多挑战,如专业人才短缺、技术水平参差不齐、管理制度不健全等。因此,加强医学工程学科建设,提高医学工程人员的综合素质和专业能力,已成为三级综合医院发展的重要课题。

面对医学工程学科发展的迫切需求,我们组织了一批来自医疗管理、工程技术、临床医学等多个领域的专家学者,深入调研国内外医学工程学科建设的先进经验和成功案例,结合我国三级综合医院的实际情况,编写了这本《医学工程学科建设指南》。

本书旨在通过系统梳理医学工程学科建设的各个环节,包括学科发展策略、科室管理、技术水平提升、科研创新、职业发展,以及安全风险防范等方面,为医院管理者和医学工程人员提供一套全面、可行的操作指南。

本书开篇即详细阐述了临床工程学科在新形势下的发展策略,包括如何把握医疗技术发展趋势、优化资源配置、推动学科交叉融合等。同时,针对如何创建重点学科、开展 PDCA 持续改进、以等级医院评审为契机提升学科建设水平等方面,提出了具体的实施路径和策略建议。这些内容对于医院管理者和科室负责人具有重要的参考价值。

制度是学科发展的保障。本书第二章深入剖析了医学工程学科管理制度的建设,包括医学工程管理制度、驻场工程师管理制度及医疗设备验收流程与供应商评价考核等。这些制度的建设和完善,有助于规范医学工程人员的工作行为,提高工作效率和服务质量,为学科的长远发展奠定坚实的基础。

特种设备是医学工程科室管理工作的重中之重。本书第三章提供了诸多实用性建议,通过系统化科学管理,扎牢特种设备管理的牢笼,保证特种设备长期安全规范使用。

临床工程师是医学工程学科的核心力量。本书第四章重点探讨了临床工程师的职业现状、职业素质要求、技术提升之路及维修方法等方面的内容。第四章通过介绍国内外先进的培训体系和技能提升途径，为临床工程师提供了丰富的学习资源和成长路径。此外，本章还详细阐述了医疗设备维修的四项重视、四个步骤、六点提醒等实用技巧，帮助临床工程师更好地掌握设备维修技能。

科研是学科发展的动力源泉。本书第五章围绕医学工程专业的科研创新展开，介绍了如何参加职工创新"五小"大赛、组织与实施地市级临床工程师专项技能比赛、参编团体标准及撰写维修案例和论文等方面的内容。这些经验分享和技巧传授，有助于激发医学工程人员的科研热情和创新思维，推动学科的创新发展。

职业发展是每位医学工程人员关注的重点。本书第六章结合国家和地方职称评审政策，为临床工程师提供了职业发展的建议和方向。同时，第六章还介绍了学历提升和职称晋升的具体条件和要求，帮助临床工程师明确职业规划和发展路径。

医疗设备的安全管理是医学工程学科的重要任务之一。本书第七章详细分析了临床医学工程师的职业安全风险与自我保护措施，以及大型医疗设备和特种设备的安全管理要点。这些内容对于保障医疗设备的安全运行、防范安全事故的发生具有重要意义。

设备的维护保养直接关系到其使用寿命和性能表现。本书第八章围绕医疗设备的预防性维护管理展开，介绍了大型医疗设备（如 MRI、CT）和常见医疗设备的预防性维护保养方法。这些实用技巧有助于提升设备的可靠性和稳定性，为患者提供更加安全、有效的诊疗服务。

医用耗材管理也是医学工程建设的重要组成部分。本书第九章关注医用耗材管理工作，在采购管理和遴选方面，以及超常预警和评价方面提出建设性管理意见。

本书的附录部分提供了各家医院的实用性参考文件、制度、试题样本和常用表格，以方便同行们参考借鉴。

《医学工程学科建设指南》一书是集体智慧的结晶，凝聚了众多专家学者的心血和汗水。我们希望通过本书的出版，为我国综合医院医学工程学科的建设和发展提供有益的参考和借鉴。

同时，我们也期待广大读者能够积极参与学科建设，不断探索和创新，共同推动我国医学工程学科迈向新的高度。

本书编委会
2024 年 12 月 25 日

目　　录

第一章　临床工程学科建设概要 ……………………………………………（1）

第 1 节　新形势下医工发展策略 ………………………………………（1）

第 2 节　医学工程科室如何创建重点学科 ……………………………（6）

第 3 节　医学工程科如何开展 PDCA 持续改进 ………………………（8）

第 4 节　以等级医院评审为契机 ………………………………………（9）

第 5 节　临床工程学科建设提升年活动 ………………………………（13）

第 6 节　加强医疗设备档案管理 ………………………………………（16）

第 7 节　医学工程部医学装备管理工作管理办法与考核细则 ………（17）

第二章　医学工程学科制度建设 ……………………………………………（19）

第 1 节　健全医学工程管理制度 ………………………………………（19）

第 2 节　科学管理驻场工程师 …………………………………………（24）

第 3 节　标准化医疗设备验收流程与供应商评价考核 ………………（28）

第 4 节　医疗设备维修核心工作制度编写 ……………………………（32）

第 5 节　大型医疗设备经济效益分析管理制度 ………………………（35）

第 6 节　常用医学工程管理制度 ………………………………………（37）

第三章　特种设备管理 ………………………………………………………（47）

第 1 节　压力容器安全管理 ……………………………………………（47）

第 2 节　机房管理 ………………………………………………………（50）

第 3 节　医用气体供应管理 ……………………………………………（51）

第 4 节　磁共振失超应急处置 …………………………………………（56）

第四章　临床工程师的技术水平提升 ………………………………………（60）

第 1 节　临床工程师的职业现状 ………………………………………（60）

第 2 节　临床工程师的职业素质要求 …………………………………（63）

第 3 节　临床工程师的技术提升之路 ……………………………………（68）

第 4 节　临床工程技术的维修方法 ………………………………………（75）

第 5 节　临床工程技术经验 …………………………………………………（79）

第 6 节　医疗设备维修的四项重视、四个步骤、六点提醒 …………（87）

第 7 节　临床工程师如何提升沟通效率 …………………………………（88）

第 8 节　医疗设备芯片级维修 ……………………………………………（92）

第五章　医学工程专业科研 ……………………………………………………（96）

第 1 节　职工创新"五小"大赛 …………………………………………（96）

第 2 节　地市级临床工程师专项技能比赛组织与实施 ……………（105）

第 3 节　参编团体标准,助力职称晋升 ………………………………（108）

第 4 节　临床工程师如何写好维修案例 ………………………………（109）

第 5 节　临床工程师如何写好维修类论文 ……………………………（113）

第 6 节　《医疗装备》杂志投稿常见问题 ……………………………（116）

第 7 节　第三届"医工杯"医疗设备维修案例书写格式要求(征求意见稿) ……（119）

第六章　临床工程师职业发展 ………………………………………………（122）

第 1 节　临床工程师职业发展建议 ……………………………………（122）

第 2 节　临床工程师学历提升 …………………………………………（126）

第 3 节　临床工程师职称晋升 …………………………………………（127）

第 4 节　部分省市临床工程师晋升职称文件 ………………………（129）

第七章　安全风险与防范 ……………………………………………………（167）

第 1 节　临床医学工程师职业安全风险与自我保护 ………………（167）

第 2 节　大型医疗设备安全管理 ………………………………………（169）

第 3 节　特种设备安全管理 ……………………………………………（174）

第八章　医疗设备规范化维护保养 …………………………………………（189）

第 1 节　做好医疗设备预防性维护管理 ………………………………（189）

第 2 节　医疗设备应用安全控制问题及对策 ………………………（194）

第 3 节　大型医疗设备(MRI)预防性维护保养 ……………………（195）

  第 4 节 大型医疗设备（CT）预防性维护保养 ·············· （203）

  第 5 节 SRM–Ⅳ 良性阵发性位置性眩晕诊疗系统日常维护指南 ······ （209）

  第 6 节 电子胃肠镜的预防性维护保养 ···················· （210）

  第 7 节 BK Flex Focus 彩超日常维护保养 ··················· （212）

  第 8 节 眼科 B 超探头日常使用保养 ···················· （213）

  第 9 节 电动呼吸机的维护与管理 ······················ （215）

  第 10 节 苏邦数字化多功能心肺复苏机注意事项和维护保养 ······ （220）

  第 11 节 数字化影像医疗设备管理与维护措施 ·············· （222）

第九章 医用耗材管理 ··································· （224）

  第 1 节 医用耗材、试剂采购遴选 ······················ （224）

  第 2 节 耗材超常预警和评价制度 ······················ （225）

  第 3 节 医用耗材动态管理和监测 ······················ （227）

  第 4 节 医用耗材存储管理 ·························· （228）

附 录 ··· （230）

  附录 1： 放射工作人员综合能力考试题 ················· （230）

  附录 2： 医学装备管理与安全培训试题 ················· （232）

  附录 3： 55 种常用医学影像设备质控标准文件号对照表 ······· （235）

  附录 4： 《医疗装备》使用与维修栏目投稿须知（2022 年 10 月） ······· （239）

  附录 5： 《中国医疗设备》征稿启事（2024 年 6 月 26 日） ········ （242）

  附录 6： 辐射工作人员试题 ·························· （243）

  附录 7： 电离辐射法律法规 ·························· （248）

  附录 8： 中国技术市场协会团体标准立项申请书 ············· （258）

  附录 9： 黄海中心医院医疗设备安装验收记录表 ············· （259）

  附录 10： 临床医技科室医学装备管理量化考核表 ············· （262）

  附录 11： 临床医技科室医学装备管理督导反馈通知单 ·········· （263）

  附录 12： 医学装备管理委员会章程 ····················· （264）

第一章 临床工程学科建设概要

时至今日，临床医学工程学科还没有获得应有的地位。

传统的看法认为，设备科、医学装备部、医学工程科是后勤科室，只会消耗资源，不能创造收益，所以对这些科室的重视程度自然要往后靠。

有些临床工程师自身也存有偏见，一直以来"重采购，轻管理"，在某种程度上形同于采购员。有些医院虽然提出"严格管理、热情服务"的院内职能定位，但是，"管理"并没有引起足够重视。而历经多年的实践事实表明：管理比创造更重要！管理良好的"卓越临床医学工程科"，不仅可以避免资产运营风险，节省大笔维护资金，还能杜绝耗材浪费，减少管理不当带来的人力成本。

更重要的是，设备管理不当将面临意想不到的风险，甚至会引起医疗事故！

医院设备管理变成了一项规模浩大的工程。由于许多医院仍在手工操作，致使近年来设备管理不善造成的医疗纠纷上升之势。屡屡发生的恶性医疗事件表明，设备科首当其冲要将运营风险排除，于此引入先进的信息管理工具就成为当务之急！这也是改善医患关系，营造医院影响力与口碑的重要之举。

是时候改变了，关键不是做什么，而是怎么做……

第1节 新形势下医工发展策略

医学装备是医学体系中的重要组成部分，是医学活动最活跃、最重要的元素之一。大批先进的医疗装备与技术应用到临床，不仅改变了传统医学的面貌和诊疗的模式，也使疾病的早期诊断、治疗、危重患者救治的成功率大幅度提高，它已经成为推动医学进步和强大的引擎。医疗设备的临床安全和应用质量维系着医院的医疗质量和病人的生命安全。众所周知，如果影像设备不能提供高质量的图像，仪器就不能提供合格的检查数据，也就更谈不上合格的诊断或者正确的诊断。麻醉机、呼吸机如果出现故障，会对病人产生安全隐患。如何保证医学装备的安全性、有效性，是一个受到普遍关注的问题。

一、医学装备保障工作的作用和地位

医学装备的技术保障工作的定义非常重要。人们总会产生一种误解，医学装备保障就是维修设备。这个观点是不对的。在设备还没有出现故障之前，就要做到未雨绸缪，用前瞻性的理念做预防性的维护，就是所谓的 PM 计划。目前研究智能化的维修技术，对一台设备，尤其一些重要设备的各个部件进行监控，智能化判别它什么时候会出现什么问题，提前预警，这个比预防性维护更进了一步。当然，这个目前还不是特别的成熟。

什么是医学装备的技术保障工作呢？2011 年三级综合医院评审标准里对技术保障工作规定很具体：一个是对医院医学装备实行统一的技术保障，有医学工程部门管理、保养、维修等等，这里面包括质量控制，风险评估，为医疗器械提供技术支持和服务，对医疗人员进行培训和考核，对急救的设备，始终保持待用状态，始终保证其安全和有效。技术保障工作贯穿于医疗设备全生命周期之中，不是出现故障才需要保障工作。应该将时间点提前控制到购置阶段，首先进行技术论证——购买设备是不是适宜，需要综合市场调研、合同文本制定、验收规定制定，技术培训等工作。

三级综合评审中要求对使用人员进行培训、技术、质量、法规、安全上把关。风险评估、安全使用直到管理、故障性维修、不良监测和报告，都是技术保障工作的重要内容。装备报废后要有报废的技术论证。医疗设备维修是医院医工部门的核心业务，它的地位不容动摇，必须全力以赴地加以维护和发展。这是医工部门的责任和使命。

二、诸多困境与挑战

当前，虽然挑战重重，但我们依然要积极应对，寻找合适的策略，寻找新的机遇，以实现自身的壮大和发展。

首先，医院设备的价值在过去的三十年间已经翻了十倍，然而医工部门的工程师编制并未随之增长。此外，医院的其他业务如采购独立、供应链扩大等也导致了实际在岗人员的减少。这是一个普遍存在于其他医院的问题。因此，我们需要寻找新的策略来应对维修人员数量减少的困境。

其次，由于新技术的应用，医疗设备的维修难度加大。各类新技术首先在医疗设备领域得到应用，包括新工艺、新材料的应用，以及与信息技术的高度融合。这使得维修变得更为困难，可及性降低。

第三，随着医院收入的增长，员工工资也在快速增长。这对维修部门带来了三个不利因素，包括设备收入增加导致停机损失增大，外包维修更容易成为优先选择，以及人力成本的增长使得增加维修人员变得更加困难。

第四，尽管并非普遍现象，但院领导对维修工作的轻视依然是一个老生常谈的问题。尽管院领导可能更关注一段时间内的诊疗产出，而不是机器的故障，但这也说明了工程人员在背后付出了很多努力，但院级领导可能感受不到。

第五，维修社会化的压力在不断加大，包括大企业报销维修合同的力度不减，以及第三方维修实力在国内大医院的渗透。这种状况只会进一步发展，不会减弱。面对这些困难，医工部门必须采取相应的策略来维护和发展维修工作。

三、发展策略建议

然而，不同地域、各级医院的情况不同，因此，各个医院都应根据自身环境制定出维修工作的定位和发展策略。以下是一些建议：

1. 加强工程师队伍建设

避免工程师脱离一线维修工作，要求其兼顾其他工作。同时，要抓住机会进行培训，提升维修核心能力。在任务分配上，要覆盖全院的设备，培养一专多能的工程师，并做好内部绩效考核。

2. 重点设备要能完全自修

完全自修设备包括专科医院的主要专科设备、只有一台没有备份的诊疗任务重的设备、医院重点学科的主干设备和效益好的设备。对于这些设备，要有针对性地研究个性化的保障计划，包括人员培训、零配件储备等。

3. 适应维修社会化

主动参与其中。在合规的情况下，可以"借船"出海，与企业合作，作为现场工程师的一部分，锻炼队伍并为医院节省经费。

4. 利用医改

特别是医联体的推行，在医联体内部形成联合，分工合作，取长补短，中心医院可以借此机会扩大医工部门。

5. 引进新技术、新方法，提升维修水平

利用信息手段特别是物联网技术快速了解故障并立即到现场，这是医院内医工能做到的。同时，还可以使用特殊设备存储重点设备电路板的点修信息，以便快速判断故障。

6. 做好维修合同方

为医院招标维修合同提供参谋，特别是故障记录分析要全、要准确，这样可以为医院决定维保采取什么策略时提供有效的技术支持。同时，要研究制定维修供应商的评估方法，为维修合同指标提供参谋。总之，面对售后外环境的变化，医工部门必须积极应对，不能放弃维修这一块基础工作，但一定要主动适应变革，在变革中壮大自己。

四、医学工程科室必须加强自身的建设与管理

医院设备科作为担负医疗设备管理与技术服务双重功能的职能部门，必须着力加强自身的建设与管理。医院设备科要从医疗设备的购置、使用、维修方面做到科学管理，是一项艰巨的任务。那么，如何加强医院设备科自身的建设与管理？

1. 努力做好设备购置的相关论证工作

医院的设备，特别是 CT、MRI 等大型仪器设备的运行保障，医院一般均以保修来实现，其年均费用高达数十万，因此医院在购置设备的效益论证是十分必要的。很多医院在设备采购上实行年底有各科室填报《医疗设备购置申请论证表》，由设备科统一上报医院"仪管会"讨论，合理筛选出必要购置的设备，在次年有计划地进行招标采购。这既有效地避免了资金的浪费，也利于统筹管理。

2. 健全管理组织，大力推进电子信息化

要进行医疗设备的管理，必须有健全的组织保障，为使设备科各项管理工作不断有新的发展，医院设备科成立维修组、档案室、卫生材料室、工程教研室等小组，形成健全的管理组织，大力推行信息化、效率化管理。根据综合性医院医疗器械管理的要求，建立了医疗设备档案，运用专业医疗设备管理软件对医疗器械、卫生材料进行统筹、管理。科室要不断完善网络系统，通过网内系统的查新，可以方便地知道各物质的进价、规格型号、产地等有用信息。各临床科室也可通过网络系统向科室申请材料。软件系统的库存报警系统极大地方便了物质管理。

3. 注重医疗设备的全程控制与管理

现代医院的全貌技术管理最初由美国提出，称之为设备工程管理学。其工作重点是围绕医疗设备的安全和质量控制。目前，国内绝大多数医院都已经把设备科从总务科分离出来，单独管理院内的医疗设备，但设备科的工作重点大多还是维持在医疗设备的采购和常见故障的事后维修水平，其中也有不少数医院在学科建设方面走在前面，工作模式已经向临床工程发展，开展治理检测、预防维护、科教等工作。

当前，随着先进医疗设备在医院内"不可修性"的加大，设备部门工程师的具体维修日益减少，维修管理的任务日益加重，如对厂家维修的判断和监督、设备是否具有维修的价值、确定维修方案、选择适宜保修方式等。医疗设备管理工作的重心，已转入到调整设备的经费结构、保障设备可持续运行等实际工作中。例如，某医院大型放射设备螺旋CT机，每日都开机工作20小时以上，才能满足临床需求。长时间的连续工作势必带来机器的疲劳，导致设备故障率高。更换配件少则几万元人民币，多则数十万。为此，设备科通过综合论证分析，向院领导提出了为CT机购买"金保"的建议报告，并获的批准。购买保险后，该CT机在使用中一旦出现问题，全部由厂方工程师及时进行现场检查维修，并更换全新的配件。据科室记录统计，本年度设备仅更换的配件已大大超出买保修所花费的金额。设备的可靠运行不仅有效地满足了临床工作需要，而且为医院社会效益和经济效益的同步增长提供了保证。

为了更好地开展保外设备的维修工作，及时获取维修技术、配件信息，设备科应该对医疗设备的常见故障类型有一定的了解，制定完善的维修保养措施，建立各设备生产厂商的设备维修工程师档案库，以便科室及时与工程师获取联系、反馈问题，尽早解决设备故障。同时，这也能辅助提高医院技术人员的维修技术和理论水平。

4. 面向临床，大力加强专业人才培训

做好现代化医院医疗设备的管理和维护工作，不仅需要完善组织体系和工作制度，更需要高素质人员队伍作保障。医院设备科专业技术人员必须牢固树立全心全意为临床服务的思想，全面转变工作方式和服务观念，到主动与临床及医技科室建立合作关系，共同维护和保养仪器设备，努力降低设备故障发生率。为全面提高设备科专业人员的技术水平，我院成立了医学工程技术指导小组，通过发挥组织与管理优势，举行医疗设备使用、维护培训知识、技能培训，学习服务于临床自动化的信息化理论和技能，有效地提高设备科专业技术人员的综合业务能力和水平，为医院的现代医疗设备应用和管理提供了可靠的人才保证。

综上所述，随着我国与国际接轨步伐的加快，以及现代化医疗技术的飞速发展，有关医疗器械的学术交往将逐步增多，这对医院设备科的要求必将日益提高。在新的形势下，积极探索医疗设备管理方面的能力，努力提高本部门在医院设备管理方面的能力，努力提高本部门在医院中的作用，注重提高质量和效益，促进学科发展，进一步提高医院设备科学化，规范化管理水平，已成为医院设备科建设与管理的根本任务和目标。医院设备科必须从自身建设入手，大力加强专业组织及制度化建设，全面提高专业人员技术水平，更好地迎接新的形势和挑战。

五、医疗设备维保外包风险管控

医院作为一个大型机构，需要保持常规设备和设施的正常运行。然而，常规维修工作对医院管理团队来说可能是一个巨大的挑战。为了更好地处理维修问题，许多医院开始考虑将维修外包给专业的服务提供商。医疗设备供应外包方案是降低医院成本、提高设备管理效率的有效途径。医院需要选择合适的外包服务商，明确双方的权益和义务，并在实施过程中建立有效的监控机制。

1. 医疗设备维保外包的优势

①控制成本、提高效率——向管理要效益；（整体外包维护费控制在3%~5%、省去配件采购申请流程、节省医院维护人员编制及费用投入）②提升设备保障及风险管控能力——开展医疗设备维护相关风险管控、加强设备质控检测；③医疗设备的精细化管理——加强设备数据挖掘、功能开发、医疗设备使用评价。

2. 常见维护外包服务模式

（1）全院医疗设备资产

全外包；大型设备原厂保、其余外包（半包）；人工技术保（出工出力不出料）。

（2）信息系统

院方自有软件系统；第三方承包方自主开发；第三方承包方购买第三方软件；第三方承包方与医院共同开发。

（3）设备易损件（耗品）

服务商提供；院方自行购买。

3. 维保外包风险原因

（1）院方管理层面

院方设备管理相关职能部门风险意识缺乏；院方设备管理部门人力资源缺乏；信息管理部门管理被动；临床使用部门对服务期望值过大、风险意识不够；项目上线前期调研与准备不充分、三方角色责权不清；项目上前服务模式未完全确认；配套制度流程考核体系未到位（惩罚力度、设备开机率、修复率、满意度等）；未参与驻场服务人员的监督管理；设备维护不当产生的法律风险责任划分（法律法规的规范性）。

（2）维保公司层面

企业规模小、资金稳定性不强；公司后台技术人员队伍能力弱；公司组织架构散乱；服务团队人员培训不到位、缺乏培训渠道；与厂商缺少战略合作；本地无备用机库及备件库、配件供应不及时。

（3）驻场人员层面

服务人员对职责不清晰或超越职责范围开展工作；人员奖惩机制缺失；驻场人员服务意识与维护能力欠缺、主动性不够；驻场服务人员流动性大；服务制度流程不熟悉；人员维修服务资质标准。

4. 风险管控

（1）院方管理层面

进行充分的市场调研、明确外包模式；院方管理层强化医疗设备维保外包风险管理意识；梳理完善制度流程考核体系（惩罚力度、设备开机率、修复率、满意度等）；参与驻场服务人员的监督管理。

（2）维保公司层面

明确约定设备的修复时间、修复率、开机率；明确双方的维保服务内容及要求模式；明确服务奖惩措施；要求场地配备一定数量的备用机及维修件。

（3）驻场人员层面

明确驻场维护人员岗位职责及权限；院方专人负责管理协调、把好权限关（组织机构设置）、资质能力；制定人员考核标准及奖惩制度；强化工作人员岗前培训及再培训工作；主动做好院内部门间的沟通；不得承担采购；制定服务标准流程（工作流程、工作要求）。

5. 风险规避

①管理主体是医院（主动参与，主动培训，关键节点主动干预）；②项目实施过程中不断按照法律法规及行业的管理标准需求动态调整；③维护效果是项目质量管控的核心。

第2节　医学工程科室如何创建重点学科

目前，很多基层医院临床工程师除从事维修、采购、管理这些原先发挥较大优势的工作外，没有以往更广阔的发展空间。学科建设问题具体表现在医学工程学科整体实力低、学术地位不被认可；工程师在晋升级别、职称评定中缺乏硬件优势，看不到学科发展的前景和个人前途；缺乏有事干、有担当、有目标的良性循环基础，没有真正将个人发展与医学工程学科整体水平提高结合在一起。

一、基层医院医学工程学科建设势在必行

积极主动开展医学工程重点学科建设工作，对调动各级医疗卫生机构特别基层医院医学工程部门工作积极性，保持和发展基层医学工程学科人才优势，提升基层医院医学工程学科的整体技术水平，促进医疗卫生事业的可持续发展具有积极作用。

二、基层医院医学工程学科建设的实践与探索

我院医学工程部开展重点学科建设的指导思想是以保障为基础，以科研为主导，坚持理、工、医相结合，为临床服务，为医院建设服务。

1. 提高技术水平，夯实维修服务根基

维修、采购、设备器材管理是工程人员主要的工作任务，属于日常工作。工程师从事这些工作时不能只停留在完成任务方面，应当有意识地培养作为学科事业去做的意识。如维修人员从分析入手发现为什么这种器械常坏，这个电路常出故障，若由我设计应当是怎样设计、改进等等，日积月累、潜移默化，不仅分析问题、解决问题的能力提高了，而且提高了科研设计能力、发现课题的能力。理论上的总结有利于维修能力的提高，也有利于加深维修深度。

购机合同、保修合同中配套维修工具、针对性技术培训；针对经费压缩外出审核管理严格的现实情况，组织收看网络公开课、网络直播，进行技术交流；鼓励工程师参加各级别医工技术比武等比赛，在比赛中开阔视野、找到不足、提升能力、持续进步。

2. 以信息化管理为契机，优化流程管理

规范事务管理，用数据说话。流程的底线是合法合规，好的流程在实践上可行实用，最好的流程是需要最少的人力物力的支出，理想的管理流程是上述兼而有之。抓住医学工程管理软件引进的有利时机，在采购、维修、库房管理、财务、资料信息收集、整理、计量实践等基础上，经过1年多的努力完成了医学工程管理系统的个性化设计、修改和功能完善。目前，医学工程管理系统运行良好。无论采购、维修还是财务管理等，只要联机查看，所有数据自动生成对应的文件报表并可以打印。科室人员也从大量的应付检查、上报材料统计中解脱出来。因此，在不断设计和完善的过程中从理论上加以总结，学术水平得到了大大地提高。

3. 多方位结合临床课题参与科研

医学工程人员在医院应多开展与临床医学相关的课题有关。这就是临床医学工程学科的生命力、源动力。从无到有，积少成多。搞科研需要分步走，先申请专利，再发表论文，参加创新大赛。

4. 多举措提升工程师个人综合素质

每年通过科务会为每位工程师制定针对性、阶段性目标，分析实现目标的主客观条件、难度所在，制定有针对性的措施。

5. 教学相长，提高每位工程师的学术水平

以教学为引领，参与医疗器械职业院校的现代学徒制教材编写，担任职业技术学院医学工程专业兼职教授、讲师，锻炼提升工程师的学术水平。

6. 拓展提升日常工作的学术含金量

从维修到全流程管理，在项目立项、可行性论证、购置机型决策、验收入库、使用培训、日常维护、操作授权、使用考核、成本效益分析、闲置报废各环节均有工程师深度参与。在各环节的管理工作中，撰写阶段性大数据分析报告，并与以往数据对比，提出实现等级医院评审要求的PDCA流程闭环。抓住新设备引进时机，举办各类讲座、授课，宣传新技术、新方法。

7. 参与全院工程建设，提高学科在院内的美誉度

医学工程部一直积极参与医疗信息化建设项目。医院基本建设在主体施工结束后，会不断有各种医学工程学科适合参与的建设项目，如压力管道设计与施工、放射诊疗用房防护改造、局部医疗用房改造工程等。医学工程部在建设前提供相关国家法规和施工工艺规范，提出适合本院实际情况的技术方案；在施工过程中对人员资质和施工工艺进行监督，确保具备安全保证措施；在施工结束后进行验收，避免二次施工和事后补救。通过工程技术人员的配合、参与设计和监理施工，不但可以提高医学工程人员在医院中的地位，同时也为医学工程在医院的发展开辟了新的领域。其意义和影响远远超出了本身，可为学科发展创造更加适合的外部环境。

加强医学工程学科的建设，真正促进临床医学工程专业在医院中的发展，使医学工程的事业欣欣向荣、蓬勃向上。

第3节　医学工程科如何开展 PDCA 持续改进

一、问题的提出

医工在线微信群里有医院设备科工程师提问：你们医院设备科需要每年上交 PDCA 案例吗？每天快到截止日期的时候天天为这个发愁，不知道咱们整天忙着修机器的工程师能搞啥案例？

二、存在的问题

PDCA 循环是全面质量管理所遵循的科学程序，包括计划、执行、检查、行动四个阶段，运行一次后周而复始，未解决的问题进入下一循环。在现实情况下，如果某个条款要拿到 A 的评价结果，大概率要做 PDCA 循环。有些医院没有用心去做，更多的是为了做 PDCA 循环而做 PDCA 循环，没有针对性地行动。这就导致有些医院的改进项目的效果越来越差。

三、关于 PDCA 的几点建议

现在对于那天的群内讨论进行记录，对各位朋友的发言进行分类汇总整理，集思广益，得出以下几点实用性的建议，供同行们参考，希望能起到抛砖引玉的作用。

1. 实事求是，务求实效

针对操作规程电子化的 PDCA 项目，在操作指南和培训资料维护方面，只要做一份，同型号的设备或者同类别的设备都可以复用，临床也可以自己维护上传。

2. 小处着眼，宁缺毋滥

持续整改项目不用非得是高大上的东西，即便是小点的项目，也不错。我们应从小处着眼，坚持宁缺毋滥的原则，保证 PDCA 循环的有效性，持续提高项目质量。

3. 注重分析，持续改进

PDCA 案例必须有可以量化的指标，且改进的效果要由这个指标来体现。实践中医学工程科和实际工作结合还是能做不少 PDCA 的，如某医院在 2019 年一口气做了十个 PDCA 项目，做好后科室日常工作量明显下降。除了故障率的类别，其余的管理项目别写太大的。

4. 技术升级，科技助力

杭州三院和上海至数公司合作，做了一个提高医疗设备操作规程完好率和可及性的项目，起到了降低人工、物料成本，提高效率的作用。至数云支持内网通过护理的 PDA 扫描设备上的二维码进行报修、日常检查、使用登记、查看培训资料（视频，文档等）等操作。这个项目需要信息科配合一下，只需要在 PDA 上装一个应用，效果和我们现在的微信扫一扫就一样了。该系统还能将维修记录全量数据化，然后通过数据分析发现问题、解决问题，对于降低故障率还是非常可行的。比如，降低消化内镜故障维修率，能自动定期统计原先多少面镜子，每年维修次数多少，维修费用多少，提前约定的指标数据一目了然。降低故障维修率的措施则需要消化内科、内镜中心、医务部、护理部，还有医学工程科等好多科室一块协调处理。

第4节 以等级医院评审为契机

一、医学工程部门如何准备等级医院评审

1. 2011版的三级综合医院评审标准解读

现行中华人民共和国卫生部（后文简称为"卫生部"，该机构现为中华人民共和国国家卫生健康委员会）颁布的2011版的三级综合医院评审标准共7章，其中第6章是医院管理部分，里面的6.9是医学装备管理部分，691-698条款一共8大条16小条，每条里面又分C、B、A三个等级，这就是设备科或者医工科诸位同仁们要面对的主要挑战。当然691-698条款之外还涉及到几个条款，如危险品管理（总务科）、职业病防护（人事科）、重点学科建设（医务科）等，这些条款不以设备科为主管单位，只需要设备科给出相关数据配合完成即可。新的评审方法把整体性放在极为突出的位置，也就是检查的是内涵，是执行力，不仅是看规章制度，而是采用追踪法综合地检查，看具体落实的情况。

2. 重视标准建立与执行

标准是一种工具、导向、愿景，而卫生部发布的评审标准完整、全面地体现了政府管理医院的方针战略，是引领医院发展方向的一个标杆。这个标准为医院的运行提供了可以参考和遵循的原则和规范，激励和引导医院向政府既定的目标前进，而不是中途脱轨；按照标准的导向努力就是持续提高质量。

3. 迎评与学科建设同步进行

设备管理部门要以等级医院评审为契机，强化医疗质量，保证医疗安全，进一步规范和提高医院质量和管理水平，自觉践行"以病人为中心"的服务理念。坚持"以评促建、以评促改、评建并举、重在内涵"的方针，围绕"质量、安全、服务、管理、绩效"的主题，通过医院评审评价工作促进医院各项工作的开展和提高。提高效率，提高质量，提高待遇，切实调动医务人员积极性。迎接评审阶段只有扎扎实实地开展自查、整改、督查、总结工作，有效运用科学的管理工具，在医院管理的细节和各诊疗环节寻找差距和不足，才能在总体上提高医院的管理水平，顺利完成医院的等级评审工作，达到持续改进质量的目的。

4. 医学装备部门迎评要点

迎接医院等级评审，就要从思想准备、文档材料和掌握知晓三方面进行充分细致而长期的准备。要根据医院的实际情况，建立起自己医院的医学装备运行模式，并且有效、良好地运行，并有持续改进的多个案例。这样评审的目的就达到了。

评审期间要注意以下三点。

（1）具备持续改进理念

要有长期的思想准备，难点在于持续改进理念和运行模式，建立长效机制。

（2）条款要求的文档材料要准备齐全

相关规范流程要齐全，相互之间不打架；相关工作记录要完整，实事求是填写，不虚构乱写，能相互印证；各科室医学装备运行模式要统一、规范、标识清楚。

（3）知晓并落实

相关制度、规范、流程要全员知晓、落实：一般要求知晓率至少80% ；其中的核心制度为重点。

二、医学工程科如何高效迎评

我们评审时参考了已经通过验收的各家医院实际评审运作模式，再通过我们实际迎评工作的实践检验，总结起来有以下几个方面的切实可行的经验可以提供。

1. 使用一个设备科公共电子邮箱

用于下载、上传相关电子版制度和表格，尽量使用群发功能。这样的效果要比在医院的 OA 或者 HIS 局域网上自行下载要好很多，因为评审开始后，评审文件、报表、培训内容满天飞，搞不清都是哪些科室上传的，哪些是需要自己科室下载的。

2. 发挥好医学装备管理员的沟通作用

尤其重要的是，成立医学装备委员会时，每科室要包括一名非科室主任、护士长的医学装备管理员，负责本科室医学装备的辅助管理。在评审期间一定要发挥好医学装备管理员的沟通作用，全院的医学装备管理员定期召开会议，其间收发资料，让科室主任、护士长安排年轻医生或护士专门负责医学装备类资料管理。每周或者每月定期半天在指定办公室进行资料整理，同时上交上周（上月）资料、领取本周（本月）工作任务。每月组织一次培训、考核或应急演练，由设备管理员组织科内人员参加。

3. 制度简单可行

制度在于贴合医院实际而不在于繁杂且华而不实。因为制度肯定对应着记录的表格，所以一旦制度复杂了，相应的表格也会成倍地增加，实际上是给自己加了很多工作量，完全没有必要。制度复杂了，应知应会的内容也要多了，对于全体参评人员都是一个可以避免的负担，尤其是心理压力。

4. 注重表单兼容性和通用性

支撑表格信息量要大，要求兼容性和通用性好。尽量一个表格记录得越详细越好，可以几个相近条款使用相同的表格。一个表格体现几个相近条款的内容要求，这样可以避免为了表格而去造表格，反过来表格之间又难以相互验证。

5. 制度重在实际运行

医学装备三级管理要实际运行。通过大范围培训、小范围督导和各科室医学装备管理员的科室内质控小组培训活动，让三级管理体系深入人心，人人知道医学装备的全流程管理要点。

6. 应急演练要真抓实干

认真准备并实施应急演练。应急演练要真演练，因为不实际动手演练，就达不到实际的效果。

7. 加强医院间信息共享

参加评审医院与周边医院之间相互交流信息、共享相关资源。参评医院如原厂资料缺失，可向其他医院借用复印件、电子版、扫描件。质控仪器可以暂时借用，指导完成相关的周期性质控任务。先评审过的医院印好的表格，后评审的医院可以拿来借用并修改里面的小范围的细节，可以作为持续改进的案例进行总结。

三、对医学装备使用情况检查情况汇总示例

检查科室：急诊科、放射科、介入室、消毒供应中心、体检科、功能科、康复科门诊理疗室、检验科、核医学科、病理科、血透室。

1. 设备一级保养

急诊科、介入室、消毒供应中心、检验科、核医学科、设备一级保养到位，各类记录完整，其他科室需加强设备的表面清洁，除尘；放射科、体检科除颤仪缺每周一次的放电记录，要求整改；放射科除颤仪放置密闭办公室内，要求存放在工作场所，能快速提取使用，已改正。

2. 医疗耗材管理

急诊科、体检科、功能科、放射科医院耗材，均和其他物品混放。因场地限制无法单独存放；建议检验科每月对试剂清理完毕后对近期快失效期的试剂贴上醒目标识条。

3. 报废设备存放

血透室的血透机有 2 台待报废，要求填写报废申请单，退回设备科存放。

4. 临床反馈意见

核医学科一台水温箱未能修复。原因：与厂家联系后因设备型号陈旧，配件（温度传感器）无法及时提供，帮忙寻找。血透室设备破损严重，需要重新规划更新。

5. 设备科意见

康复科门诊理疗室神灯（3 台）老化严重，功能不全，存在安全隐患，建议更新。

6. 对各科下发通报

设备科工作人员分工表（暂行）、设备科对临床科室设备使用注意事项培训及考核表、急救类、生命支持类装备使用管理规范、急救类、生命支持类装备应急调配方案。

四、医学装备管理部门如何应对医院等级评审

医院等级是医院综合服务能力的重要标志，也是医院品牌的一张重要名片。整个评审工作持续了整整 3 天，省等级医院评审组 19 位专家通过听取工作汇报，然后分行政组、医疗一组（西医）、医疗二组（中医）、综合组 4 大组若干小组分别对某院各临床、医技、行政、后勤等进行了全面系统的检查和考核，并实地检查应急演练、三级查房和职工应知应会、中医基础、四大经典抽查考试等。

某院的设备科在这次检查中不管是现场应急处理还是各种类别的台账资料等，都得到了评审组专家的好评。该院的设备自修率高更是一大亮点。

1. 注重平时的细节管理

俗话说：细节决定成败。该院的设备维修人员常年不仅重视设备的维护、维修和保养工作，并坚持每天做好维修笔记，每周对急救设备做好巡检和必要的维护，每月下科室针对全院的医疗设备和器械进行一次大巡检，对各科室、病区进行考核并与科室人员每月的奖金挂钩。这样才能督促各科室、病区的设备使用操作人员共同维护保养好设备，降低设备的故障率，提高设备的使用率，保证医疗设备和器械临床使用的安全性，保障医疗工作的顺利进行。几年下来该院的设备故障率也有明显下降，在用设备给病人的感觉是整洁和舒畅。

2. 注重开展对维修、使用人员的技术培训工作

近年来，凡在购置新设备时，医院与供应商协商不仅要做好现场培训工作，还要求厂商免费提供设备的专业维修人员培训和操作使用人员培训名额，对他们进行一系列正规系统的培训。如该院的血透中心（现已有41台原装进口血透机和2套水处理装置）在引进新设备的同时，派维修人员进公司跟专业维修工程师学习了近两个月，并配备了专业维修工具——电导度表，现基本能做到自行维修血透机。

每年都能积极参加省市质控中心组织的工程技术人员和管理人员的培训班，提高了该院设备科维修人员和管理人员的专业技术水平，还不定期的邀请设备厂商来该院对临床使用人员进行应用操作培训、业务指导、技术咨询并进行考核。因为只有设备人员熟练地操作设备，才能降低设备的伪故障及临床使用风险。

3. 预防性维护工作和性能检测工作以及电气安全检测工作

注重对生命支持和高风险设备，如呼吸机、血透机、监护仪、除颤仪、麻醉机、电刀等的预防性维护工作和性能检测工作以及电气安全检测工作。在院领导的支持下，该院设备科不仅有合理的人员配备，同时也购置了几台必要的检测设备，定期开展设备的质量检测工作，在做好记录的同时对存在的问题及时进行改进。如遇到自己没有条件开展的则邀请医疗设备生产厂商来该院协助完成。

4. 注重设备科各项管理制度的进一步完善

俗话说：没有规矩不成方圆。只有建立了科学有效的设备管理制度和约束机制，才能充分发挥医院设备科的管理职能。规范设备的采购、验收、使用、保养、维修、档案、计量以及报废、不良事件监测和报告等。

通过这次评审，最大的体会是只要我们认真努力地做好平时的工作，把每一件简单的事做好，把每一件平凡的事做好，那我们的医学装备管理就会更上一层楼。同时要调整好心态，认识到医院上等级不是目的也不是终点。在仔细解读医学装备管理的等级评审标准的过程中，在不断地向上级兄弟医院的学习请教中，该院根据医院的实际情况及时查漏补缺，尽可能让医院的医疗设备在医疗工作中发挥更大的作用，更好地提高社会效益和经济效益。

五、大型医疗设备成本效益简便分析方法

1. 固定成本

设备折旧费、房屋折旧费、人员工资，合计总数为固定成本。

2. 变动成本

材料费、维修费、水费、电费，合计总数为变动成本。

3. 效益分析数据

总成本合计为固定成本和变动成本，两者之间占比能反映何者为主；总收入的计算方法为收费系统按照对应的收费项目进行统计求和；检查人次数据来源同上；单位成本为总成本/人数，反映单人次收费平衡点；净收益 = 总收入 − 总成本；投资利润率 = 净收益/原值，反映购买原值的当年利润高低；投资回收期 = 原值/净收益，购买时投资需要几年收回成本，为上值的倒数；成本收益率 = 净收益/当年总成本，反映当年的实际成本收益。

第5节　临床工程学科建设提升年活动

临床医学工程研究和解决医院诊疗实施过程中所面临工程问题，属于医学和工程学结合用于保障患者和医护人员生命安全的交叉边缘学科，其学科建设是专业发展的重要动力。为进一步提高临床工程专业日常管理工作质量，提升学科建设水平，营造临床工程师比学赶超、干事创业的浓厚氛围，推动医学工程学科高质量发展，某三级医院医学工程科以医院"转观念、优服务、提效能、促发展"大比武活动暨"质量·学科提升年"活动为契机，提出个性化学科建设提升年实施方案。

一、目前临床工程学科建设存在的问题与原因分析

1. 观念方面

部分医院的临床工程师存在"等靠要"的思想，危机观念和竞争意识不足；也存在畏难麻痹情绪，锐意进取意识较差；还存在推诿扯皮观念，缺乏责任担当意识。部分老工程师有"躺平守摊"观念，满足于以往成绩，缺乏追求卓越的意识，在学科上不求突破，在服务质量止于现状。

2. 工作方式和工作作风方面

部分医院的临床工程师存在"庸懒散慢"问题。"庸"指存在业务不精、能力不强、不善学习、不出成果等问题；"懒"指在自我学科能力培养上"吃老本"，不思进取、墨守陈规等问题；"散"指存在纪律涣散、缺乏大局意识、执行力不强等问题；"慢"指存在办事拖沓、效率低下等问题，难以做到"嘴勤、手勤、腿勤"的基本服务标准。

解决观念方面的问题需要全面提升技术水平和服务能力，提振干事创业的激情，在提升医疗质量管理、学科发展攻坚克难等方面主动作为，以过硬的能力和水平满足临床科室的需求。

解决工作方式和工作作风方面的问题需要全面提高临床工程师理论水平和业务能力，保持开拓进取、善于钻研、勇于创新的探索精神，建设一支纪律严明、业务精湛、医德高尚、务实创新的临床工程师队伍，弘扬"马上就办、办就办好"的敬业精神。

二、学科提升年活动实施方案的制定与实施

1. 开展能力提升大比武

临床工程学科为建立于医学与工程学的应用技术科学，其专业知识内涵丰富，客观上需要培养临床工程师的专业能力。本科室实施以赛促练、以练促用原则，做到"月调度、季考核、年评比"，通过评选"岗位标兵"和"能力尖兵"，在年度绩效考核中实行"一票推优"，真正形成"比学赶超"的良好工作氛围，每月按照理论知识提升、电子元件组装与焊接工艺提升和综合能力提升三项得分总分进行排名，纳入当月科室人员绩效考核。

（1）理论知识提升

本着以考促学、掌握为主的根本目的，利用本院科教科"率先服务"培训考试平台，按照临床工程学科的知识结构比例建立考试题库。题库中有1000道题，其中法律法规、专业英语、基础医学、电子线路、计算机网络各占20%份额。每季度更新题库，每月随

机选取 50 道题使用手机线上考试。题型为单选、多选、判断正误和填空等客观题。

（2）电子元件组装与焊接工艺提升

电子元件识别、测试、组装与焊接是临床工程师必备的基本功。本活动方案选择 12 套电子制作散件，按照难易程度由易到难，分别为 LED 幸运转盘、心形流水闪光灯、光敏光控声光报警器、运用 LM317 可调稳压直流电源、运用 51 单片机电子风车旋转灯、叮咚门铃套件、运用 NE555 电路双测试底座光耦测试仪、运用 51 单片机 LED 七彩色数码管数字时钟闹钟、蓝牙音箱、运用 210SP 电路 AM/FM 调频调幅收音机、D2-5 自动感应式巡线智能循迹小车、ICL8038 多功能低频多波形信号发生器。鉴于临床工程师日常工作繁忙，电子元件组装与焊接工艺提升方案为"以赛代练"，每月底定期集中比赛，并按照表 1 考核计分。

表 1　某医院临床工程师组装与焊接工艺竞赛作品评分表

序号	项目	配分	总体要求	扣分细则	扣分事项	得分
1	安装接线工艺	40	①作品整体清洁、美观；②焊接点不可松动；③管脚长度整齐	①作品整体不整齐、清洁、美观每处扣 2 分；②焊接点松动、管脚过长、元件位置不正等，每处扣 1 分		
2	焊接技术	40	①作品的焊点大小适中；②无漏、假、虚、连焊；③焊点光滑圆润、干净无毛刺；④完成后功能正常（逐条验证）	①有漏焊虚焊现象，每处扣 2 分；②焊点有毛刺不光滑，或焊点过大过小，或污迹过多，每处扣 1 分；③连接线长度、剥头捻锡等不符合工艺要求每根扣 1 分；④功能缺失扣 10 分		
3	安全操作	10	①长时间不用烙铁避免空烧；②保持桌面清洁预防火灾；③按照操作规程使用仪表；④离开时关闭市电防触电	①电烙铁使用不规范扣 5 分；②损坏工具扣 5 分；③操作过失造成损坏设备、仪器或短路、烧保险扣 10 分；④发生触电事故取消本项分		
4	文明生产	10	①工具与套件分开整齐摆放；②垃圾按类处置不乱丢；③提前估算节约物料；④结束后恢复工具待用状态	①比赛工位摆放工具和物料错乱；②乱丢杂物；③浪费材料；④完成任务后不清理、整理工具（每项扣 2 分）		
监考人：		判分人：		审核人：	总分值	

（3）综合能力提升

每月初召开工作总结汇报会，每位工程师以 PPT 的形式汇报上月度本人全面工作情况，展示业务亮点和典型维修案例，回答与会者的提问。与会者对每位工程师的工作成绩和汇报内容按表2投票计分。

表2　某医院临床工程师月度工作汇报评分表

序号	项目	配分	总体要求	扣分细则	扣分事项	得分
1	工作汇报	40	①汇报内容完整全面；②分析问题条理清晰；③提出问题有代表性；④总结观点有参考价值	①工作汇报有缺项；②有问题无分析；③问题老生常谈且无有效对症办法；④观点有失公允（每项扣5分）		
2	维修案例分析	40	①维修案例典型真实；②工作原理讲解清楚；③排除故障逻辑清晰；④总结经验有启发性	①虚构维修案例；②工作原理讲述存在明显错误；③故障分析逻辑不清晰；④经验总结无要点；⑤无图表（每项扣5分）		
3	PPT制作	10	①内容充实完整，表达清晰准确；②结构合理，逻辑顺畅，过渡恰当；③页面美观，布局合理，层次分明；④综合使用图片、表格、音视频；⑤演讲节奏把握好，过程不超时	①全文字粘贴无图片；②损坏工具；③作品运行不流畅；④逻辑混乱、无说服力；⑤演讲时间不到2分钟或者超过5分钟（每项扣2分）		
4	汇报答辩	10	①正面回答所提问题；②分析原因客观、全面；③态度积极，措施可行；④提出全面解决方案	①答非所问；②只强调客观原因，未提出整改措施；③态度消极；④完成任务后不清理、整理工具（每项扣2分）		
总分值						

2. 开展改革创新大比武

科室层面从医学装备管理模式创新、科研创新和自我能力提升创新三方面提升学科建设水平。

（1）医学装备管理模式创新

综合医院医学装备管理存在信息化、标准化和社会化的趋势，要逐步改变封闭式的管理模式和管理方法，创新管理工作模式，提升应急保障能力和修复效率。

（2）科研创新

医学工程部门人员作为沟通临床部门和工程技术部门的桥梁，复盘已参加科研创新项目流程和创新点，以选取"远程特种设备状态监测"和"自清洁型中药熏蒸治疗仪"两个项目分别参加本区工会"五小"和"职工科研创新大赛"为起步目标，结合各自工作实际进行课题选题和研究，达到人均一项的年度目标。

（3）自我能力提升创新

引入全员目标支持系统，重视对既有工程师的培养。要根据临床医学工程的特点，制定员工个性化锻炼、提升、考核和职称晋级的步骤与计划，尽可能提供更多的学习、进修机会，现制定人均发表省级以上论文 1 篇的绩效考核目标，引导工程技术人员提升综合技术能力和深入钻研能力。

临床工程学科建设是医学工程科室管理的核心要素和驱动力，其水平是每位成员核心竞争力的集中体现，需要单位奖惩制度引导、科室集体建设和个人主观能动力发挥相结合，最终形成三方共赢的良性循环局面。学科建设永远在路上，也是个长期系统工程，需要集思广益，提出符合科室自身客观实际的提升方案，不能一蹴而就，也不能随便照抄，如在此课题上无所作为必然导致服务水平落后于行业客观需求。小改进自然积聚为大进步，集体中的每个人素质的提升必将使科室服务水平明显提升。

第 6 节　加强医疗设备档案管理

医院的健康发展，离不开医院对各种档案的规范建立和管理。近年来，在"科技兴院"的战略指引下，越来越多的医院加大对设备资金的投入，无论在种类还是数量上，都迅猛增加。为了延长设备的使用寿命，提高医院的经济效益，医院设备的档案管理也愈发被重视。为了充分发挥设备价值，如何加强设备档案的建立和管理是医院应该考虑的问题。

一、医疗设备档案的基本内容

何为医疗设备档案？简单地说，医疗设备档案就是医院在购置和运行设备这两个过程中形成的以纸质为载体的文字材料。在购置过程中，主要有设备申请单、可行性论证报告表、有关调查材料、审批文件、招标书、合同协议、到货通知、提货单、发票复印件及安装验收报告等。设备运行过程则有使用操作章程、维修管理办法和制度、故障维修记录、性能动态记录、设备拆除报废申请及处理情况、经济效益分析等。

二、建立医疗设备档案的意义

医疗设备作为医院实施医疗服务的物质基础，其好坏关联到患者的安全、医院的经济和声誉。如果每一样设备的背景都有明晰详细的记录，就能为以后医院经济效益的分析、设备的采购计划等提供翔实的凭证。此外，对于设备在使用过程中遇到的问题，可以充分利用档案中建立的保修期和合同等证据来处理，避免不必要的支出。比如，某医院新购置一台飞利浦的 CT，保修期是三年。购置 3 个月后，因为设备故障告知厂家进行维修，销售公司说保修期就是两年，现在维修要收取费用。面对数万元的维修费，设备管理人员连忙去查阅设备档案，证实保修期就是三年。于是院方与厂家谈判协商，最终为医院省下了一笔不必要的开支。

在保养和维修方面，管理人员可查看档案材料，根据里面厂商资料、维修记录等主动、及时、准确地采取预防性保养维修，从而缩短停机时间，提高设备使用次数，减少修理费用，创造更多收益。

三、如何加强医疗设备档案的建立

很多医院高度重视医院后勤设备科的管理，重视医疗设备档案的建立。那么如何加强医疗设备档案的建立，让设备科管理走向科学规范化呢？相信很多医院会在人员方面开始，加强设备管理员工的管理意识和素质，保证设备档案的收集、整理、移交和保存等工作的完成；接着就是在操作实施方面，严格规定管理规章制度，主要是针对设备申购过程中形成的管理性文件和设备运行过程中积累的文件的管理。

但问题是，面对医疗设备的庞大数量及其与日俱增的趋势，仅依靠人工的力量加强医疗设备档案的建立，管理大量设备，显然是不科学的。所以，引用自定义报表，自定义审批流程，1分钟快速生成报表才是医院设备档案建立的科学途径，这也就是医院设备科实现信息化管理。

在网络高速发展的今天，医院只要建立设备科信息化管理平台，就能通过账号登录，在后台就有设备申购管理、资产管理、维修保养管理、耗材管理及证照管理等环节的自定义报表，可以进行记录、查阅、保存和打印等操作。

第7节 医学工程部医学装备管理
工作管理办法与考核细则

一、医学工程部医学装备管理工作考核管理方法

医院对医学工程部的医学装备管理工作每月考核一次，总分为100分，实行缺陷考核制，每项不合格扣3分，如当月无此考核项则不扣分。考核结果量化后纳入医学工程部当月绩效考核。

二、医学工程部医学装备管理工作考核细则

1. 医疗设备培训

根据临床科室使用情况组织再培训，做好考核结果的记录工作。

2. 人员持证上岗

定期组织人员报名考证，须持证上岗人员必须全员持证；建立持证人员台账并做好证书管理。

3. 巡检、维修与预防性维护

医学装备维修记录（响应时间及处理过程）；每半年撰写半年维修分析报告；每年撰写年度维修分析报告；每季度进行设备巡检并进行预防性维护保养并记录；维修工程师每

月撰写月度工作报告提交科主任。

4. 医疗器械不良事件监测工作

医疗器械不良事件报表网络直报；收集、审核各科室医疗器械不良事件报表，指导临床正确填写报表；做好医疗器械不良事件报表月度统计及分析报告公示；做好医疗器械不良事件风险信号的挖掘工作，并撰写内部调查分析报告，及时发聘给采购配送部及市药品不良反应中心；撰写医疗器械不良事件年度分析报告并全院公示；定期发布本单位、转发上级通报的医疗器械使用风险提示。

5. 医学装备使用管理培训工作

年末制定下一年度医疗设备院级培训计划；按照培训计划进行设备使用管理培训并记录；根据科室需求或风险管理实际开展不定期针对性培训并记录。

6. 计量工作

建立压力容器及计量证书台账；及时联系特种设备报检、计量器具定期计量；计量证书保管：索证及时，保存规范，能及时提供。

7. 应急调配处置工作

制定设备故障应急处置预案；半年度进行演练记录及问题总结、分析、反馈、整改落实。

8. 辐射安全管理工作

台账、申请、审批、证书等相关管理工作；定期射线场所防护监测并记录数据；年度射线装置稳定性监测；数据分析、反馈并整改落实。

9. 业务学习及继续教育

完成年度的继续教育任务；年末制定下一年度科内培训计划，各讲课工程师按照要求准备 PPT 并按计划进行授课；每次业务活动有学习笔记及讨论。

10. 风险管理质控会议

每半年开展一次医疗设备风险管理质控会议；根据风险管理实际开展典型不良事件讨论。

第二章　医学工程学科制度建设

医学工程，作为现代医学与现代工程技术的交叉融合领域，正以前所未有的速度蓬勃发展。在这一背景下，医学工程学科制度建设显得尤为重要，它不仅是学科规范化的基石，更是推动医学工程领域持续创新与高质量发展的关键。

本章将聚焦于医学工程学科制度的现状、挑战与未来趋势，深入剖析制度建设对于人才培养、科研创新、临床应用等方面的重要作用。我们旨在通过梳理国内外医学工程学科制度建设的先进经验，为构建符合我国国情的医学工程学科制度体系提供有益参考。

让我们以开放包容的心态，共同探索医学工程学科制度建设的新路径，为培养更多具备创新精神与实践能力的医学工程人才贡献力量，为医学工程领域的繁荣发展奠定坚实基础。

第 1 节　健全医学工程管理制度

一、医学装备三级管理制度

为了加强该院的医学装备管理，促进医学装备合理配置、安全与有效利用，充分发挥使用效益，保障医疗卫生事业健康发展，依据有关法律法规，特制定本制度。医学装备管理实行分管领导、设备科和使用部门三级管理制度。

1. 分管领导

分管领导直接负责，根据医院规模发展需要及现有医学装备情况配备数量适宜的专业技术人员。分管领导根据医院的实际情况对医学装备的全年采购计划作出统筹规划。

2. 设备科

设备科是全院的医学装备管理的职能部门。在分管院长的领导下，设备科负责全院医学装备管理的全过程。负责医学装备发展规划和年度计划的组织、制定、实施等工作；负责医学装备购置、验收、质控、维护、修理、应用分析和处置等全程管理；负责全院医学装备的维修保养，保障医学装备正常使用；收集相关政策法规和医学装备信息，提供决策参考依据；组织本机构医学装备管理相关人员专业培训；按照国家规定对全院的计量器具执行强检工作；对设备实行科学管理，大型设备购置必须进行可行性论证，严格按照《大型医用设备配置与管理使用办法》进行管理配置。

3. 使用部门

使用部门应在设备科的指导下，负责本部门的医学装备日常管理工作。有医疗设备的科室，需建立使用管理责任制，填写医疗设备管理卡片指定专人管理，并建立设备使用记录本、维修维护记录本并严格使用登记，认真检查保养，保持仪器设备处于良好状态；新进仪器设备在使用前，必须经过专业技术人员的培训指导，在熟悉日常操作和保养程序后，方可独立操作，防止误损仪器；操作使用时必须按照仪器的使用说明、操作规程进行操作，操作前应判明其技术状态良好，并将操作规程粘贴或挂于仪器旁边；不允许搬动的仪器，不可随意挪动仪器。仪器操作使用过程中，操作人员不得擅自离开；发生故障时，操作人员应及时通知设备维修部门，严禁带故障和超负荷使用仪器；使用科室要做好设备的日常保养工作，保持设备清洁，附件完整可用；仪器设备包括主机、附件、使用说明书，需保持完整，破损的零部件不得随意丢弃；使用科室要做好本科室设备的财产管理，严防丢失或者被盗。

二、医学工程管理十八项核心制度

参照医疗 18 项核心制度，拟定医工 18 项核心制度、流程，提升医工工作质量。

1. 片区负责制

片区负责制度指片区工程师在维修过程结束前或由其他工程师接诊前，负责该仪器全程维护管理。片区是指工程师所管辖的所有科室。该工程师负责片区所有的医疗设备维护工作。

2. 三级维修制度

三级维修制度指仪器设备在维修过程，由不同级别的维护人员（驻场工程师、现场技术支持、总公司技术支持）以故障代码、故障状态、现场判断、远程指导等形式实施仪器评估、制定与调整维修方案、观察设备效果。

3. 设备维修咨询

设备维修咨询是指出于维修需要，由本科室以外或本机构以外的第三方人员、厂家人员协助提出维修意见或提供维修服务的活动。

4. 风险管理制度

工程师根据医疗设备的安全风险级别进行分级的医疗设备维修、维护管理制度。

工程师应根据对应条款制定医疗设备安全使用管理制度。

（1）医疗设备使用前须制定操作规程，按操作规程操作使用，不熟悉仪器性能和没有掌握操作规程者不得开机。

（2）建立使用登记本，对开关机情况、使用情况、出现的问题进行详细登记。

（3）价值 10 万元以上的设备，应由专人保管、专人使用，无关人员不能上机。大型仪器设备使用人员须持有《大型医疗设备上岗人员技术合格证》。

（4）医疗设备使用科室应指定专人负责设备的管理，包括科室设备台账、各台设备的配件附件管理、设备的日常维护检查。如管理人员工作调动，需办理交接手续。

（5）操作人员在医疗设备使用过程中不应离开工作岗位，如设备发生故障应立即停机，切断电源，并停止使用；同时挂上"故障待修"标记牌，以防他人误用。检修由技术人员负责，操作人员不得擅自拆卸或者检修；设备须在故障排除以后方能继续使用。

（6）操作使用人员应做好日常的使用保养工作，保持设备的清洁。使用完毕后，应将各种附件妥善放置，不能遗失。

（7）使用人员在下班前应按规定顺序关机，并切断电源、水源，以免发生意外事故。需连续工作的设备，应做好交接班工作。

（8）大型设备或对临床诊断影响很大的设备，发生故障停机时应及时报告院领导，通知医务部门、临床科室停止开单。

（9）相关人员要精心爱护设备，如人为责任性损坏，要立即报告科室领导及医疗设备部门，并按规定对责任人做相应的处理。

5. 值班与交接班制度

设备管理部门及工程师通过值班和交接班机制保障对医疗设备报修、维护情况过程的持续跟踪。

6. 维修案例总结制度

维修案例总结制度指工程师在完成医疗设备的故障诊断维修后，对故障判断、维修过程存在的疑难问题进行讨论的制度。

7. 急救生命支持类及大型设备维护制度

急救生命支持类及大型设备维护制度指为保障医院急救生命支持类及大型设备的正常运行，对该类设备产生的故障进行抢修并对抢修及故障替代流程进行规范。

8. 维修前注意事项

维修前注意事项指以降低维修过程中的风险、保障维修人员安全、减少故障扩大为目的，在设备维修前，工程师必须对拟实施拆机维修设备的故障情况、设备外观状态、电气安全、拟使用的工具及电气板接线等进行充分评估。

9. 业务学习制度

业务学习制度指为全面提升工程师维护能力、总结、积累和分享维修经验、不断提升个人业务服务水平，对日常工作中积累的设备操作、设备维护、案例开展等知识进行教授、学习、讨论的制度。

10. 维修反馈制度

维修反馈制度指为保障医疗设备的维修时效性及维修效果，由工程师按时向临床科室反馈设备维修进展及维修情况，让临床使用人员可根据设备维护情况提前做好工作安排。

11. 医疗设备安全巡查制度

医疗设备安全巡查制度指设备监管部门、维护工程师对全院医疗设备进行定期的监督巡查管理。

12. 医疗设备维护保养管理

医疗设备维护保养管理指为保障医疗设备的安全，对医疗设备进行三级保养管理，使用科室负责设备的日常清洁与保养，工程师负责进行月巡检工作，工程师负责进行季度保养工作的制度。

13. 新设备操作培训及维护培训考核制度

新设备操作培训及维护培训考核制度指为保障医疗设备使用及维护安全，对于本院新购设备，工程师需接受该设备的操作培训及设备原理、日常维护、故障处理等培训并考核的制度。

14. 重大维修报告监督制度

重大维修报告监督制度指当工程师遇到重大医疗设备故障或需更换高值配件时需要进行上报的管理机制，设备监管人员需时刻把握维修进展及配件更换的来源渠道，以保障医疗设备安全合法运行。

15. 设备维修档案管理制度

设备维修档案管理制度是指为准确反映医疗设备维修、保养、计量、质控、校准等活动过程，实现医疗设备服务行为可追溯，保障医疗设备质量和医疗设备安全，对医疗设备维护过程的活动进行书写、记录、存档、使用等环节进行管理的制度。

16. 医疗设备维修工具及配件的分类存放制度

医疗设备维修工具及配件的分类存放制度根据维修工具及配件使用的用途、数量、价格等因素，对该类用品的使用进行分类存放管理的制度。

17. 设备外修资质审核及维修验收制度

设备外修资质审核及维修验收制度指医疗设备外修时对外修方的维修资质进行审核存档，对外修回院的医疗设备进行维修质量、使用效果等各项程序和环节的审核验收，以保障外修设备使用安全的制度。

18. 信息建设安全管理制度

信息建设安全管理制度第三方服务商按照信息安全管理相关法律法规和技术标准要求建立健全医疗设备资产管理信息系统，对医疗设备维护的全生命周期信息等进行全流程系统性保障的制度。

三、临床工程师管理制度

1. 临床工程师岗位职责

（1）做好医疗设备的维修工作，使其减少故障，增加使用寿命，保证医疗质量，提高经济效益。

（2）参与安装验收及日常维护保养、维修、报废报损等设备管理流程。

（3）动态掌握大型仪器设备的管理、使用、维修情况。

（4）参与全院设备应急调配机制，提高设备使用效益。

（5）负责全院医疗仪器设备维修保养工作，使设备常年处于良好状态，满足医院工作的需要。

（6）严格执行国家计量法，计量器具维修后及时检定。

（7）检查各部门对万元以上设备使用及记录情况，督促使用人员严格执行操作规程，发挥仪器的应有效能。

（8）负责全院医用气体供应、负压吸引终端的维护、维修工作。

（9）经常深入临床了解科室需要，及时解决医疗设备维修工作中存在的问题。

（10）完成医学工程科室主任交办的其他工作。

2. 临床工程师服务规范

（1）仪表着装规范（维修人员着工装），按时上岗。

（2）主动热情服务，定期深入病区科室，了解设备的使用维护保养情况，发现问题及时解决。

（3）到诊疗区修理仪器设备时注意文明礼貌，对于因工作给病人带来的不便应表示歉意。

（4）合理指导、督促临床使用贵重仪器的人员严格操作规程，发挥仪器效能。

（5）仪器维修更换配件要征得科室同意。

（6）接到临床医技科室仪器故障电话后，应及时赶到现场，随叫随到，保证医疗安全。

四、医学工程科工程师夜班管理制度

为满足医院安全生产全时段、无死角的管理要求，规范黄海市中心医院医学工程科工程师夜班管理工作，保障夜班执勤工作长期健康运行，特制订以下管理制度。

1. 夜班工作职责

（1）重点安全项目巡查

安全巡查的场所包括液氧站、空压机房、层流净化机房、氧气机房。相关人员需按照表格填写相关运行参数，认真检查有无漏气（汽）、漏水、异响、异味等异常情况，要做到耳灵、眼亮、脚勤，如果发现有上述异常情况务必按照应急预案进行处置，第一时间向科室负责人请示汇报。

（2）重点管理科室巡视

巡视手术室、ICU、急诊科、120急救中心等科室，查看相关急救与生命正常类医学装备是否处于完好备用状态，有无明显外观破损或使用不当情况，询问主班护士有无故障设备待修。

（3）应急物资仓库巡查

核对应急物资仓库内数量是否与库存表相符，是否存在数量不符、丢失、破损失效等情况，并按照周期对应急设备进行定期充放电。

（4）突发安全故障排除

夜班工程师需要处理影响正常实时诊疗工作的突发性故障。如为非紧急日常维修报修，夜班工程师应将相关情况记录到夜班交班本相应栏目，交由白班工程师具体处理。

（5）外部服务工程师陪同

白班工程师下班后，如原厂工程师或第三方等外部工程师维修保养工作尚未完成的，由夜班工程师继续陪同，并于设备恢复使用后在维修工单上签字，在对应科室微信群内汇报维修进度或恢复使用通知，以便使用科室安排次日诊疗工作。

2. 夜班时间安排

当天下午白班工程师下班后，至次日与白班工程师交班完成后。期间不得离开院区，不得脱岗，如有特殊情况需要向科室负责人请假并安排替班人员，不得从事娱乐性活动。为保证工程师休息的权益和身体健康，夜班工程师次日班次为下夜班，不得换为白班。

3. 交接班管理

（1）交接班

夜班工程师与白班主班工程师进行书面交班，填写交班记录表，双方签字后方可离开；夜班工程师接班时将科室电话设置为无条件转接，具体操作为"＊57＊手机号#"；

夜班工程师下班时将科室电话取消无条件转接，具体操作为"#57#"；值班人员要保持生活区域整洁卫生，不得乱堆乱放个人物品，值班用品按照规范收纳整齐，在下班前打扫值班室。

（2）交接班物品

机房钥匙1串，电梯卡1张，纸质交班表1张；以上规定如有不妥之处，待科务会讨论通过修改条款后，再经请示分管院领导同意后再修订实施。

第2节　科学管理驻场工程师

一、驻场工程师工作规范

1. 背景依据

《福建省三级医院评审标准（征求意见稿）》第157.1.3条规定医学装备管理部门根据医院功能和任务需求，配备专人管理和专业技术人员；大型医用设备相关医师、操作人员、工程技术人员须接受岗位培训，业务能力考评合格方可上岗操作。

2. 管理现状

很多医院将全院医疗设备进行全资产托管，由有资质的第三方医疗设备资产管理方进行医疗设备维护。驻场工程师的专业维护能力及服务水平直接关系到医院整体医疗设备的维护质量，然而对驻场人员的工作监督常停留在口头及临时性任务布置上，缺乏系统性的制度要求及考核评价。

3. 制度的制定

根据工作要求，为增强医学装备管理部门专业技术人员业务能力，规范驻场工程师工作规范，提高驻场人员工作质量，保障医学装备的安全、有效运转，结合日常工作实际拟定"驻场维护工程师工作规范（试行）"。

（1）片区负责制

片区负责人作为片区所有医疗设备的维修、计量、质控、巡检（一月一次，急救类一周一次）、保养（一季度一次）、条码粘贴等第一责任人，维护资料需及时存档，每月月初将巡检、保养等相关材料备份给相关科室留档。须清楚了解所负责科室的所有仪器台账。

（2）科室报修需及时响应，分轻重缓急进行处理（优先处理急诊、ICU、手术室、放射检验设备）。

（3）下科室维修需告知报修人员或科室负责人已到场响应、现场处理情况需告知报修人员或科室负责人。（注意言行，保持良好沟通）

（4）未完成维修的项目，每隔三天需告知科室负责人维修进度。

（5）每天下班前按时且准确上报当天设备维护、巡检等情况（维修需记录设备序列号、型号等信息）

（6）无法解决或需医院其他部门协助的及时上报设备物资部负责人。

（7）每周一上午设备物资部反馈上周设备的维护情况，每周五下午总结当周维修情况。（已完成的、未完成的、需协助的、待配件的）

（8）鼓励各维修人员加强维修案例书写，积极参加设备安装使用及维护培训。

（9）驻场主管需统一协调各维修人员的维修工作分配，确保互相协作，并掌握各项工作的进度，及时向设备物资部汇报。

（10）对于无责任心、不服从工作安排、工作执行不到位且屡教不改的，院方将告知公司予以调整岗位。

二、驻场工程师技术性周会制度示例

医院设备科/医学工程科的工程师举行定期的工作会议很有必要，并不是可有可无的形式。在技术交流会上，每位工程师汇报近期工作情况，总结各自经验和教训，对下一步工作作出具体安排，对于个人职业成长和科室的学科建设都有巨大的推动作用。技术性周会可以单独召开，也可以在每天的交班会上贯彻实施，也可以在科室周会上同期举行，看每家医院工程师人数、学历水平、管理模式等的实际情况而定。为加强对第三方医疗设备维保外包的管理，加强内部沟通与协作，提高工作效率，同时，也为及时发现和解决医疗设备管理中存在的问题，确保全院医疗设备的正常运行，拟定本制度。

1. 会议目的

回顾本周工作进展，总结经验和教训，安排下周工作计划，明确工作目标和任务，协调解决医疗设备资产管理中发现的问题，确保医院的医疗设备的安全运行。

2. 会议时间和地点

会议时间：每周周五下午 5 点（人员到齐后开会）。

会议地点：3 号楼一楼维修室。

3. 参会人员

驻场维护人员及设备物资部监管人员。

4. 会议议程

（1）由每名驻场人员汇报本周各自负责科室的维护工作情况、存在的问题、下周工作计划。

（2）场地主管总结汇报上周交办事项工作进展及本周场地工作情况，对成员反馈的问题提出改进措施、解决方案；汇报、安排下周场地主要工作计划。

（3）设备物资部监管人员对本周工作存在的问题提出整改要求，对下周的主要工作计划提出工作质量要求。

（4）讨论交流。

（5）会议记录员应整理会议记录，并发送到微信群，同时将整改事项及工作计划纸质打印（人手一份）。

5. 会议要求

（1）参会人员应提前准备好汇报材料，按医疗设备全生命周期管理内容顺序汇报。

（2）会议期间，参会人员应认真听取他人发言，积极发表意见和建议。

（3）会议结束后，各人员应按照会议安排的任务和时间节点完成相关工作，确保工作计划的顺利执行。

6. 纪律要求

参会人员无故不能缺席，对未按要求完成工作计划、达不到工作质量的，按规定扣发人员绩效。任何规章制度都是指挥棒，目的是规范约束本组织内的员工行为，最基本的要求是实用性。如果规章制度在平时工作中不能得到基本的执行，只是形同虚设，对于实际工作的贡献微乎其微。此外这些制度还容易干扰现有的工作流程，因为某些条款与实际工作的做法存在矛盾。

三、维修外包公司驻场工程师绩效评价方案

1. 绩效评价体系意义

CFDA18 号令《医疗器械使用质量监督管理办法》中提出了鼓励医疗设备第三方专业维护保养的发展导向。自此，医疗设备维修外包在我国部分医院中迅速崭露头角，医疗设备托管模式逐渐成为越来越多医院的优先选择。在这一模式下，第三方服务商驻场人员的专业维护能力对于全院医疗设备的运行状况和整体维护效果具有直接影响。因此，对驻场人员的维护能力进行科学合理的量化评价考核显得尤为重要。

2. 评价体系说明

医疗设备维修外包公司驻场临床医学工程师绩效评价体系包括以下几项考核指标。

（1）实施千分制评价

总分 1500 分，一级指标按照德能勤绩考核比例，设置为职责素质、业务能力、沟通能力、拓展（奖惩）能力四项，每季度考核一次。

（2）申诉与表决

设立考核委员会，对于工程师提出的申诉意见进行无记名投票。

3. 评价体系组成与分值分配

（1）职责素质（400 分）

1）管辖范围（100 分）

在基础管辖科室上，对重点科室如手术室、麻醉室、超声科、放射科、检验科、内镜室、重症单元的管理，每增加一个计 20 分，最高 100 分。

2）基础素质（100 分）

人员素质包括学历及职称：本科以上且副高以上计 100 分，本科学历且中级职称计 80 分，本科学历且初级职称、本科以下且中级职称计 60 分，本科学历无职称、本科以下学历且初级工程师计 40 分，本科以下学历无职称计 20 分。

3）资质证书（100 分）

R3 证、血透维护证、大型设备维护证、计量质控证、特种设备管理员证、急救生命支持类证每具备一项证书计 20 分，最高 100 分。

4）质控能力（100 分）

开展全院呼吸机、麻醉机、高频电刀、除颤器、注射泵、输液泵、心电图机、多参数监护仪质控检测。

具备 7 项以上 100 分；1～2 项 20 分；3～4 项 40 分。

（2）业务能力（400 分）

1）维修质量（100 分）

按季度对维修质量情况进行评分，若整体修复时间超过 3 天或同一设备返修次数达到 3 台次，则此项不得分。

2）维修量（故障排除量、计量质控量、保养量）（100分）

大于200件、100分；

150~199件、80分；

100~149件、60分；

50~99件、40分；

小于50件、20分。

3）保养质量（100分）

巡检、保养、工单、装备档案、计量质控——每按计划完成一项得20分，最高100分。

4）总结能力（100分）

按季度提报的案例总结质量及数量进行评分，提报符合要求的，每一例计20分，最高100分。

（3）沟通能力（300分）

1）医护沟通（100分）

现场维修的服务态度、维修时与病人接触的服务意识、维修前与科室沟通情况、维修后反馈情况。

未出现问题项，共4项，每项得25分。

2）培训指导（100分）

季度开展科内、临床讲课培训次数，按次数进行评分。每开展一次得50分，最高100分。

3）响应时间（100分）

工程师需要10分钟内响应使用科室的报修电话，如未能做到，每次扣10分。

（4）拓展（奖惩）能力（400分）

1）持续改进能力（100分）

季度主持一项持续改进项目并完整完成的得100分，参与一项得50分。

2）科研能力（100分）

季度内获得文章发表、取得专利，每获得一项得100分。

3）投诉情况（100分）

经认定为工程师原因造成的投诉，每投诉一次扣50分，无投诉则满分。

4）奖励情况（100分）

获得服务科室锦旗、表扬信、书面表扬、完成紧急重大维修，获得一次得50分。代表公司或医院参加外出比赛，报名成功即加50分，获奖按照级别再加分，区级10分，市级20分，省级30分，国家级50分。

4. 考核周期

①定期考核：每季度进行一次；②对使用科室提出的设备维修申请，维修人员应及时予以响应和处理；③维修完毕后，维修人员应详细填写维修记录，并通知使用科室恢复使用；④工程技术人员必须按要求认真填写维修、保养报告单，月底交科主任；⑤使用科室在对设备进行维修、改装或开展正常业务工作外的设备使用时，应事先征

得医学设备科的同意；⑥对急救设备应积极抢修，维修人员不得以任何理由拖延，保证临床第一线的需要；⑦对无法解决的或疑难的问题应及时上报上级领导；⑧协助使用科室制订操作规程，指导使用科室做好医疗设备的日常保养工作，并检查执行落实情况；⑨定期对所负责的仪器设备进行安全巡查，及时发现和处理问题，防止发生意外事故；⑩积极创造条件开展预防性维修，科学制定预防性维护计划和程序，并做好数据记录，必要时对预防性维护后的设备进行重新校准，降低设备故障发生的概率。对保修期内或购置保修合同的设备，要主动掌握其使用情况。出现问题时及时与保修厂方联系，对维修结果做好相应记录，并检查保修合同的执行情况。应做好休息期间和节假日的维修值班，确保节假日和休息时间均能处理突发的维修要求。定期召开业务碰头会，每月至少组织一次业务学习，研究、分析疑难问题，交流维修心得，积极参加各类医疗设备的维修培训，提高业务水平。

第3节　标准化医疗设备验收流程与供应商评价考核

一、标准化医疗设备验收流程

医院作为提供医疗服务的机构，需要配备一系列的先进的医疗设备。为了确保医疗设备的安全可靠性及为患者提供高质量服务，设备验收是非常重要的环节。本标准化医疗设备验收流程旨在指导医院对医疗设备进行验收，并确保医疗设备符合科室的要求、相关技术标准和法律法规要求。随着《关于进一步加强政府采购需求和履约验收管理的指导意见》《医疗器械监督管理条例（2021修订）》等法规文件出台及实施，以及专项债财务管理制度的要求及保函支付方式等新管理模式的引入，医疗设备政府采购项目管理的要求变得越来越严格。医学装备验收工作是新购装备进入医疗机构的第一道关口，是开启医学装备全生命周期质量管理的重要环节，更是保障医院利益、实现采购目标的必要工作。具体来说验收流程包括以下5个环节。

1. 包装完好验收

实际上，医学装备的验收首先从外包装开始，要检查在运输过程中是否出现破损。现场验收人员首先要对外包装进行检查。

2. 开箱物品验收

外包装没有问题就正式开箱验收，一是要对照合同验收设备型号是否一致，合同中约定的附属物品是否齐全；二是对照装箱清单逐一验收物品是否与清单一致，还要收集好箱内的使用说明书、合格证、保修卡、装箱单等资料，存放至设备档案袋中。

3. 装备技术验收

技术验收就需要医疗机构的工程师和使用科室的操作人员共同参与。

4. 专业性能检测

有条件的医疗机构可以利用质控检测工具，例如电气安全分析仪、气流分析仪等对相应的新设备进行首次性能检测，部分特种医疗器械设备还应请相应的权威机构进行专业检测。医学装备只有通过上述所有性能检测合格后才能投入使用。

5. 资质验收建档

设备现场验收工作完成后，应当从具有资质的医疗器械生产经营企业购进医疗器械，索取、查验供货者资质、医疗器械注册证或者备案凭证等证明文件。本项目组通过多方调研、科学分析，依据现行法律法规内容，设计并更新了以下系列医疗设备验收流程的制度和表格，明确参与人、记录事项、资质文件目录，用于指导实施标准化记录验收流程，减少医疗设备验收环节管理盲区，避免多方参与但互不负责的现实管理模式弊端问题。

①医疗设备安装验收报告；②医疗设备使用培训报告；③零星采购验收表；④验收技术标准；⑤小型医疗设备验收单；⑥集中采购履约验收书（货物类）；⑦集中采购履约验收书（服务类）。

本标准化医疗设备验收流程旨在指导医院对医疗设备进行验收，并确保医疗设备符合科室的要求、相关技术标准和法律法规要求。同时，该方案为整个医学装备行业提供了验收标准及相应的验收流程，并对验收人员的素质提出了要求。本方案已通过多家医疗机构使用验证，对于医疗设备的顺利验收起到了重要的指导作用，有效避免了因验收中可能出现的问题对临床使用的影响，值得大力推广。

二、医疗器械供应商评价考核实施方案

以下为某三级甲等综合医院实施的医疗器械供应商评价考核细则，该细则每两月考核一次，满分 100 分；考核项目分为产品质量（50 分）、供货能力（30 分）、售后服务（20分）。

1. 产品质量（50 分）

（1）产品标准。配送不合格产品（包括无证、过期、假冒伪劣等），发现一次则列入供应商"黑名单"，停止供货。因此引发不良后果或医疗事故、纠纷的，供应商承担全部经济和法律责任。

（2）产品包装。产品送到医院时，应包装完好，每发现一件产品包装损坏，扣 3 分。

（3）产品标识。进口产品应贴中文标签（包括产地、品牌、规格型号、注册证号、有效期等）；国产产品应按国家标准进行标识（包括生产商、品牌、规格型号、注册证号、有效期等）。每发现一批产品未按照规范标识，扣 5 分。

（4）产品注册证。应提供有效、合法的注册证，如已换发新注册证，而旧注册证仍然有效，必须保证所提供产品与医院备案的产品注册证相符。供应商不及时更新注册证的，发现一次扣 5 分。因此引发不良后果或医疗纠纷的，供应商承担全部经济和法律责任。

（5）产品有效期。应提供有效期至少一年的产品，如有违反，每发现一次扣 5 分。

（6）及时更换不合格产品。在验收或使用环节，发现产品包装或质量问题的，供应商应无条件更换。如果不及时处理，一次扣 3 分，并承担相应责任。

2. 供货能力（30 分）

（1）供货方式。直接送货到医院，特殊情况以医院要求为准。每违反一次扣 3 分。

（2）销售单据。能提供检测报告、销售清单、发票等单据。销售单据与供货产品一致，发票与货物同行。凡有违反，每发生一次扣 3 分。

（3）供货及时准确性。按医院订货要求及时、准确送货，如有违反，每发生一次扣 3

分，严重影响临床工作的，一次扣 10 分，并承担相应责任。

（4）履行合同须严格按照医院及合同要求配送产品。不履行合同的情况，每发现一次，扣 5 分。特别严重的，停止供货。

（5）不良反应。因产品质量问题发生不良反应，每发生一起扣 5～10 分；因此引发不良后果或医疗事故、纠纷的，供应商承担全部经济和法律责任。凡因产品发生"不良事件"被记录在案的，一次扣 5 分。

3. 售后服务（20 分）

（1）处理科室投诉。接到医院投诉或反馈后积极处理，消极推诿不处理的，每发生一次，扣 3 分；如果因此影响临床工作的，一次扣 5 分，并承担相应责任。

（2）企业诚信经营，规范销售。一旦发现各类不良行为之一，停止一切合作。

（3）售后培训供应商应积极主动地对医院工作人员进行培训，如果因培训不到位产生不良影响，一次扣 3 分，并承担相应责任。

（4）售后服务。有专人负责售后服务，无专人负责或因售后服务不善导致投诉或差评，一次扣 3 分。

考核罚则：考核低于 85 分，警告一次；连续两次警告，或低于 60 分，取消供货资格。

三、医疗器械自动售卖机管理规定

第一条　为鼓励发展医疗器械零售新业态、新模式，满足群众 24 小时购械需求，加强医疗器械自动售卖机（以下简称自动售械机）的管理，防范医疗器械质量安全风险，依据《医疗器械监督管理条例》《医疗器械经营监督管理办法》《医疗器械经营质量管理规范》《福建省医疗器械经营监督管理细则》等法规规章规范性文件，结合我市实际，制定本规定。

第二条　本市行政区域内的医疗器械经营企业以自动售械机形式销售第二类医疗器械（仅销售免于经营备案的第二类医疗器械除外）以及相关监督管理活动，适用本规定。

第三条　依法取得《营业执照》《第二类医疗器械经营备案凭证》且具备零售资质的医疗器械经营企业（以下简称设置企业），可以按照本规定设置自动售械机。

第四条　通过自动售械机销售的医疗器械不得超出设置企业的经营范围，应当是可以由消费者个人自行使用的第一、二类医疗器械。

第五条　设置企业对自动售械机内的医疗器械质量安全承担主体责任。设置企业应当严格遵守法律法规、规章和医疗器械经营质量管理规范等要求，采取有效的质量管理措施，确保自动售械机内的医疗器械质量安全与可追溯。

第六条　设置企业设置自动售械机应当符合《医疗器械经营质量管理规范》《福建省医疗器械经营监督管理细则》的相关要求，同时应满足以下要求：

（一）场所与协议

应遵循合理布局，方便群众购买的原则，与符合产权规定要求场所的业主或者管理方签订相关协议，明确双方责任义务。

（二）制度与人员

1. 应当建立自动售械机质量管理制度，对设置的自动售械机进行统一管理。

2. 应当建立自动售械机内的医疗器械经营全过程的质量记录，包括但不限于：进货查验记录、陈列检查记录、温湿度记录、销售记录、库存记录、售后服务记录等。

3. 应当配备与经营范围和经营规模相适应的质量管理人员、自动售械机管理和售后人员，并进行相关的培训。

（三）设施与设备

1. 应当配备符合《医疗器械经营质量管理规范》要求的计算机信息管理系统，自动售械机设备实行"一机一号"联网管理，计算机系统能实现企业仓库、软件后台及自动售械机实时数据对接。

2. 应当具备与自动售械机的设置位置、数量等相适应的贮存、配送条件和能力。

3. 自动售械机内的陈列环境应当符合医疗器械标签或者说明书标示的要求，并做好相应记录。销售有特殊温湿度贮存要求的医疗器械，应当配备有效调控及监测温湿度的设施设备。销售需要冷藏、冷冻管理的医疗器械，应当配备经过验证的冷柜，以及用于冷柜的温湿度自动监测、显示、记录、调控、报警设备。

（四）陈列与检查

1. 自动售械机内的医疗器械，应当具有完整的包装、标签和说明书。应以橱窗展示、屏幕显示或者手机扫码等方式向消费者充分展示所售医疗器械产品标签，包括但不限于产品名称、型号、规格、注册人或者备案人的名称、住所，进口医疗器械代理人的名称、住所，医疗器械注册证或者备案凭证编号等。

2. 自动售械机内同时陈列非医疗器械的，应当分开陈列，并设置醒目标识区分医疗器械与非医疗器械。

3. 应当根据产品有效期、贮存温湿度、摆放时间等情况，定期对自动售械机内陈列的医疗器械进行检查，发现医疗器械存在质量安全问题的，应当采取措施暂停销售问题医疗器械，并及时撤柜。鼓励企业采用远程视频巡查、计算机系统管控等先进技术手段进行定期检查。

（五）销售与售后

1. 通过自动售械机销售医疗器械，应当场出具销售凭证，记录医疗器械的名称、型号、规格、医疗器械注册人、备案人和受托生产企业名称、注册证编号或者备案编号，生产批号或者序列号、数量、单价、金额，零售企业名称、经营地址、电话、销售日期等，以方便进行质量追溯。

2. 应当在自动售械机的醒目位置展示设置企业的《营业执照》《第二类医疗器械经营备案凭证》等复印件以及售后服务电话、投诉举报电话12315等联系方式，提示消费者"严格按照产品说明书使用医疗器械"，应当采取措施及时处理和反馈消费者反映的问题，建立畅通的意见反馈机制及退货等售后服务渠道。

（六）其他

在自动售械机上发布医疗器械广告前需经审查，发布时不得擅自改变审查许可内容；对产品信息的宣传应当真实合法，以经负责药品监督管理的部门注册或者备案的医疗器械说明书为准，不得含有虚假、夸大、误导性的内容。应当遵守《中华人民共和国广告法》《药品、医疗器械、保健食品、特殊医学用途配方食品广告审查管理暂行办法》等相关规定。

第七条　设置企业设置自动售械机应当向属地区市场监督管理局备案。设置企业申请《第二类医疗器械经营备案凭证》时，可一并提交设置自动售械机申请，并在经营场所中注明自动售械机设置位置（精确到楼层），同一经营地址内有多个自动售械机的，应当予以编号确认。已备案的第二类医疗器械经营企业增设自动售械机的，按经营场所备案变更办理。设置企业同时将自动售械机相关情况告知属地市场监督管理部门（附件），自动售械机设置地市场监督管理部门（以下简称设置地市场监督管理部门）于 30 个工作日内对自动售械机开展现场检查。

第八条　设置企业增设、变更、取消自动售械机的，应当于 15 个工作日内进行备案变更和告知。

第九条　设置企业属地市场监督管理部门负责经营主体的日常监督检查，设置地市场监督管理部门负责本辖区内自动售械机的监督检查，同时加强跨辖区协作配合、信息共享。设置地市场监督管理部门应结合广告、价格、投诉举报等情况加强对自动售械机的监管。市场监督管理部门发现设置企业违反本规定情形的，可以对企业法定代表人、企业负责人进行告诫或者约谈，责令企业限期整改；发现违法违规行为的，依法依规处理。

第十条　本规定自 2024 年 9 月 1 日起施行，有效期 5 年。

以上内容为《厦门市医疗器械自动售卖机管理规定》，仅供读者参考。

第 4 节　医疗设备维修核心工作制度的编写

医疗设备维修是设备科的基础性工作，平时工作流程所依据的是各种规章制度。由于管理规范和医院实际情况的改变，需要及时调整相关内容，以更好地适应新情况，提高工作效率。如何编制设备维修核心工作制度、及时修订制度以保证全院医疗设备的开机率和其应有的经济和社会效益，是我们近年来的工作重点之一。

一、医疗设备维修核心工作制度编写的基本原则

1. 合法合规实用节约

制度的底线是合法合规。好的制度在实践上可行且实用。最好的制度需要最少的人力和物力的支出。理想的管理制度是上述兼而有之。所以，制定与修订工作制度要瞻前顾后、集思广益，不能全盘照抄其他医院的制度。

2. 定期修订

每条规章制度需要按照医院的编号规则标注医院统一的制度编号和修订日期，如出现管理组织和成员发生变动的情况需要及时修订内容。

二、医疗设备维修 5 条核心工作制度的编写实践

1. 医学装备应用培训考核制度

保证医疗质量和安全，不断地提高医疗设备使用人员的业务水平，规范操作流程，延长医疗设备的使用周期。医学装备部根据本年度工作安排，制定全年定期培训计划。医学装备装机完成后，根据科室时间组织现场培训。科室使用人员及责任工程师必须参加培训。

对于因设备操作复杂、需外出参加系统培训的操作人员，医学装备部根据工作需要及设备安装进度，提前安排培训事宜，保证设备能及时投入应用。培训完成后由厂家工程师进行现场操作考核，考核不合格的将继续进行培训。培训考核记录作为设备档案的一部分存档。国家规定的特定种类大型医用设备使用人员必须具备上岗资格。

大型医用设备使用操作人员须经考核合格，取得《大型医用设备上岗人员技术合格证》。对新引进、重点设备及生命急救设备，使用人员必须达到熟练操作程度。科室如有新进人员，应及时对新进人员进行培训。新进人员培训合格后方能操作设备。医学装备部工程技术人员在科室设备巡检工程中对科室设备使用人员进行设备使用情况考核，不合格者对其进行再培训。

2. **医学装备使用制度**

使用医疗设备时，必须严格遵守操作规程。不熟悉仪器性能或未能掌握操作规程者不得使用设备。应建立使用登记本，对使用情况、出现的问题进行详细登记。大型仪器设备及特种设备使用人员须持证上岗。医疗设备使用科室，应指定专人负责设备的管理，包括科室设备台账、各台设备的配件附件管理、设备的日常维护检查。如管理人员工作调动，应办理移交手续。操作人员在医疗设备使用过程中如发生故障，应立即停机并切断电源，停止使用；同时挂上"故障"标记牌，以防他人误用。故障由工程技术人员负责检修，操作人员不得擅自拆卸或者检修。只有在故障排除后，设备方能继续使用。

操作使用人员应做好日常的使用保养工作，保持设备的清洁。使用完毕后，应将各种附件妥善放置，不能遗失。使用人员在下班前应按规定顺序关机，并切断电源、水源、气源，以免发生意外事故。需连续工作的设备，应做好交接班工作。大型设备或对临床诊断影响很大的设备，发生故障停机时应及时通知医学装备部组织维修，报告院领导，通知医务部、临床科室停止开单，财务部停止收费，以免给病人带来麻烦。科室人员要精心爱护设备，不得违章操作。如违章操作造成设备人为责任性损坏，要立即报告科室主任及医学装备部，并按规定对责任人做相应的处理。

3. **巡检维修保养制度**

为提高医疗设备的使用效率、提高医院的经济效益、降低医院的运行成本、保证临床医疗的正常进行，特制定巡检维修保养制度。

（1）医疗设备维修

在接到医疗设备故障的报修后，分管工程师应及时到场检修，能现场维修的，应立即维修；不能现场维修或需要送修的设备，由使用科室送到医学装备部设备维修室。

工程师应按照设备分类和分布区域对设备维修实行分片负责制，及时保质保量地完成设备维修。一般故障应于当天解决，较大故障若不能及时修复，则应及时上报医学装备部主任，并组织科内工程师会诊；需要外修的报请分管院长批准。

（2）医疗设备定期保养

医学装备部工程师对全院医疗设备实行定期保养，及早发现并消除隐患。

医学装备部工程师应每月对大型设备及特种设备进行巡检及维护保养，填写维护保养记录，发现问题及时反馈、落实解决，保证大型设备的正常运行。

医学装备部工程师应每月对分管科室急救类、生命支持类设备进行巡检及维护保养，及时发现问题，进行反馈和落实解决，确保该类设备100%处于完好状态。

4. 医疗器械计量管理办法

计量工作是现代医院实现现代化管理的基础工作之一。根据《中华人民共和国计量法》结合我院的实际情况，强制检定的计量器具应由专人（计量管理员）负责管理和协调。在上级计量部门的监督和指导下，医学装备部按照《中华人民共和国计量法》的要求和有关的规定，统一管理全院的计量工作。统一建立全院强制检定计量器具的台账、分户账、分类账，保管好有关的技术档案和检定证书。加强与计量检定部门的业务联系，做好年度强制检定计量器具的周期检定工作。经检测的计量器具有计量检测合格标志，标志显示检测时间与登记记录一致。凡超期或不合格的计量器具要停止使用，不得因计量原因导致医疗安全事件。医院使用的计量器具100%有计量检测合格标志，100%在有效期内。

5. 医疗设备维修保障制度

为系统地保证医疗设备安全可靠运行，帮助科室医疗工作顺利开展，工程师要以科室满意为核心，以质量第一、安全及时、高效低耗为原则，保证医疗设备安全可靠地为科室服务，满足临床工作的需要。各专业组维修人员，需根据医学装备部制定的医学装备巡检维修保养制度，定期对片区内的医疗设备进行巡检维护保养，保证医疗设备正常运行。各专业组维修人员对医疗设备所做的巡检维修保养工作要做好记录，并认真填写维修记录。建立长久有效的医疗设备巡查机制，各专业组维修人员进行全院设备完好巡查和安全巡查等巡查工作，并填写相应巡查工作单。巡查工作中督导临床科室人员规范操作，必要时对其进行使用再培训，考核合格后方可正常使用。维修人员应定期巡查重点大型设备的机房环境，确保该类设备周围环境符合相应标准，配套设施始终满足设备要求。责任维修人员要将大型设备机房环境巡查情况认真填写在工作单中。为保障大型医疗设备或贵重医疗设备正常运行，各维修专业组须会同设备使用科室在每年年年底对下一年度拟购买保修的医疗设备进行认真的评估、分析，上报医学装备委员会审核通过后，上报院委会批示后，招标采购医疗设备年度保修。医疗设备如无法维修或失去维修价值，片区维修人员应及时与设备使用科室负责人沟通，根据更新处置管理制度做好医疗设备的报废工作。

实践证明，针对目前使用科室在各项设备使用、维修、保养记录不完全的情况，设备科应按照三级综合医院的管理要求，征询科室的意见，并明确规范地填写记录本。同时，对设备管理员进行集中培训，并明确要求临床科室设置设备资料专管员，培训其熟悉科室设备管理工作。建立日常维修保养时间、金额、内容的电子明细记录，由专人负责详细记录大型设备的维修保养记录（如维保费用、是否在维保期等），并将这些信息录入设备信息化管理软件。同时，设备维修工程师应严格执行核心工作制度，认真做好预防性维护保养，这样可以达到事半功倍的实际效果。

第5节 大型医疗设备经济效益分析管理制度

医院大型医疗设备的使用效益主要指大型医疗设备在提供医疗服务过程中所产生的经济效益和社会效益。一般大型医疗设备价格昂贵，资金投入大，成本非常高，且管理和维护较为不便，导致医疗设备管理难度增加。对大型医疗设备的经济效益进行研究分析，有助于对医院大型医疗设备的利用情况进行量化评价，并深入分析存在的问题进行研究分析，为未来医院大型医疗设备的选购提供参考。另外，关于大型医疗设备经济效益分析系统的研究，有利于医院实现对大型医疗设备的科学管理，提高管理水平。

一、大型医疗设备使用效益的评估

1. 设备的选购

医院大型医疗设备的选购要综合考虑到医院发展的实际，从实际出发对大型医疗设备进行评估、筛选。医院大型设备选购主要考虑如下几个方面。首先，要考虑所购设备是否对医院经济收入有重大影响；其次，要综合考虑各科室的实际情况，尽可能地让科室的分布面大；要保证大型设备类别的齐全，兼顾设备的效益与相应抢救设备的配备。

2. 设备的运行成本计算

大型设备的运行成本主要是指大型设备在运行过程中产生的各种费用的总和。其成本主要可以分为6大类。

（1）折旧费

大型医疗设备要根据仪器设备的价格以及功能，确定医疗设备的折旧年限，然后计算出每月需要花费的折旧费。计算公式为：月折旧费＝设备总价/折旧年限＊12月。

（2）材料费

大型医疗设备的材料费等于专用科室实际使用数量＊平均价格。

（3）维修费

大型医疗设备的常规维修费用，按设备单价＊4%计算。

（4）人员费

根据大型医疗设备管理人员的工资标准，结合医院员工的基本工资、附加工资、各种津贴以及奖金福利的平均值，计算出单人工资总额后，再乘以实际管理人员数。

（5）水电费

水电费按实际情况计算。

（6）场地费

场地费按实际情况计算。

3. 月报制度

基于对大型医疗设备的效益的统计分析结果，可以建立月报制度。医院管理人员应重视月报制度的建设，并推进大型医疗设备的月度制度的完善。要求设备管理人员每月在固定的时间，将上月的支出及收入情况上报，并根据设备的管理要求，统计出医院大型医疗设备的使用效益登记表，然后录入电脑。利用大型设备效益评定体系进行自动分析，打印出设备的效益分析表，并分送到院领导和相关科室。医院大型设备月报不仅要汇总各类原始数据，对参数进行评估，还需根据各科室设备的反映情况进行总结分析，最后根据评估结果对大型医疗设备管理工作提出参考性建议。

二、效益评估指标

1. 使用率

评估大型医疗设备使用率的方法主要有两种。其一是根据大型医疗设备的开机时间及法定时间，计算出其使用率百分比。其二是比较每月用于检查的患者例数和定额病例数，结合大型医疗设备的某种实际病例及其他因素，对每月诊治病例做定额指标评估，通过和各科室进行协商，再经领导批准，作为每月诊治病例的定额指标。月使用率的计算公式为：月使用率＝每月诊治病例数/每月诊治病例的定额指标。

2. 利润率

大型医疗设备利润率的评估方法为将医院每月统计单项设备的总收入和相关支出做比较，并计算出大型医疗设备的利润，再以大型医疗设备购入价格为分母，依据公式"利润率＝（设备实际利润/设备原价）×100%"来计算。

3. 效益等级

大型医疗设备的使用效益是指大型医疗设备的经济效益与社会效益的总和。一般利润率会直接反映出大型医疗设备的经济效益，如果利润率超过10%，则大型医疗设备经济效益评估为优秀；利润率在（3%～10%）之间，则大型医疗设备经济效益评估为良好；利润率在（0%～3%）之间，则大型医疗设备的经济效益评估为一般；利润率为负值，则说明大型医疗设备为亏损设备，经济效益评估为差。而大型医疗设备的社会效益是不能直接通过收入来评估的，还要综合考量大型医疗设备、教学用设备、科研设备等的评估。

三、提高大型医疗设备经济效益的措施

1. 以大型医疗设备的利用率为考核指标

有的医院在购入大型医疗设备后，却出现设备闲置的情况，缺乏有效的考核与经济效益评估，进而造成大型医疗设备未能得到充分利用。

医院在选购大型医疗设备时，要综合考虑医院的实际需求，要把大型医疗设备的使用率作为考核指标，且要把考核指标归入卫生主管部门。卫生主管部门应据此医院进行实际考核，并督促其使用大型医疗设备，进而促进大型医疗设备使用效率的提高。

2. 促进医院大型医疗设备资源实现共享

一般情况下，一个地区可能不需要很多大型医疗设备。每个医院都购入大型医疗设备，有可能造成资源的浪费。所以，当地卫生部门，要重视对大型医疗设备的规划利用，促进当地医院大型医疗设备资源的共享，进而推动大型医疗设备使用效率的提升。

3. 促进医院大型医疗设备购置审批制度真正落实

卫生部虽然制定了大型医疗设备审批规定，但是很多医院并没有严格执行，甚至有可能出现医院先购置后审批的情况。这不利于大型医疗设备的管理效益和经济效益的提升，可能导致大型医疗设备实际审批呈失控趋势。要重视大型医疗设备审批制度的发展完善，做好医院大型医疗设备的审批工作。

4. 做好医院大型医疗设备的调剂工作

很多时候医院的旧的大型医疗设备还能使用时，新的大型医疗设备已经购入，进而造成很多旧的大型医疗设备提前淘汰。这不利于大型医疗设备经济效益的提升。卫生主管部门要重视对医院各项大型医疗设备的考察，详细了解医院各项医疗设备的利用情况，综合考虑当地医院大型医疗设备信息，把闲置及提前淘汰的大型医疗设备及时调剂到其他有需求的机构中去，进而有效降低大型医疗设备资源的浪费，提高大型医疗设备的经济效益。

5. 促进大型医疗设备招标采购的发展

医院在选购大型医疗设备过程中，可以采取大型医疗设备招标采购的方法进行医疗设备采购。首先，需要购入大型医疗设备的部门在年初提出选购申请，然后由医院行政部门汇入科室并请专业委员会制定采购计划，然后由招标办公室按计划组织实施。医院在大型医疗设备招标采购过程中，可以选择委托招标公司代理招标，并由医院负责议标等。为保证招标工作顺利进行，医院要提前做好准备，提前发布消息，并在众多投标企业中进行比较和选择，最终确定中标企业，完成大型医疗设备的购入。

6. 提高大型医疗设备管理效益

医院要选择专业的大型医疗设备管理人员，这些管理人员负责大型医疗设备的具体操作及维护。大型医疗设备管理人员要熟练把握大型医疗设备的性能、操作规程等，以减少故障的发生。

总之，对大型医疗设备经济效益分析系统的研究，有利于大型医疗设备的科学管理，进而提高大型医疗设备的管理效益。大型医疗设备经济效益分析，有利于医院综合考量自身发展实际，科学购入大型医疗设备，并重视提高大型医疗设备的利用率，进而提高大型医疗设备的经济效益。

第6节 常用医学工程管理制度

一、医疗设备合同管理、设备验收制度

1. 合同管理

合同按照会签制度签订好后，负责人将签好的采购合同与廉洁购销合同交给管理员。管理员5个工作日内通知中标公司领取合同，并做好记录。

管理员每月5日前整理好合同目录，监督完成进度。

2. 设备验收

①评议或招标完成后，采购员或负责人将申购表、中标结果或评审结果复印件统一交到设备科文件管理员处；②设备安装时，设备验收员按照中标结果或评审结果、合同，结合配置单、装箱清单，完成安装；③安装完成后，告知经销公司（可提供电子版），由经销公司提出医疗设备验收申请报告，对照验收清单，逐条核对，资料齐全后，方可完成验收；④设备科接收到经销公司提出的申请报告后5个工作日内完成验收，验收时间以申请报告中设备科完成验收的时间为准；⑤按照验收申请报告办结时间，10个工作日将验收档案移交到资产录入员处。

3. 资产录入

①召开科务会（科务会在院周会召开后第二天下午召开）当天，各工程师将验收完成的档案，在东院设备科办公室当面移交到资产录入员手上。②资产录入员逐项检查验收材料是否齐全，如有缺失，拒不接收；如已齐全，正常接收，做好移交记录。③资产录入员接收到档案后，5 个工作日完成出入库并移交采购。④采购在出入库单据上签字，并在 5 个工作日内把签好的出入库单据移交给资产录入员，并做好记录。⑤资产录入员将采购签好的单据上的信息在 5 个工作日内录入系统，并在 2 个工作日内移交到财务科固定资产管理员，做好记录。

4. 请款单移交

①采购员把出入库单据签好字移交到资产录入员后，5 个工作日内填写请款单；②请款单填写后，5 个工作日内完成签字；③签好字后，2 个工作日内移交到财务科，并做好记录。

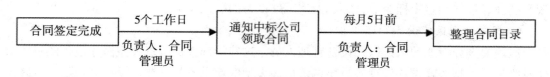

图 1　合同管理流程

二、设备保养维护制度

1. 严把设备采购质量关

从资质证件全面、重合同、守信誉、售后服务好的企业或者经营公司处购买合格的相关设备并签订正规有效的合同。

2. 验收

设备到达医院后，开箱前观察包装箱是否有破损及标识是否清楚、正确。如果包装箱无破损且标识清楚无误，则在医院人员和供货方均在场的情况下开始开箱验收，验收内容分整机和附件验收（包括软件和配套试剂）。

（1）整机验收：整机外观正常无损，机器型号和合同标注一致、机器序列号和合格证一致。

（2）附件验收：①附件要齐全、正确、无损坏；②软件要符合要求；③检查配套试剂的外观、品质、数量、生产日期、保质日期、试剂证件等。

（3）设备验收合格后，填写验收单，双方签字确认后存档备查。

3. 使用培训

设备验收合格完毕后，由设备厂方指定的工程师现场培训相关科室的有关人员，直到使用人员都能正确操作设备为止（科室有培训记录）。

4. 维护保养培训

设备培训完毕后，由工程师再讲解设备的一般特性、一般维护、设备校准和易发故障的应急和简易处理。

5. 做好维护保养

器械设备科和相关科室结合完成设备要求的定期保养和一般维护，保证设备完好运行，并记录入档。

6. 规范维修

在设备维修方面，一般首选找设备原厂家进行维修，这样有助于确保维修后的设备性能和原设备一致。在特殊情况下，相关人员可以找有正规维修资质和证件的社会维修公司，这样也可以保证设备性能。同时，设备故障现象和维修过程、维修结果以维修报告的形式记录存档。

7. 按时检定

按要求做好设备的检定工作。

三、医疗设备验收流程

1. 各个工程师的工作

①供应商提前预约设备科相关工程师。②按照约定时间地点到使用科室。③三方在场（使用科室代表；设备科工程师；供应商代表）情况下才能开箱验货。④按照装箱清单验货，并和合同对比（合同上有赠送的零配件有时不能在装箱清单上体现），并三方签字确认。⑤由厂家工程师安装并调试好设备，并对使用科室的人员进行培训。⑥设备科工程师向供应商解释医院验收流程，并给供应商电子版的"院设备验收告知书"，督促供应商按照告知书上的内容提交相关资料。⑦设备科装机工程师按照"验收清单"清点所收到的相关资料，并做好档案袋。⑧在材料齐全之后，工程师会进行固定资产的录入，并整理好付款所需的资料，将其夹在档案袋外面，每周三将整套资料交给资料管理员。

2. 固定资产管理员的工作

①固定资产管理员复核档案袋和工程师录入的明细是否正确。如正确，进行下一步。不正确，退回。②复核没问题的话，每周四固定资产管理员将整套资料交给合同管理员。

3. 合同管理员的工作

①合同管理员将合同信息录入系统。②完成工作后将档案袋归档，并将将采购员要的付款资料全套交给固定资产管理员。

4. 固定资产管理员的工作

固定资产管理员要复核合同管理员录入的合同明细，没问题的话将采购员要的付款资料全套交给采购员。如有问题，交由合同管理员处理。

四、医疗仪器、设备档案管理制度

1. 建档标准

凡医院购置的 1500 元以上且使用年限在 5 年以上的仪器、设备必须逐一编号登记，建立完整的技术档案。医疗仪器、设备档案设专人管理。

2. 档案的内容

①购置设备的申请报告；②定货合同书、购置设备手续凭证或复印件；③仪器、设备全部的技术资料如产品使用说明书、技术图纸等；④开箱单、验收报告单；⑤设备运行维修记录或报告；⑥定期巡检情况记录或报告；⑦新添置的设备，开箱验收时要由档案管理员及使用科室人员参加，并详细填写验收报告。

3. 保存

已建档的仪器设备在管理、使用、维修和改进工作中形成的文件材料应归档，不得随意乱放，以免丢失。

4. 完整性要求

归档的文件资料力求完整、系统、准确；改造、更换原部件的图纸必须与实物相符。各项设备应归档的材料，除随设备带来的产品合格证、技术资料、说明书等外，还应将设备添置时间、必要的性能型号、颜色等信息登记存档。

5. 定期核对

档案管理人员负责仪器设备档案的收集、整理、统计、建档工作，每年要对医疗仪器、设备档案整理、核对一次，做到账物相符。归档文件要编排有序，目录清楚，装订整齐，查找方便。要建立计算机仪器、设备档案台账和检索。

6. 外借管理

医疗仪器、设备技术档案原件原则上不外借，确实因工作需要外借时：在档案管理人员监督下复印，原件如数收回；写出借阅申请，经管理人批准后进行登记，办理借阅手续，时间不得超过 1 个月；借阅人必须爱护档案，妥善保管按时归还，造成缺损、丢失将给予经济处罚。

7. 防霉变

医疗仪器、设备的档案要保存在安全可靠的地方，注意防潮、防虫咬、防霉变；一万元以上设备的档案需移交医院档案室管理。

五、提高医疗仪器设备使用率的规定

1. 总则

要求各科室主任高度重视，加强对仪器设备的管理，充分利用现有设备，提高仪器设备的使用率，发挥其经济效益。

2. 闲置设备回收

各科室对本科室现有的闲置或不能发挥经济效益的贵重诊断治疗设备（万元以上）做出书面报告，具体说明其原因，并报送设备科。设备科了解核实后，上报院领导。

3. 处罚管理不善引起的闲置状况

由于科室对设备管理不善，造成仪器设备闲置、损坏、报废，使仪器设备不能充分利用，实现成本回收，造成医院损失，将对相关科室实行经济处罚，且不批准科室年内再购置新设备。

4. 经济效益分析考核

科室今后在申购仪器设备时，应认真填写申请购置医疗设备报告单，对准备购入的设备进行综合全面的了解，重点了解设备性能及先进性、收费价格，评估购入设备后何时收回成本，何时才能产生经济效益。今后报告单中未进行评估说明的，设备科不得给予办理。

5. 杜绝擅自购入设备

全院各临床科室未经许可，不得擅自购入、试用各种医疗仪器设备（含一次性使用的医疗用品）。科室确实急需购入设备，应先请示主管院长批准，收齐有效"三证"，尽快到设备科办理相关手续。如违反规定，经查实扣发当事人或科室奖金 500 元，由此引起医疗纠纷，造成医疗事故，一切后果由当事人或科室自行承担。

6. 提交经济效益报表

各科应按规定要求，在电脑上如实认真填写贵重诊断、治疗设备每天使用情况登记表，月底由护士长汇总填写贵重诊断治疗设备使用月统计表交设备科，设备科与财务科比较核实后，呈报主管副院长。

凡未按时交月统计表的科室，财务科将缓发科室月奖金。

六、计量器具管理制度

（一）总则

第一条　为加强计量基础管理，保证量值传递的准确，及计量结果准确有效，特制定本制度。

第二条　本制度适用于医院内所有的计量工作和所有与计量有关的活动。

（二）管理部门的主要工作职责

第三条　设备科

1. 宣传并贯彻执行国家有关的计量法律法规、方针和政策。

2. 制定医院的计量管理制度。

3. 负责建立设备和测量装置台账，编制设备和测量装置周期检定计划；组织开展设备和测量装置检定和校准工作及送检工作。

（三）管理内容和要求

第四条　设备和测量装置周期检定

1. 设备科负责设备和测量装置周期检定工作。

2. 在用的设备和测量装置必须按照检定周期所规定的时间进行检定。

3. 未经检定和超出检定周期的设备和测量装置不准使用。

4. 检定周期执行检定规程中所规定的最长检定时间。

5. 设备和测量装置在周期检定时，要按照检定规程要求的条件和检定项目逐项检定。

6. 检定合格的设备和测量装置粘贴合格标识，标明有效期，检定不合格的，返回修复，修理后需重新检定，无法修复的，执行报废程序。

7. 对不按时检定的设备和测量装置，或准确度超差的设备和测量装置，检定员有权停止其使用。

8. 检定记录要详细、准确、清晰，保存期为一个检定周期。

第五条　设备和测量装置的使用、维护和保养

1. 设备和测量装置的使用和维护人员应熟悉装置的结构、原理、性能、使用方法及维护、保养情况。

2. 使用和维护人员应严格按照设备和测量装置的操作规程或使用说明书进行操作，防止因使用调整不当而使装置损坏失灵。

3. 使用和维护人员必须明确测试任务所要求的准确度，根据需求选择满足使用要求的设备和测量装置。

4. 未经检定或校准及检定或校准不合格的、功能可疑的设备和测量装置不准使用。

5. 设备和测量装置必须在规定的标准条件下使用，在非标准条件下使用所造成的误差应已知，并予以修正。

6. 设备和测量装置在使用过程中发现超差、破损、功能可疑的问题，应立即向有关领导汇报，并停止使用。

7. 设备和测量装置发生故障时，使用人员应立即通知维护人员，维护人员应进行检修，在无法确定设备和测量装置是否正常工作时，应送设备科进行检定。

8. 操作人员、维护人员要加强设备和测量装置的检查，做好设备和测量装置的维护、保养工作。

9. 对环境有特殊要求的设备和测量装置，所在环境必须配备测量环境的仪表和控制环境条件的设备，以满足设备和测量装置的使用要求。

10. 设备和测量装置的搬运、防护和贮存应严格按照产品说明书和有关技术要求进行，必须保证其准确度和适应性完好。

11. 设备和测量装置的维护、保养、检修，要认真填写记录。

第六条　设备和测量装置的报废程序

1. 使用部门将要报废的设备和测量装置送设备科进行检定。

2. 经检定超出使用标准要求，经调试无法达到要求且达不到降级条件的，检定员出具检定结果通知书，贴停用标识。

3. 使用单位根据检定结果通知书提出报废申请。

4. 固定资产类设备和测量装置报废时执行医院有关固定资产报废的规定。

5. 检定员将报废的设备和测量装置更换报废标识，并记入报废台账。

第七条　设备和测量装置标识

1. 用以证实产品符合规定要求的设备和测量装置都必须标明其检定（校准）状态。设备和测量装置检定（校准）后，由检定员对其进行标识。

2. 标识分为：合格标签、停用标签、报废标签。

第八条　设备和测量装置失准后采取的措施

1. 发现设备和测量装置偏离校准状态或对其测量结果产生疑义时，使用部门上报设备科，并同时停止仪器的使用，由设备科组织对仪器重新校准、检定、确认。若校准检定合格，仪器可继续使用，若不合格，仪器停用、修理或报废。

2. 重新检验必须满足下列要求：

a. 使用符合要求的设备和测量装置。

b. 对检验的产品重新标识。

c. 记录各种测量、检验数据。

（四）计量标准管理

第九条　计量标准技术档案管理

1. 计量标准技术档案由设备科负责保管。

2. 技术档案内容必须完整、齐全。

3. 计量标准的检定证书要存放两个有效期。

4. 计量标准及附属设备更换时要保留其审批手续，重新检定的要有相应的检定证书及相关的技术资料。

5. 技术档案应保存在干燥、安全的地方，避免由于潮湿而损坏。

第十条 周期检定计划的管理

1. 定期根据设备和测量装置台账的实际情况编制下一年度的周期检定计划。
2. 周期检定计划由计量工程师负责编制，设备科主任进行审核。
3. 设备科负责周期检定计划的具体实施。
4. 设备科按周期检定计划下公告通知相关科室进行送检。
5. 设备科检定员负责统计检定计划的完成情况。

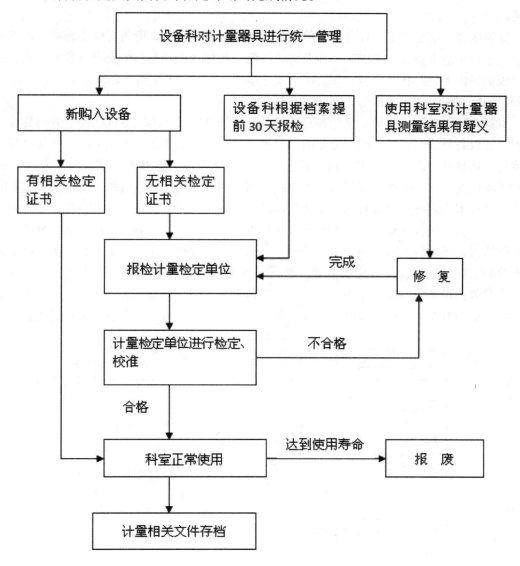

图 2 计量器具报检流程

七、新医用设备安装制度

医用设备安装场地准备及医用设备安装调试分四个阶段进行：

第一阶段：与医用设备安装工程师沟通。在此阶段，所负责的工程师应与医用设备安装工程师就医用设备安装要求进行沟通。他们要充分考虑场地大小、给水、排水、电、气、消防、地面承重、墙面改造等因素。

第二阶段：医用设备安装前期场地准备。在此阶段确定医用设备的具体安装地点时，所负责的工程师必须先与医用设备安装科室进行沟通，以了解设备安装地点的具体情况（场地大小、给水、排水、电、气、消防、地面承重、墙面改造等因素），并与医用设备安装工程师进行沟通。

第三阶段：与相关职能科室进行交底。在此阶段，所负责的工程师应将与医用设备安装工程师及设备使用相关的沟通情况，向涉及的职能科室进行交底，并请各职能科室签署意见。

第四阶段：场地施工与设备安装阶段。在各方沟通完成后，所负责的工程师应按场地要求，进行场地准备及设备安装。涉及墙体拆除、气体改造等易产生安全事故的作业，必须全程由科内工程师在场监督，保证不出安全事故。（注：涉及相关职能科室工作，由相关职能科室完成。如水电改造，通知总务科完成）

步骤：①设备科工程师、使用科室、设计方现场勘察。②施工方现场勘察并出具设计方案。③设备科提交设计、施工方案给项目办审核。④相关职能科室（项目办、防保科、感控科、信息科、总务科、保卫科）进行交底并签署意见。⑤按照签署意见，相关人员进行了场地准备。提前拆除阻碍施工的电线、弱电网线、消防管路线路、门窗等设施。⑥相关职能科室确定已按照签署意见解决好问题。⑦施工阶段：设备科现场监督；要求施工方有专门负责人全程在场，施工方负责人在场方允许施工。施工时需要按照既定方案、步骤进行施工，不允许擅自更改方案和步骤。如果现场情况有变化，施工方案、步骤确实需要更改的，需要报请设备科现场监督人员，得到批准后方能施工。⑧施工完成，清理现场。⑨验收：设备科需要联系相关科室（提出问题的科室和使用科室及项目办），按照设计图纸、施工方案、会议纪要进行验收，并签字留存。场地施工与设备安装流程图如下。

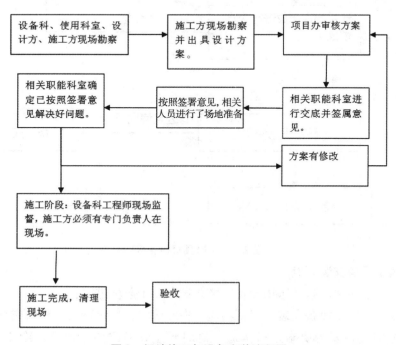

图3　场地施工与设备安装流程图

八、医疗设备保修公司服务质量评价方案

为规范医疗设备保修公司在我院的维修业务，客观评价医疗设备保修公司服务质量，用于指导新购设备招投标时选择品牌和供货公司，特制订如下考核细则。

考核细则共 10 项，每项满分 10 分，单项扣除总分最多为 10 分，总分 100 分。

1. 考核周期

每年考核一次，按照合同结束所在的自然年度考核。

2. 考核事项

（1）响应速度

按照合同约定的时限内进行响应，在约定的时限内工程师到达现场，单次叫修如果不及时处理，一次扣 3 分，并承担相应责任。

（2）服务质量

相同故障一个月内再次发生，应酌情扣分。

（3）客户沟通

售后服务事项有专人负责售后服务，无专人负责或因售后服务不善导致投诉或差评，一次扣 3 分。

工程师到医院提前一天通知医学装备部设备负责工程师，保养工作应在不影响临床使用的时段内进行。严重影响临床工作的，一次扣 2 分，并承担相应的经济责任。

每次设备保养结束后，需要设备使用人员对各项功能进行确认后，厂家或第三方维修公司工程师方可离开现场。

发生一次投诉扣 2 分。

处理科室投诉时，维修公司接到医院投诉或反馈后积极处理，消极推萎不处理的，每发生一次，扣 3 分。

（4）维修报告提供

每次维修后提供单次维修工单，年度提供维修报告，对于故障原因进行分析，提出减少已发送故障的实用性建议。

（5）不良事件

因维修质量问题引发不良事件，每发生一起扣 2 分；因此引发不良后果或医疗事故、纠纷的，供应商承担全部经济和法律责任。

凡因产品发生"不良事件"被上报的，一次扣 5 分。

（6）文明礼仪

工程师在院内工作时应服装整洁得体，态度和蔼，自觉遵守院方有关规章制度，服从院方管理，保持维修结束后的工作场所整洁。工作场所内不得吸烟、酗酒，严禁与病人、家属及工作人员发生冲突。如接到患者、家属、工作人员投诉，经核实后，每次扣 5 分。

（7）备用机管理

遇特殊疑难问题或客观原因需要延长维修时间的，依据科室要求公司需提供免费备用机服务，直到机器修复为止。

无备用机，维修停机时间超过 3 天，每单扣 5 分/3 天；隐瞒不报并造成科室投诉，每例加扣 5 分。

（8）维修配件资质文件提供

维修配件如为进口产品应贴中文标签（包括产地、品牌、规格型号、注册证号、有效期等）；国产产品应按国家标准进行标识（包括生产商、品牌、规格型号、注册证号、有效期等），并提供相关纸质证明材料。每发现一次未按照规范标识，扣2分。

（9）开机率

本年度合同期结束时对于合同期内的开机率进行统计，如超出每次扣5分。

（10）科室满意度

每年发放科室满意度调查表，满分10分，按照每家公司的实际得分计入总分。

本考核评价每年考核一次，考核低于85分，警告一次；连续两次警告，或低于60分，取消合作资格。

第三章　特种设备管理

在现代医疗体系中，医用特种设备作为支撑临床诊疗与科研活动的重要基石，其安全性与高效运行直接关系到医疗质量与患者安全。本章旨在全面探讨医用特种设备的管理要点，特别是针对压力容器安全管理、机房管理、医用气体供应管理以及磁共振失超应急处置等关键环节。

随着医疗技术的飞速发展，这些特种设备不仅数量激增，而且技术复杂度日益提升，对其管理提出了更高要求。通过深入剖析各项管理措施的科学性与实践性，本章力图构建一个系统化、规范化的管理框架，为医疗机构提供一套可操作性强、适应性广的管理指南。同时，强调预防为主、应急为辅的管理理念，确保医用特种设备在保障医疗安全与提升诊疗效率中发挥最大效能。

第 1 节　压力容器安全管理

一、概述

压力容器属于国务院特种设备安全监督管理部门规定的特种设备范畴。为了加强对这一类设备的操作、维护、保养的安全监察，防止和减少事故，保障本单位员工生命财产安全，相关部门需制定有针对性的管理制度。原则是资料统一专人管理，设备按时报检送检，责任落实到人。

二、设备前期管理

1. 压力容器的安装、改造、维修，必须由依照《特种设备安全监察条例》取得许可的单位进行。这类单位必须有与特种设备制造、安装、改造相适应的专业技术人员和技术工人；有与特种设备制造、安装、改造相适应的生产条件和检测手段；有健全的质量管理制度和责任制度。

2. 压力容器出厂时，应当附有安全技术规范要求的设计文件、产品质量合格证明、安装及使用维修说明、监督检验证明等文件，这些资料都将被列入压力容器的档案管理，妥善保管。

3. 特种设备安全技术档案应当包括以下内容：特种设备的设计文件、制造单位、产品质量合格证明、使用维护说明等文件以及安装技术文件和资料；特种设备的定期检验和定期自行检查的记录；特种设备的日常使用状况记录；特种设备及其安全附件、安全保护装置、测量调控装置及有关附属仪器仪表的日常维护保养记录；特种设备运行故障和事故记录。

4. 压力容器使用前或者投入使用后 30 日内，应向当地特种设备安全监督管理部门申请办理使用登记证。

三、设备安全使用

1. 压力容器作业人员及其相关管理人员，应当按照国家有关规定经特种设备安全监督管理部门考核合格，取得国家统一格式的特种作业人员证书，方可从事相应的作业或者管理工作。

2. 压力容器作业人员在作业过程中发现下列异常现象时，应当立即向安全管理员和单位有关负责人报告。①压力容器工作压力、介质温度或壁温超过规定值，采取措施仍不能得到有效控制；②压力容器的主要受压元件发生裂缝、鼓包、变形、泄漏等危及安全的现象；③安全附件失效；④连接、紧固件损坏，难以保证安全运行；⑤发生火灾等直接威胁到压力容器安全运行；⑥压力容器和管道发生严重振动，危及安全运行；⑦其他异常情况。

3. 压力容器使用单位应每月进行一次自行检查，并做好记录，严禁超温超压运行。

4. 安全阀应灵敏、可靠。其开启压力不得超过压力容器设计压力，安全阀每年必须进行一次整定、校验、并应加铅封。

5. 压力表应齐全，准确、灵敏。每半年必须检定一次，合格后应加铅封。

6. 本单位应当按照安全技术规范的年度检查、定期检验要求，在安全检验合格有效期届满前 1 个月向特种设备检验机构提出年度检查和定期检验要求，未经检验或者检验不合格的不得继续使用。

四、报废、变更管理

1. 凡属以下类型的压力容器必须做报废处理。①压力容器存在严重事故隐患，无改造、维修价值，或者超过安全技术规范规定的使用年限，应当及时予以报废；②经压力容器检验机构检验后安全等级状况判定为 5 级的；③经压力容器检验站检验后安全等级状况定为 4 级且缺陷无法进行修复或无修复价值的压力容器，监控使用一个检验周期后，通过检验仍然定为 4 级的。

2. 压力容器停用、迁移、过户应及时向原登记的特种设备安全监督管理部门办理变更手续。

五、事故报告及处理

1. 发生压力容器事故后，事故现场有关人员应当立即向事故发生单位负责人报告；事故发生单位的负责人接到报告后，应当于 1 小时内向事故发生地的县级以上质量技术监督部门和有关部门报告。情况紧急时，事故现场有关人员可以直接向事故发生地的县级以上质量技术监督部门报告。

2. 发生压力容器事故后，事故发生单位及其人员应当妥善保护事故现场以及相关证据，及时收集、整理有关资料，为事故调查做好准备；必要时，应当对设备、场地、资料进行封存，由专人看管。

3. 其他事故报告要求按《特种设备事故报告和调查处理规定》细则执行。

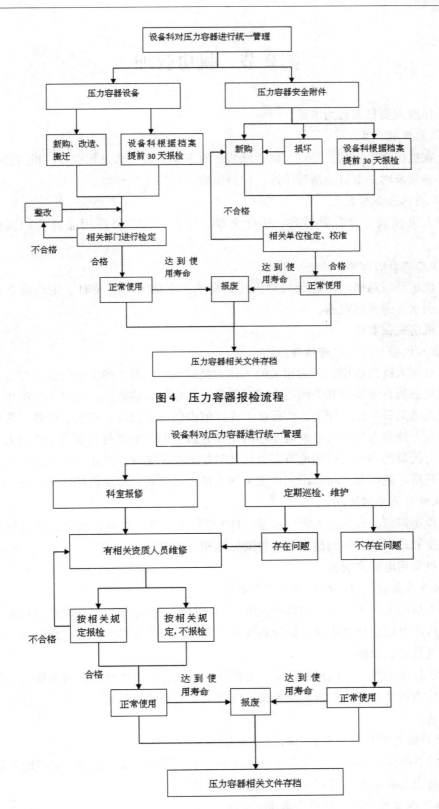

图 4 压力容器报检流程

图 5 压力容器维护巡查流程

第2节　机房管理

一、机房人员日常行为准则

1. 注意环境卫生

禁止在机房内吃食物、抽烟、随地吐痰。对于意外或工作过程中弄污机房地板和其他物品的，必须及时采取措施清理干净，保持机房的清洁无尘环境。

2. 必须注意个人卫生

工作人员仪表、穿着要整齐、谈吐文雅、举止大方，机房用品要各归其位，不能乱放。

3. 注意机房的防晒、防水、防潮

维持机房环境通风，注意天气对机房的影响，下雨天时应及时、主动检查和关闭窗户、检查去水、通风等设施。

二、机房安保制度

1. 出入机房应注意锁好防盗门

对于有客人进出机房，机房相关的工作人员应负责该客人的安全防范工作。最后离开机房的人员必须自觉检查和关闭所有机房门窗、锁定防盗装置，应主动拒绝陌生人进出机房，工作人员离开工作区域前，应保证工作区域内的重要文件、资料、设备、数据处于安全保护状态。外来人员进入必须有专门的工作人员全面负责其行为安全，机房人员对机房安全制度上的漏洞和不完善的地方有责任及时提出改正建议，禁止带领与机房工作无关的人员进出机房，绝不允许与机房工作无关的人员直接或间接操纵机房任何设备。

2. 及时处置异常情况

出现机房盗窃、破门、火警、水漫、110报警等严重事件时，机房工作人员有义务以最快的速度和最短的时间到达现场，协助处理相关的事件。

三、机房用电安全制度

1. 机房人员应学习常规的用电安全操作知识

机房人员应深入了解机房内部的供电、用电设施的操作规程，并经常进行实习，以熟练掌握机房用电应急处理步骤、措施和要领。同时机房应安排有专业资质的人员定期检查供电、用电设备、设施。

不得乱拉接电线，应选用电安全、有保证的供电、用电器材，在真正接通设备电源之前必须先检查线路、接头是否安全连接，以及设备是否已经就绪、人员是否已经做好好安全保护准备。

2. 严禁随意对设备断电、更改设备供电线路

严禁随意串接、并接、搭接各种供电线路。如发现用电安全隐患，应及时采取措施解决，不能解决的必须及时向相关负责人员提出解决。

3. 机房人员对个人用电安全负责

外来人员需要用电的，必须得到机房管理人员的允许，并使用安全和对机房设备影响

最小的供电方式。机房工作人员需要离开当前用电工作环境，应检查并保证工作环境的用电安全。最后离开机房的工作人员，应检查所有用设备，并关闭长时间带电运作可能会产生严重后果的用电设备。禁止在无人看管下在机房中使用高温、炽热、产生火花的用电设备。在使用功率超过待定功率的用电设备前，必须得到上级主管批准，并在保证线路保险的基础上使用。

4．规范操作

在危险性高的位置应张贴相应的安全操作方法、警示以及指引，实际操作时应严格执行。

在外部供电系统停电时，机房工作人员应全力配合完成停电应急工作，应注意节约用电。

四、机房消防安全制度

1．工作人员须自觉遵守医院治安防火制度

加强防范意识，提高警惕，不得以任何理由违纪，否则严肃处理。严格遵守机房操作规程，坚守工作岗位，不离岗，不脱岗。

2．严禁吸烟

严禁生明火，严禁撞击容器。

3．定期检查电源电制

机房内照明供电器材为专用设备，应定期检查电源电制。合理放置灭火器材，应检查消防器材是否放置在规定位置。

4．严禁存放易燃易爆物品

注意周围环境的防火情况，保持室内良好通风。发现火灾隐患及时排除、报告。

5．机房内不得动用明火作业

如确需明火作业时应报请有关部门同意，并有相关的防护措施才能作业施工。

第3节　医用气体供应管理

一、医用压缩空气站操作规程

①操作前应详细了解空压机组使用说明书及电控柜使用说明书。②在启动机组前，检查各个阀门的状态，检查空压机组的油位情况。③严格按照维护保养手册进行保养，定期对过滤器、冷却器、疏水器、油呼吸器做除尘保养，定期更换机油及机油滤芯、空气过滤器、油气分离器。④定期检查空压机油位是否正常，从油标指针看油位的高度应接近红色位置，不足要补充，高则放出。⑤操作压力容器（储气罐）人员必须熟知所操作容器的性能和有关安全知识、持证上岗，非本岗人员严禁操作。⑥压力容器（储气罐）及安全附件应检验合格，并在有效期内。⑦压力容器（储气罐）在运作过程中严禁有金属器械碰撞及敲打罐体。随时检查阀门或其他地方有无漏气，如有应及时采取措施。⑧机房应保持通风、干燥、清洁干净；严禁在机房四周堆放杂物；储气罐附近不能有易燃易爆物品，机身应保持干净整洁。

二、医用压缩空气机应急预案

为了保证医院空压机设备供气工作的正常进行，预防空气供应突发停气的故障，确保临床用气安全，特制订本应急预案。

中心空压机设备发生故障时，维保单位应迅速到达现场，开启备用设备，并查找故障原因。如备用空压机设备亦同时发生故障且无法排除，现场人员应迅速通知受影响部门进行手动式输送空气。主管部门通知空压机设备厂家紧急维修。如空压机设备在短期内无法维修好，主管部门应通知医务科，上报主管院领导，通知相关科室（新生儿病区、急诊科、重症医学科、手术室等部门）做好应急准备。如故障排除后，负责人员要详细记录故障发生的原因、处理方法并存档。

三、中心空压系统故障处理流程

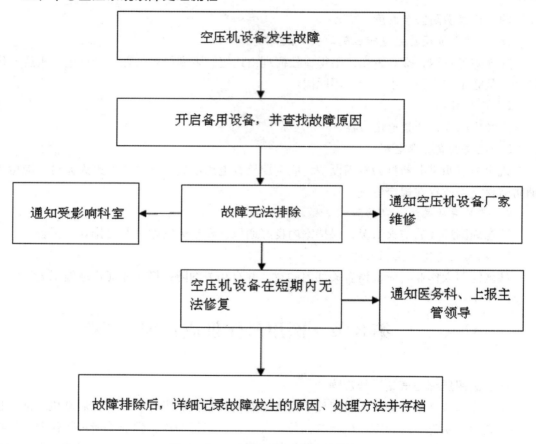

图6 中心空压系统故障处理流程图

四、医用中心吸引站操作规程

①操作前应详细了解真空机组使用说明及电控柜使用说明。②在启动机组前，检查各个阀门的状态，并查看真空泵的油位情况。③调节电磁阀下面的截止阀，使其处于全开的位置，并调节真空罐和集汇罐底部的排放阀使其处于全阀位置，否则将影响真空度，同时各病区的阀门处于全开状态。④将起停电接点压力表，分别调到 −0.03MPa 和 −0.07MPa，控制机组的启动与停止。⑤将电控柜上的状态开关旋到手动状态位置，分别启动I、II机组，检查电机转向是否正确。如不正确，请将电源进线的其中两相交换安装位

置即可。⑥待压力达到 - 0.06MPa 时，将电控柜上的状态开关旋到自动状态。⑦日常运行时定期观察真空泵油位高度是否在正常位置、真空泵是否有漏油、电机运行声音是否正常。⑧定期观察排放负压罐及集汇罐内杂物，及时更换故障部件，保证系统正常运转。

五、医用中心吸引设备应急预案

中心负压吸引设备发生故障时，维保单位应迅速到达现场，开启备用设备，并查找故障原因。如备用负压吸引设备亦同时发生故障，且无法排除时，现场人员应迅速通知受影响部门，并立即启用电动吸引器。主管部门通知医院负压吸引设备厂家紧急维修。如负压吸引设备在短期内无法维修好，主管部门应通知医务科，上报主管院领导，并协调调配移动负压吸引设备到关键部门，如急诊科、重症医学科、手术室等部门。如故障排除后，负责人员要详细记录故障发生的原因、处理方法，并存档。

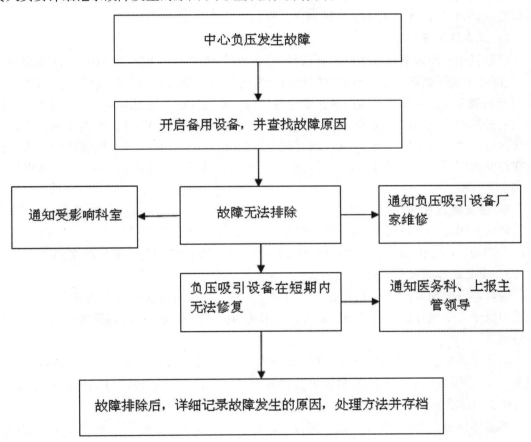

图7 应急处理流程图

六、氧气站房防火安全制度

工作人员自觉遵守医院治安防火制度，加强防范意识，提高警惕，不得以任何理由违纪，否则严肃处理。

严格遵守氧气房操作规程。坚守工作岗位。不离岗、不脱岗。

严禁吸烟、严禁生明火、严禁撞击容器、严禁非操作人员出入氧气房。

氧气房内照明供电器材为专用设备，应定期检查电源、电制，合理放置灭火器材，每班应检查消防器材是否放置在规定位置。

严禁存放易燃易爆物品，注意周围环境的防火情况，保持室内良好通风，发现火灾隐患应及时排除报告。

氧气房周围 30m 内不得动用照明作业。如确需明火作业时应报请有关部门同意，并有相当的防护措施才能作业施工。

七、医用中心供氧操作流程

防火（大于 10m）、防油、防热（小于 45℃）、防震、操作阀门时应缓慢进行。氧气瓶更换前应检查气瓶嘴是否清洁，凡被油脂污染的禁止使用。氧站内严禁吸烟和进行任何明火作业，禁止存放易燃、易爆物品，不准用电热器、燃气炉等进行取暖。液氧储罐调试时，将汽化器后的气体减压阀调好。减压阀后的压力为 0.45～0.53MPa。正常送气后，减压阀前后的阀门都处于常开状态。当液位器指示在 3KPa 左右，切换至另一组送气；当另一组液位器指示在 6KPa 左右，立即向西药库做充液氧计划。

1. 正常输送气体

单独其中一组液氧储罐送气，确认另一组的回气阀 V－6、增开阀 V－5、液体出口阀 V－7 都处于关闭状态。依次打开送气组的回气阀 V－6、增开阀 V－5、液体出口阀 V－7，慢慢开到最大。注意在打开阀门时，要慢慢开启，不能过快。两组液氧储罐同时送气，先依次打开其中一组的回气阀 V－6、增开阀 V－5、液体出口阀 V－7，慢慢开到最大。再依次打开其中一组的回气阀 V－6、增开阀 V－5、液体出口阀 V－7，慢慢开到最大。注意在打开阀门时，要慢慢开启，不能过快。（回气阀 V－6→增开阀 V－5→液体出口阀 V－7）

2. 停止输送气体

依次关闭液体出口阀 V－7、增开阀 V－5，过 15～20 分后再关闭回气阀 V－6。其他阀门不用动。（液体出口阀 V－7→增开阀 V－5→15～20 分钟后关闭回气阀 V－6）

3. 常见故障的处理方法

内容器安全阀 RV－1 开启：打开放空阀 V－12，将压力降低至安全阀开启压力以下。若压力低于安全阀开启压力且仍然漏气，就用硬物轻轻敲打阀体；若还漏气，报告柳钢气体公司。

内增压器安全阀 RV－2 开启：关闭增开阀 V－5 和回气阀 V－6，打开管道残液排放阀 V－3。若压力低于安全阀开启压力且仍然漏气，就用硬物轻轻敲打阀体；若还漏气，报告柳钢气体公司。

当罐体压力大于 0.75MPa 时，应打开放空阀 V－12 将压力卸至 0.6MPa，防止超压。

每日巡检记录表

时间	一号液氧储罐			二号液氧储罐			1#氧气表压力 MPa	2#氧气表压力 MPa	3#氧气表压力 MPa	所有阀门情况	备注
	压力表 MPa	液位计 KPa	罐体温度（常温）	压力表 MPa	液位计 MPa	罐体温度（常温）					

（正常输送气体：回气阀Ⅴ–6；增开阀Ⅴ–5；液体出口阀Ⅴ–7）

（停止输送气体：液体出口阀Ⅴ–7；增开阀Ⅴ–5；15分钟后关闭回气阀Ⅴ–6）

八、医用中心供氧管理

工作人员应熟悉氧气的安全知识。中心供氧操作人员必须经过培训合格后方可上岗。严格按操作规程执行供氧设备及仪表开关，确保氧气正常安全输送。氧气系统中的设备和附件等均应禁油，要有专人负责保管和维修，严格执行禁油操作。工作人员着装和手均要保证洁净无油污，且严禁戴手套操作。操作工具要定期进行脱脂、除油处理。

操作阀门时，应缓慢进行，严禁快速打开阀门。操作时，如发现阀门处漏气，应排除故障后，再进行使用。

氧气管网中使用的各种阀门、密封材料、仪表和器械等，必须经专业部门认定方可用于氧气系统仪表应注有"禁油"或"氧气"标记。

氧气瓶更换前应检查气瓶嘴是否清洁，凡被油脂污染的禁止使用。氧气瓶组供氧使用的氧气应符合GB8932，禁止使用水电解法制取的氧气。氧站内严禁吸烟和进行任何明火作业，禁止存放易燃、易爆物品，不准用电热器、燃气炉等进行取暖。氧站建筑应有良好的避雷措施，氧站内应有防爆风扇、防爆灯等防爆措施。

在中心供氧操作过程中，需严谨、精细不得敲击或发生铁器碰撞，以免发生危险。氧站须配备消防栓和二氧化碳灭火器；同时配备砂箱等消防器材。

排放氧气时，严禁将氧气排放在氧站内，禁止将氧气用作吹扫气体。排除漏气等故障以及更换元件和气瓶时，必须在管内无压力的情况下进行，严禁带压操作。

氧气表和安全阀在使用和校验中应注意禁油，其中氧气表的检验周期为半年；安全阀的检验周期为一年。

供氧室内必须保持清洁、整齐，做好防火、防热、防油、防震、防爆、防盗、防破坏等安全防范措施。无关人员禁止进入氧气操作间，更不允许触动氧气系统上的任何部件。

第4节　磁共振失超应急处置

针对磁共振失超这一紧急情况，制定全面、详细的应急预案至关重要。以下措施旨在确保在磁共振设备发生失超事件时，能够迅速、有效地采取行动，保障人员安全，减少设备损害，并尽快恢复正常运行。

一、立即响应

在磁共振设备发生失超的第一时间，必须立即启动应急预案，采取以下紧急措施。

1. 疏散人员

迅速行动：一旦发现磁共振设备出现失超迹象，立即启动紧急疏散程序。所有在场人员，包括患者、医护人员及其他相关人员，必须迅速撤离至安全区域。

确保安全：在疏散过程中，要确保每一位在场人员的安全。对于行动不便的患者，应有专人协助撤离。同时，要确保疏散通道畅通无阻，避免造成踩踏等次生灾害。

封锁现场：在确认所有人员已安全撤离后，立即封锁 MRI 室，防止无关人员再次进入危险区域。同时，设置警示标志，提醒人员远离。

2. 关闭电源

切断主电源：迅速切断磁共振设备的主电源，以防止电气故障的发生。这一步骤通常由专业人员操作，确保操作过程中的安全。

防止触电：在切断电源的过程中，要确保操作人员和维修人员的安全，防止触电风险。同时，关闭相关辅助设备的电源，以减少进一步损坏的可能性。

记录操作：记录切断电源的时间、操作人员姓名等信息，为后续处理提供依据。

3. 开启通风系统

启动通风：立即启动 MRI 室的通风系统，确保室内空气流通。

监测空气：持续监测室内空气质量，特别是氧气水平。确保环境安全后，再允许人员进入 MRI 室。这一步骤通常由专业人员使用专业的氧气监测器进行。

记录数据：记录通风系统启动时间、空气质量监测结果等信息，为后续分析提供依据。

4. 联系技术支持

通知专业人员：立即通知资产与医学装备科及设备厂家的专业临床工程师，请求他们提供技术支持。同时，记录沟通时间、沟通内容等信息。

获取指导：在等待专业人员到场的过程中，根据他们的指导进行操作，确保应急处理工作的顺利进行。

保持联系：与专业人员保持密切联系，及时报告现场情况，获取进一步指导。

5. 报告管理层

报告事件：向医院或机构的管理层报告失超事件，协调资源确保应急处理工作顺利进行。同时，制定应对措施，减少事件对日常工作的影响。

提供信息：向管理层提供失超事件的详细信息，包括事件发生的时间、地点、造成的损失等。

接受指导：根据管理层的指导，调整应急处理方案，确保工作的有序进行。

6. 告知患者

解释情况：向受影响的患者解释当前情况，包括失超的原因、可能的影响以及正在采取的应急措施。

安抚情绪：安抚患者的情绪，减轻他们的焦虑。同时，提供必要的心理支持，确保患者能够积极配合应急处理工作。

重新安排：根据患者的具体情况，重新安排检查时间。确保患者在应急处理工作完成后，及时得到服务。

二、安全处理氦气

在磁共振失超事件中，氦气的安全处理至关重要。以下措施旨在确保氦气的安全排放和室内环境的监测。

1. 排放氦气

遵循指导：按照设备厂家的指导，安全地排放多余的氦气。这一步骤通常由专业人员操作，确保排放过程中的安全。

引导室外：确保氦气通过专门的排放管道引导到室外，避免对室内环境造成污染。同时，监控排放过程，确保无泄漏发生。

记录数据：记录氦气排放的时间、排放量等信息，为后续分析提供依据。

2. 监测环境

检测氧气水平：使用氧气监测器持续监测室内氧气水平，确保环境安全后再允许人员进入。这一步骤应由专业人员定期进行，确保数据的准确性。

持续监测：在应急处理工作完成后，持续监测室内环境，直至恢复正常状态。同时，记录监测结果，为后续分析提供依据。

采取措施：如发现氧气水平异常，应立即采取措施进行处理，如增加通风量、开启空气净化器等。

三、设备检查和评估

在磁共振失超事件发生后，对设备的全面检查和评估至关重要。以下步骤旨在确保设备的损坏程度得到准确评估，为后续维修和恢复工作提供依据。

1. 初步检查

确保安全：在确保安全的前提下，对磁共振设备进行全面检查。这一步骤通常由专业人员操作，确保检查过程中的安全。

评估损害：评估失超造成的损害程度，包括超导磁体、冷却系统、电源系统等关键部件的损坏情况。同时，记录初步检查结果，为后续分析提供基础数据。

制定方案：根据初步检查结果，制定应急处理方案，确保后续工作的顺利进行。

2. 详细记录

记录信息：详细记录失超发生的时间、地点、当时的操作状态和可能的原因。同时，收集相关信息，如设备型号、厂家信息、维修人员姓名等，为后续分析提供依据。

整理文档：整理所有记录信息，形成完整的文档。确保信息的完整性和准确性，为后续工作提供参考。

保存记录：将整理好的文档保存至指定位置，确保在需要时能够快速查找和使用。

3. 专业评估

请求评估：请制造商的技术人员或第三方专家进行详细评估。这一步骤旨在确保评估结果的准确性和客观性。

确定损坏：确定设备的具体损坏情况，包括损坏部件的名称、数量、损坏程度等。同时，提出修复建议，确保设备尽快恢复正常运行。

制定计划：根据评估结果和修复建议，制定详细的维修和恢复计划。明确维修工作的内容、时间、人员分工等要素，确保工作的有序进行。

四、维修和恢复

在磁共振失超事件发生后，维修和恢复工作是关键。以下步骤旨在确保受损设备得到及时修复，恢复正常运行。

1. 维修受损部件

明确部件：根据评估结果，明确需要维修或更换的受损部件。这一步骤通常由专业人员操作，确保维修工作的准确性。

采购部件：及时采购所需的维修部件，确保维修工作的顺利进行。同时，与厂家保持密切联系，了解部件的供货情况和维修进度。

进行维修：按照维修计划，对受损部件进行维修或更换。确保所有维修工作符合技术规范和标准，确保设备的正常运行。

2. 重新充填液氦

检查磁体：在维修完成后，检查超导磁体的状态。确保磁体无损坏，能够正常进行超导状态。

充填液氦：如磁体需要充填液氦，应按照设备厂家的指导进行操作。确保磁体恢复到超导状态，同时监控液氦水平，确保长期稳定运行。

记录数据：记录液氦充填的时间、数量等信息，为后续分析提供依据。

3. 系统测试

全面测试：在维修完成后，进行全面的系统测试。确保所有功能恢复正常，同时验证设备性能，确保达到预期标准。

记录结果：记录测试过程中的各项数据，如磁场强度、温度、电流等。为后续分析提供依据。

调整参数：如发现测试结果异常，应及时调整设备参数，确保设备的正常运行。同时，记录调整过程和结果，为后续工作提供参考。

五、预防措施

为了预防磁共振失超事件的发生，制定以下预防措施。

1. 定期维护

制定计划：制定并执行定期维护计划。明确维护的时间、内容、人员分工等要素，确保维护工作的有序进行。

检查部件：定期对磁共振设备的冷却系统、电气系统和机械部件进行检查。确保设备处于良好状态，及时发现潜在问题并采取措施进行处理。

记录数据：记录维护过程中的各项数据，如检查时间、检查人员、检查结果等，为后续分析提供依据。

2. 监控系统

安装系统：安装和维护先进的监控系统。实时监测磁体的温度、磁场强度和电流等参数，及时发现潜在的失超风险。

设置报警：根据设备的特点和运行要求，设置合理的报警阈值。当监测参数超过阈值时，系统能够自动报警并采取相应的措施进行处理。

分析数据：定期对监控数据进行分析和处理。发现数据异常时，应及时采取措施进行处理，避免失超事件的发生。

3. 培训人员

制定计划：对操作人员和技术人员进行培训。制定详细的培训计划，明确培训的内容、时间、方式等要素。

提高技能：通过培训提高操作人员的操作技能水平和应急处理能力，确保他们能够熟练掌握设备的使用方法和应急预案的处理步骤。

定期考核：定期对培训人员进行考核。确保他们掌握了培训内容并能够在实际工作中正确应用。同时，根据考核结果调整培训计划，增强培训效果。

4. 应急预案

制定预案：制定详细的应急预案，包括失超发生时的紧急处理步骤和责任人分工等内容。确保在类似事件发生时能够迅速应对并减少损失。

定期演练：定期组织应急预案演练。通过演练检验预案的可行性和有效性，提高人员的应急处理能力和协作水平。

完善预案：根据演练结果和实际情况对预案进行完善和改进。

六、记录和总结

1. 事件记录

详细记录失超事件的处理过程和结果，包括采取的措施、维修情况和恢复时间；保存记录，为未来参考提供依据。

2. 总结经验

对失超事件进行总结；分析原因，提出改进措施；避免类似事件再次发生，提升整体管理水平。

通过以上详细的应对措施，可以有效应对磁共振失超事件，确保设备的安全和正常运行，同时保障人员的安全。

第四章 临床工程师的技术水平提升

在医疗技术日新月异的今天，临床工程师作为医疗团队中不可或缺的一员，其技术水平的高低直接关系到医疗设备的精准运行与患者治疗的安全有效。因此，"临床工程师技术水平提升"这一议题，不仅是个人职业发展的迫切需求，更是推动医疗质量整体跃升的关键所在。

本章将深入探讨临床工程师技术水平的现状与挑战，分析技术进步对临床工程工作的深刻影响。我们旨在通过分享前沿的技术知识、实践案例与成功经验，助力临床工程师的技能升级与知识更新。

让我们携手并进，在探索与实践中不断突破自我，共同推动临床工程技术水平的全面提升，为医疗事业的发展贡献智慧与力量。愿每一位临床工程师都能在技术进步的浪潮中乘风破浪，成就卓越。

第1节 临床工程师的职业现状

一、临床工程师学习技术的动力变小

医院设备科工程师学习技术的动力变小，可能由多种因素综合导致。以下是对这一现象可能原因的深入分析。

1. 职业发展受限

医院设备科工程师在职业晋升方面可能面临一定的瓶颈。随着工作经验的积累，他们可能发现晋升机会有限，尤其是在一些规模较小或组织结构相对稳定的医院中。这种职业发展受限的情况可能导致他们学习新技术的热情减退，因为看不到明显的职业前景和回报。

2. 工作压力与疲劳

医院设备科工程师在工作中承担着重要的责任，需要确保医疗设备的正常运行和及时维修。

这种高压力的工作环境可能导致他们身心疲惫，难以再投入额外的时间和精力学习新技术。

3. 缺乏挑战与新鲜感

如果医院设备科工程师长期从事重复、单一的工作任务，缺乏新鲜感和挑战性，那么他们可能会感到厌倦和乏味。这种缺乏挑战的工作环境不利于激发他们的学习动力。

4. 缺乏内生动力

医院设备科工程师在学习技术过程中可能逐渐失去动力，这可能与缺乏内生动力有关。内生动力包括"我想做"、"我要做"和"我能做"三个方面。当工程师对所学技术缺乏兴趣和热情，或者认为所学内容对职业发展没有帮助时，他们的内生动力就会减弱。

5. 缺乏学习资源和机会

医院可能无法为设备科工程师提供充足的学习资源和机会，如培训课程、专业书籍、在线学习平台等。这可能导致工程师在自学过程中遇到困难，无法获得有效的帮助和支持，从而影响他们的学习动力。

6. 缺乏认可与奖励

医院在认可和奖励工程师的学习成果和贡献方面可能存在不足。如果工程师在学习新技术后没有得到足够的肯定和奖励，他们的学习动力可能会受到打击。一个完善的认可与奖励机制能够激励工程师持续学习，提升技术水平。

7. 个人因素

医院设备科工程师的个人兴趣和动机也可能随着时间发生变化。他们可能由于家庭、健康或其他个人原因而减少对工作的投入和新技术的学习热情，转而对股票基金、电脑游戏、旅游、美食、球类运动等产生更大的兴趣。

8. 技术与市场变化

医疗技术和市场环境在不断变化，新技术层出不穷。对于医院设备科工程师而言，要跟上这些变化并学习新技术可能是一项艰巨的任务。当他们感到力不从心或无法跟上技术发展的步伐时，学习动力可能会受到影响。医院设备科工程师学习技术的动力变小是一个复杂的问题，涉及职业发展、工作压力、挑战与新鲜感、内生动力、学习资源、认可与奖励、个人因素以及技术与市场变化等多个方面。为了激发工程师的学习动力，医院可以从改善职业发展路径、减轻工作压力、增加工作挑战性、提供学习资源、完善认可与奖励机制等方面入手，同时关注工程师的个人需求和兴趣变化，为他们创造一个更加积极、有利的学习环境。

二、临床工程师网络分享技术案例意愿下降

医院工程师不愿意上网发帖的现象，可能由多种因素综合作用而成。

1. 工作性质与保密要求

（1）保密性要求高

医院工程师在工作中经常接触到医疗设备的核心技术、医院网络架构、患者敏感信息等敏感数据。这些信息的泄露可能对医院运营、患者隐私保护以及工程师个人职业生涯造成严重影响。因此，他们通常对在网络上发布信息持谨慎态度，以避免无意中泄露敏感信息。

（2）法律与职业道德约束

作为专业人士，医院工程师需要遵守相关法律法规和职业道德规范，保护患者隐私和医院机密。这种法律意识和职业道德要求使得他们在网络发帖时更加慎重，避免可能引发的法律风险和道德争议。

2. 网络环境的复杂性

（1）舆论风险

网络空间信息传播迅速，一条简单的帖子可能迅速引发广泛关注和讨论。对于医院工程师而言，他们的言论很容易被放大解读，甚至引发不必要的误解和争议。为了避免成为舆论焦点，他们可能选择减少或避免在网络上发表个人观点。

（2）虚假信息与谣言

网络上充斥着大量未经证实的信息和谣言。医院工程师作为专业人士，深知这些信息的危害性。他们可能担心自己的发帖被误解或利用，从而加剧网络谣言的传播，损害医院和行业的形象。

3. 个人因素与职业压力

（1）时间精力有限

医院工程师的工作通常较为繁忙，需要投入大量时间和精力在技术研发、设备维护、故障排除等方面。在有限的休息时间里，他们可能更倾向于选择放松身心，而不是花费时间在网络上发帖交流。

（2）个人性格与偏好

不同人的性格和偏好不同，有些医院工程师可能更倾向于内向、低调，不太愿意在公开场合表达自己的观点和看法。这种个人性格特征也影响了他们在网络上的活跃程度。

4. 行业规范与内部管理

（1）行业规范

医疗行业有着严格的行业规范和标准，医院工程师作为行业内的专业人士，需要遵守这些规范。一些医院或机构可能出于维护行业形象和声誉的考虑，对员工的网络行为提出一定的要求或限制。

（2）内部管理制度

部分医院可能制定了内部管理制度，对员工的网络行为进行规范和管理。这些制度可能包括对网络发帖内容的审核、对不当言论的处罚等，从而在一定程度上影响了医院工程师在网络上的发帖意愿。综上所述，医院工程师不愿意上网发帖的原因是多方面的，包括工作性质与保密要求、网络环境的复杂性、个人因素与职业压力，以及行业规范与内部管理等因素的综合作用。

这些因素共同构成了医院工程师在网络空间中的行为选择框架，使得他们在面对网络发帖时更加谨慎和低调。值得注意的是，虽然医院工程师在网络上的活跃度相对较低，但他们仍然是医疗行业中不可或缺的重要力量。他们通过专业知识和技能为医院的运营和发展提供了有力支持，为保障患者健康和安全做出了重要贡献。因此，我们应该尊重他们的职业选择和隐私权利，同时加强行业规范和内部管理，为医院工程师创造一个更加健康、积极的网络环境。

第2节 临床工程师的职业素质要求

一、正确认识临床医学工程工作

1. 关于维修技术人员在医院中的自我定位

现代医学的发展与物理学、生物化学、医学工程学及信息学等自然科学的发展关系越来越密切，并相互依存。根据欧美、日本等发达国家的经验和发展模式，生物医学工程技术人员不仅要懂得医疗装备，而且要掌握相关的医学专业知识。医疗设备的维修又是临床医学工程师重中之重的日常工作。

近年来，新的临床医学工程师不断充实到各级医院以及众多医疗设备公司从事一线医疗设备维修工作。与此同时，医院中的医疗设备种类及数量在不断增加，对医院及企业维修工程师的维修技能要求随之增强。

通常的说法是，医院的主体是医生，医疗设备维修技术人员是二线人员，二线就要树立为一线服务的思想。在这样的先决条件下，客观上容易使医疗设备技术人员得不到重视，容易产生不满思想。加上隔行如隔山的因素，有时你修好了，别人会说你修慢了；你修不好，别人又会说你水平差。有的医院甚至直接把设备科当成一般后勤科室。

作为医院的边缘群体，我们需要通过耐心细致的工作，扎实的技术功底，逐渐树立自己良好的形象。爱院就需爱岗，爱岗更要敬业。如果你持续的努力还不能得到理解，那就只能以"修合无人见，存心有天知"这句话来自勉了。

2. 维修技术同其他科学技术一样都很严谨

医疗设备故障分为电气故障、机械故障及管路故障、软件故障等，电气故障又分为强电故障和弱电故障。医学电子仪器维修与家电维修有共同处，也有不同处。目前有迹象表明家电维修从业人员也开始从事医疗设备维修。医学电子仪器的检修，既不能单凭经验，也不能只有理论，更不能瞎摸乱碰，图侥幸成功；否则，不但不能检修彻底，还可能扩大故障。

所以，某些医院的管理者认为设备检修只要是能够解决问题就行，盲目降低费用的做法不可取，还是需要考察一下资质和从业经验；医工也要深入检修，知其检修后什么是正常状态，还知其为何出现故障。

这样，要搞好医疗设备的检修工作，一是要具备一定的机械、电路的基础理论，懂得各种工具如何使用，了解产生故障的原因，然后遵循客观科学规律办事，一步步找到故障点。对于捉摸不透的故障现象，一定要像医生会诊一样，虚心请教老师。这样这个行业才能逐步得到认可，拥有立足之地。

既然是科学的东西，就不能存有侥幸心理。作为维修人员别总想着修大型的复杂的医疗设备。那虽然是很露脸的事情，但很少发生。就是发生了，你也未必处理得了，弄不好就会闹个弄巧成拙。尤其是对从事这行的时间很短且缺乏一定维修经验的人而言这一点尤其重要。先从常规医疗设备着手，比如电动类医疗器械、常规检验仪器等。把这些小事做好，逐步积累经验。千万别做那种眼高手低，大事做不了，小事又不愿意做的人，最终将会一事无成。紧跟学科前沿，功夫在于持久积累。

当然，如果是同时有进口的和国产的机器坏了，我还是建议你去修进口的。进口设备无一例外地比国产设备好修，原因就在于进口设备的设计一般都很精良，大多是模块化设计，机箱也容易打开，里面条块清楚：电源、放大、信号处理、输出等单元一目了然，很快就能查到问题。

3. 技术层面的问题要注意积累

经验对维修人员来讲是最大的财富。

（1）维修人员在维修设备时应先拿出方案再动手。根据故障现象，理论判断出故障位置。通常，你可以合理利用机器的功能键协助你判断故障位置。比如：对一台 6511 心电图机而言，如果打定标显示正常，那故障就在导联线或者输入电路；如果你选择 STOP 键，那故障一般就在主放大器电路（原因：在 STOP 工作方式时，前置放大电路中主封闭电路起作用，从而将前置放大器的输出端对地短路，因而排除了前置放大电路的影响）；如果你选择 CHECK 键，发生记录笔单偏或不受调等故障，则故障一般在前置放大电路的 INST 控制电路及其以后的放大电路部分。

（2）先安检后加电。维修人员在维修之前首先应做外观检查和安全性检查（例如用万用表低阻档做测量），在至少排除明显的外部短路点后，再开始加电测试。

（3）先简单后复杂。列出全部故障部位疑点后，先做简单的容易实现的检测。例如，先检测位于表面的各点电位，后做内部的检测；先怀疑散装元件，再怀疑集成配件。电路中最常坏的元件就是阻容元件，电阻坏的现象是开路，电容坏的现象是短路。实在猜不出哪里坏了就先量保险是否有问题，然后看见什么个头大就量什么——之所以做得很大就是因为发热高嘛，发热高肯定容易坏，绝对没错。

（4）先弱载后强载。对于出现故障的设备，在测试电性能或故障定位时，电源功率、输入信号、输出功率等要根据具体情况由弱渐强。在由弱渐强的过程中，注意观察、记录异常现象。防止满功率的突然开机、造成过冲，加深故障状态，增加故障分析的困难。

（5）先静态后动态。先做静态、稳态下的检测，后进行动态检测。

（6）先外部后内部。先验证外部疑点，后验证内部疑点。避免随意启封、拆卸。

（7）先宏观后微观。先做功能检测，后做精度测量。先做单元检测，后做一根线、一个点、一个元器件的检测。

（8）先外设后主机。先确定故障是否出现在外部设备，后检测主机是否有故障。

（9）先电源后其他。设备中最容易坏的是电源部分。先检测供电、再检测整机的电源保险管，然后检测主电源电路。

（10）先做经常故障部位检测，后做很少出现故障的部位的检测。

（11）先公用后专用。先做电源、地线、公用端、控制单元等公用部分的检测。

（12）先主要后次要。这主要根据具体故障影响功能的程度决定。

（13）先断电后换件。在实施插件板、组件拔出或插入前，必须先使整机断电。

（14）先无损后破坏。元器件、线缆解焊替换之前先做无损性检测，后做破坏性检测（如：去掉固封元器件、改变连接方式、解剖元器件等）。

二、临床医学工程师职业素质要求

1. 医疗设备维修工作对临床医学工程师提出的素质要求

（1）临床医学工程师应熟悉所修仪器正常工作原理，并能够根据图纸资料了解电路结构、元件结构性能参数，掌握所用仪器具体使用方法。

（2）在对医疗设备进行维修的过程中，一定要进行故障分析，做到先动脑后动手，养成有图纸看图纸、没有图纸画出方框图以及对不清楚的疑难问题上网搜寻相关维修文章的良好习惯，力戒没有一点思路就把机器拆得七零八落的不良行为。新从业的医疗设备维修人员应克服在维修工作结束后仍存在剩余紧固件且不知应该安装在何处的不良习惯。

（3）注意维修工程师的自身安全。首先要防市电，注意维修工作环境中电缆、电线是否有破损或鼠咬，在医学工程科内工作台上维修时尽量两脚离地，培养单手操作的维修工作习惯。注意防高压，临床常用的除颤监护仪、短波超短波理疗设备、CRT 显像管、液晶背光驱动板、X 光机、CT、DR 及直线加速器等设备的许多部件均有高压电，维修此类设备前要先断开供电电源，待仪器内部放电后再接地，再连接高压端以保证安全。

（4）医疗设备设计精密、价格昂贵，需要维修人员胆小而心细。该类设备关系患者安全与检查结果准确与否，切莫马虎。

2. 临床医学工程师在医疗设备的维修中需要注意的问题

（1）医疗设备操作人员对医疗设备应正确操作和使用。临床医疗设备维修工作中很大比例属于因操作人员对医疗设备使用不当而非故障报修，需要临床医学工程师掌握全面的医疗仪器设备操作技能，对常见错误面板操作引起的非故障类异常情况做到"胸中有数"。

（2）在维修或更换高频或中频元件时，应保持各元件引线的原始位置。非紧急情况下尽量更换同型号元器件，如采购不到相同参数的元器件时要尽量采取参数"以大代小"的原则选择元器件。特别要注意集成电路和功率元器件的级别，如温度范围参数，$0 \sim 70℃$ 是商业级；$-40 \sim 85℃$ 是工业级；$-40 \sim 125℃$ 是车载级；军标器件的工作温度范围通常为 $-60 \sim 125℃$，甚至为 $150℃$。尽量参考实际使用环境而选择参数较高的符合实际工作环境需要的元件，切忌只看标识相同就直接替换。

（3）大功率元器件的散热片与机壳接触紧密，在维修时要注意保留绝缘片硅脂等。拧紧固定螺丝时注意用力均匀，尽量使用力矩扳手，以保证螺丝紧固力量适中，避免因热胀冷缩致使元器件物理结构损坏。

（4）具有电感负载的开关电路（如继电器），通常采用阻尼吸收能量，其中的二极管阻尼电路不能开路，否则会损坏为继电器线圈供电的开关元器件。

（5）在确定故障元件之前不应随意调整仪器内可调元件，确实需要调整时需要认真用记号笔或刀刻标记，有条件可以用数码相机拍照或者短片录像记录位置。

（6）要分清快速保险和延时保险，切不可混用和盲目加大保险管安培数值，否则不但会混淆设备故障的根本原因，甚至会因多次烧毁保险而扩大原有的故障范围。

实践证明，严谨的工作作风是临床医学工程师的必备条件，只有注意医疗设备处理过程中的注意事项才能保证维修工作安全有效，使医疗设备在医疗救治中发挥其应有的价值。

三、临床工程师必备素质

医院自有临床医学工程师是医院医疗设备器械管理和维护的不可缺失的力量，他们长期工作在医院，具有责任感强、掌握故障历史和反应速度快的特点，可以承担部分向后一体化维修服务工作，但在专业技术方面和备件资源方面存在劣势。所以，作为一名医学工程人员，知识一定要全面，要掌握电子、电工、机械、光学、计算机以及临床等一些基本知识。医学工程师在工作的实践过程中还要灵活运用故障诊断技术；做好日常维护和定期保养，对降低设备故障率和最大限度延长设备的使用寿命至关重要。

1. 知识储备

每位工程师平时要善于收集各类型的医疗设备操作说明书和原理图纸。由于医疗电子设备是由新技术、新电子工艺组合而成，因此工作原理较为复杂，对临床医疗电子设备的安全性、可靠性以及设备工程师掌握和运用故障诊断技术的要求更高。医疗器械工程师的知识面是个人名片，其直接影响工作效率。那么，作为一线的售后服务或客服工程师，该掌握哪些必要的知识呢？

（1）产品知识

这是售后技术工作的基础。一个工程师必须精通自己产品的性能参数、工作原理、使用操作。如果你不了解产品知识，那怎么做技术服务呢？你怎么为客户服务呢？你怎样让客户信任你呢？千万别跟我说你能说会道。如果你满嘴说出的都是错误的知识，只能让人越听越糊涂。你面对的都是专业用户，设备要解决的也都是专业的问题，如果你都不够专业，怎么和专业用户交流呢？如果你很专业，人家自然信任你。

（2）产品行业相关应用

我们每次安装维修，都要对医生进行操作使用的培训，如果我们不了解产品应用知识，怎么示范操作和培训呢？工作中，我们会发现有些用户不会使用设备是由于对放射知识了解不够，而这与我们的设备无关。这时我们就要为用户讲解一些放射知识。如果我们不了解放射知识，又说不出个所以然来，客户会总说你的设备有问题，而你只会说客户不会用。有些工程师在提供技术服务时，你会发现他和用户相处融洽，营造了很好的客户关系。这些工程师是怎么做的呢？他们是有问必答，而且回答必定详细。

（3）医疗器械维护保养与管理

产品安装前，我们要查看用户的机房、电源和使用环境。了解这些知识后，我们可以指导用户做好装机准备，从而使装机过程变得很顺利，用户也会认为我们比较专业。如果不了解这些知识，等我们装机时才发现装机条件不足，会导致装机周期加长，困难加大。这时再和用户交流，用户会问我们为什么提前不沟通，使我们明显处于被动状态。通过了解产品的维护知识，我们可以提前告诉用户，哪些配件是耗材，那些配件有多长的使用周期，以使用户可以提前购买配件或维修的准备。这样，当这些配件损坏时，用户就不会抱怨设备质量或服务不佳。

（4）医疗器械的标准和法规

医疗器械销售前要去医疗监督管理部门注册，销售后要接受质量监督部门的检测，这些部门都是以医疗器械的国家或行业标准为依据的。如果你不了解这些知识，那该如何与这些部门沟通呢？

①了解了这些知识，即使谁想刁难你，或者有疑问时，便可以轻松应对；②细节决定成败，日积月累方能日清日高，在同行中脱颖而出，应对不同服务对象、繁杂事务、疑难案例才能游刃有余；③天佑勤奋进取的工程师，再高的智商和学历，没有脚踏实地的工作作风，也转变不成耀眼的工作业绩；④知之者不如好之者，好之者不如乐之者，知识改变命运，实用技能在手，走遍天下无忧。

2. 注意安全

在维修设备时，要胆大心细，还得注意安全，安全永远第一。一是保证自身的安全；因为有的设备有强电和弱电；二是保证医疗设备的安全，医疗设备是给病人服务的，所以必须在保证安全的条件下使用，不然就起反作用了，后果很严重。所以，在处理故障设备时，必须及时、高效、安全地完成任务，这才算作一次合格的维修。

3. 注意反思

每次修完以后，建议临床工程师都要思考以下的内容：这次维修为什么会走弯路？这次维修中，有哪些好的经验，又有哪些坏的做法要改进？自己有哪些方面的知识不足，哪些方面的能力不足？知识不足的要不断补充，能力不足的要不断锻炼。如高水平临床工程师发现自己对高频高压变压器故障判断有点不熟练，就查找了很多关于变压器的资料，自然完全精通了变压器的故障检测，碰到这类故障自然手到擒来。这次维修和以前的同类或相似故障，有哪些异同？比如高水平临床工程师经常碰到高压故障和图像故障，便对这两个问题做了一点点的研究，并写了相关的文章。如果把损坏的配件拆解开仔细检测，并思考不同的损坏点，机器会有什么样表现。某些软故障，时有时无，可能会反复维修几次。每次修完之后，临床工程师就要考虑，所判断的故障原因和故障表现是否完全相符，心里不踏实的，很可能还会返修。

4. 注意总结

维修技术文章是维修实践和思考的记录。每修一次设备，高水平临床工程师都要查阅一下图纸和资料，详细记录维修的过程和维修思路。有的问题研究透彻了，写起来就很顺利。没有研究清楚，会发现写下去很困难。每隔一段时间，高水平临床工程师就要把以前写过的同类或相似的故障，放在一起，比较研究一下，再写一个某类故障维修总结。总结之后可能还会发现一些规律。

四、临床工程师如何学习维修技术

经常有初学者问资深工程师如何学习维修技术，其实资深工程师的做法就是"修一修，想一想，写一写"。

1. 修一修

维修时，详细记录检测的数据、损坏时的数据、修好时的数据。充分利用智能手机的拍照功能，拍摄下损坏的故障现象。笔者的手机里就有很多这样的图片，这些都是难得的维修。

2. 想一想

想，就是思考。每次修完以后，笔者都要思考以下内容。

（1）反思弯路

这次维修中，走了一些弯路，为什么会走弯路？

（2）总结经验教训

这次维修中，有哪些好的经验，又有哪些坏的做法要改进。

（3）发现知识盲区

自己有哪些方面的知识不足，哪些方面的能力不足？知识不足的要不断补充，能力不足的要不断锻炼。如工程师发现自己对高频高压变压器故障判断有点不熟练，就查找了很多关于变压器的资料，自然完全精通了变压器的故障检测，碰到这类故障自然手到擒来。

（4）对比以往同类案例

这次维修和以前的同类或相似故障，有哪些异同？比如，笔者经常碰到高压故障和图像故障，便对这两个问题做了一点点的研究，并写了相关的文章。

（5）检测故障元件

把损坏的配件拆解开仔细检测，并思考不同的损坏点，机器会有什么样表现。

（6）重视软故障

有些软故障，时有时无，可能会反复维修几次。每修完之后，你就要考虑，所判断的故障原因和故障表现是否完全相符。

3．写一写

写维修技术文章，就是写案例维修总结，是对维修实践和思考的记录。每修一次，笔者都要查阅一下图纸和资料，详细记录维修的过程和维修思路。有的问题研究透彻了，写起来就很顺利；没有研究清楚，会发现写下去很困难。

每隔一段时间，笔者就要把以前写过的同类或相似的故障，放在一起，比较研究一下，再写一个某类故障维修总结。总结之后可能还会发现一些规律。

"修一修，想一想，写一写"，是临床工程师工作流程的全面写照，不能修好就算完成任务，而是要举一反三，尽量避免同样的故障再次发生。而采取就事论事、见好就收的敷衍工作态度，导致同样故障一出再出，就会被客户认为技术水平不行，从而失去用户的信任。这对于工程师自身的发展极为不利。

第3节　临床工程师的技术提升之路

一、优秀维修工程师的应具备的七项技能

1．能够掌握常用的医疗器械专业英语

现在的高精医疗设备大部分都是进口设备，主要操作界面、维修测试程序、故障信息提示等都是英文描述。其实，科技英语语法比较单一，主要难点在于词汇量。以实际工作经验看，能掌握2000个左右的常用医疗器械术语和单词就可以基本阅读。

2．具有一定的电子线路知识和计算机软硬件知识

医疗器械中广泛采用了大量典型的电路，因此，掌握这些电路分析知识、元器件检测方法对维修工作具有很大的意义。如现代CT的控制台都采用了专业的计算机技术，并运行WINDOWS、UNIX、LINUX等软件操作系统。软件丢失、系统崩溃、硬盘损坏都是比较常见的故障。

3. 对设备结构具有清晰的认识，对设备进行正常的拆装及调试校准

透彻了解单位设备的工作原理、技术参数、具体的零部件组成结构。多翻看几次设备资料，并勤跑设备现场。熟悉构成设备原材料的性能特点、可修复性，以及常用的各种修复、维护的技术与方法，结合实际进行知识学习。绝大多数机电设备装置，除去为数不多的维修新材料、新技术、新工艺和电气自动控制部分，85%以上的设备维护知识与 20 年前是一样的，主要是创新能力和热情的投入。

4. 建立系统化、功能化的维修思路

了解过程控制中的各个关键因素，遵循由简入难、由动入静的原则逐项排查。由简入难，便于整理维修思路，而由动入静是因为运动变化的部件更容易出现故障，形成一套自己的解决维护问题的思维和方法。通过对设备运行状态的监测与检测，准确判断出设备的潜在故障情况及根源，并采取相应的维护修正措施和制订故障处理预案。建立系统化、功能化的维修思路，能体现设备维修、维护的能力水准。现在我们来看一下在设备维修、维护时是否能考虑以下几点。

（1）从哪些蛛丝马迹上判断设备有无潜在故障？

（2）用什么方法判定是什么部位的劣化？

（3）又怎样推定是什么原因造成的劣化？

（4）在此基础上，要采取哪些有效措施延缓或修正这种劣化？

制订故障处理预案时，要考虑如下因素。

（1）是应急修理还是彻底修理？

（2）都有哪些应急修理和彻底修理方案可供选择？并如何优化选择？

（3）如何充分调动单位和社会上的维护力量以实现经济、可靠而快速修复？

（4）修理方案中所需要的准备工作都有哪些？如何具体执行？

（5）维修过程中会出现什么异常情况？又当如何处理？

5. 了解如何查询故障代码及故障代码的含义

医疗设备的详细资料和设备配件缺乏。医疗设备厂家往往以知识产权保护为由，对设备的技术资料进行保密，对维修进行高度垄断，甚至只生产自己厂家专用的设备配件。一旦设备出现故障，医院只能依赖厂家，并支付高昂的维修费用。现在的医疗设备越来越精密，依靠传统方法维修是不行的，需要越来越专业的知识才能够修理。这增加了修理的难度。通过各种资源获得技术资料，其中故障代码的作用尤为突出。接着，依据故障现象及故障代码开展相关测试，涵盖软件测试和硬件测试。

6. 维修工作经验与技术并重，善于沟通及交流

总结各类设备的易损易坏部位及保养的要点。虽说这比第一条稍稍困难些，却也比较容易实现：对于自己参与维修、维护过的设备，其易损易坏部位往往一目了然；而对于别人维修、维护过的设备，通过自己多问、多请教并结合设备资料与实际情况，也能迅速掌握。另外，现在医疗器械技术发展非常迅速，技术保守没有任何意义，只有以诚待人、充分交流才能促进维修技能的提高。

7. 要勤做笔记，并注重在维修工作中经验总结

由于现代医疗设备是集电子技术、计算机技术、超声学、核物理、光学、材料学、传

感技术等一系列高新技术的综合体现，它对从事医疗设备维修的工作人员提出了更高要求：既要掌握现代先进技术，同时必须拓宽知识面，以及丰富的实践经验。

二、如何提高医疗设备维修水平

因为在医院工作并从事医疗设备维修行业，我可以接触到多种医疗设备。虽然这些设备的原理都不一样，但是很多常见设备的故障都是可以排除的。

医院的医疗设备维修工作可以把它分为三个部分。

第一部分：常规医疗设备，如电动吸引器、雾化器、洗胃机、空气消毒机等。

第二部分：电子仪器，如心电监护仪、心电图机等。

第三部分：大型医疗设备，如 CT、MRI、生化、彩超等。

下面就这三方面来说明提高维修水平的方法。

第一部分：这些设备原理简单，故障非常容易发现。通过简单判断就可以动手维修，故障也非常容易排除。然而，由于这些设备使用频率较高，故障率也较高。新手在进入医疗设备维修行业时，可以从这类设备开始修起。不过，新手不能因为此类维修简单，没有技术含量就不去动手。很多经验都是在动手实践中获得的，所以要勇于从最简单的机器修起，慢慢地提高能力。

第二部分：这些设备原理较复杂，需要系统地学习电子相关技术，掌握画系统框图的能力。然后，采用框图和倒推法查找故障部位。找准故障部位后，可以采用替换法排除故障。这是医疗设备维修的第二个阶段，通过学习和实践可以达到。综上所述，一名经验丰富的临床工程师，需要掌握以下专业知识，不能局限于电子专业课本。①全面、系统、熟练地掌握本专业所必备的基础理论，对本专业具有深入的研究和独到的见解。②了解本专业国内外最先进技术现状和发展趋势，熟悉本专业新理论、新技术、新工艺。③掌握本专业相关的法律法规，熟悉本专业的技术标准、技术规范和技术规程。

第三部分：这类设备涉及的知识非常多，也非常复杂。在医院，我们通常与厂家或者维修公司签订了年保服务，由厂家工程师负责维修。这看似和我们医院工程师毫无关系，但实际上这一部分才是最有技术含量的。作为医院的维修工程师，我们平时一定要多花时间去学习和掌握这类设备的原理和知识。在设备出现故障后，我们要第一时间到现场，问清楚故障后与厂家工程师联系。等厂家工程师来了后，我们要多和厂家工程师交流，看看别人是如何来处理的；通过不断地同厂家工程师进行交流，提升自己的维修水平，最终自己能独自处理同类型的问题。同时，对于医院每年报废的医疗设备，我们要集中存放，作为我们的"练兵场"。我们要多动手实践，提升自身技能。同时，我们还要积极参加维修培训，多到相关的维修论坛学习和交流。

另外，很重要的一条就是医院要重视培养自己的工程师。对于为何要培养自己医院的工程师，原因主要有以下几点。首先，这样可以节约时间。对于常见的故障，我们可以第一时间进行处理和解决，大幅的缩短维修所需的时间。其次，可以为医院节约成本。外请的工程师会把出差所有的费用全部加到维修费用中去，哪怕是换一个几十元的配件，最后的成本也可能达到上千元。最后，对于我们不能修的设备，即便请他们来修，我们也可以监督，确保该换的配件换，不该换的配件不换。

三、如何进行维修技能的提升

维修人员不愿持续学习是大家很头痛的事，如何激励大家的学习热情呢？可以把学习和收益结合起来，"星级培训"机制是一种很好的办法。每年维修人员都必须参加一次考试，考试分为入围资格考察（主要看有没有重大事故和重大投诉等），大部分人员会进入参赛范围。考试分理论考试和实践考试，理论考试分几个模块，有电器类、机械类等，主要考察大家的故障预案能力、故障处置能力、持续改善能力等，大家可以根据自己的特长自由选择。

为了避免高分低能的情况，设置了实践考试。实践考试主要分领域进行实际操作考核，如电工的线路设计和实际连接、故障诊断与排除等。各个部分分别打分，共占50%，另外的50%是业绩考核，即一年来的停机、例保、安全、服务等综合评价，这是基于员工实际工作的考核。三部分分数合在一起就汇成了总分，按由高到低排列，按强制分布的比例就产生了五星级、四星级、三星级、二星级、一星级和没有星级的排序。五星级享受每月固定的（如800元）补贴，只要在设备岗位上干，这个补贴就是他的，其他星级也类似。无星级人员每月要减掉200元，直到其获得星级，以此激励他们努力学习。连续三年达到四星级以上员工还有机会晋升"专家"，享受更高的待遇。这样的考核每年进行一次，所以大家始终会处于一种不断学习进取的状态。

另外，设备人员的学习更多的来自实战。每一次故障都是一个很好的教材，要深入分析并组织大家回顾：为什么没有提前预防？为什么排查的走了那么多弯路？为什么预先的预案没有发挥作用？我们该用这么长时间吗？其他同类设备有类似隐患吗？……从一个单一故障延伸到一类设备和一个领域，再进一步找出管理上的缺陷，这就是我们的学习教材。对于反复发生的故障，更要好好地思索：为什么总是这里出问题？不可以改善吗？前边提到的油泵问题就是因为缺乏这样的思考，所以不正常的问题已经常态化。我们要切实利用好每一次故障，它就是我们很好的培训教材。

还有一个重要环节就是标准化平台的搭建，我们进行维修许多时候依靠经验，在人员稳定时期无所谓，但当人员开始流失时，这个问题就变得严重起来。所以，我们要把平时的经验沉淀下来，形成固化的流程，要注意平日的积累，基础工作是一点一滴积累起来的。把平日的检修做成物料清单，进行梳理归类，就形成了工具池、差距池、维护手册、故障树等，可以有效地指导维修工作。

最后，要强调的是作为维修人员需要牢记的三个准则：不犯低级错误；不犯重复错误；不犯缺乏责任心的错误！这样，我们的维修人员的技能就会不断提升！

四、如何尽快成为一名医疗设备维修高手

无论在哪里工作，谁不渴望成为不可或缺的人物？但实现这一点谈何容易！除非拥有特权或相当的实力做后盾。相对而言，要成为一个在单位内"不可取代的设备维护、维修高手"，还算不上是多难的事。

"不可取代的设备维护、维修高手"至少要达到这样的境界：当上级把维护工作交给你时，他可以放心地回去继续睡觉；当遇到设备疑难时，同事们第一个想到的，领导第一个点名的，是你；每每有设备维修、维护技术方面的学习培训交流机会时，第一批派出的是你；每当单位年终绩效考核评估或裁员，能够置身事外的，还是你；公司需要你时，你

能够自愿出任，能潜心钻研，开拓创新，在平凡的岗位上不求索取、无私奉献……

做维护维修高手，你要做到以下几点。

1. 透彻了解单位设备的工作原理和技术参数

这并不难做到，只需在别人喝茶、聊天、下象棋的时候，自己多翻看几次设备资料，并勤跑几次设备现场而已。

2. 总结出各类设备易损、易坏及保养的部位

虽说这比第一条稍稍困难些，却也比较容易做到：对于自己参与维修、维护过的设备，易损易坏部位往往一目了然；而对于别人维修、维护过的设备，自己多问、多请教并结合设备资料与实际情况，也能迅速掌握。

3. 熟悉设备部件性能特点和可修复性以及常用的各种修复维护技术与方法

这一条更简单，就是下功夫结合实际进行知识学习：绝大多数机电仪液设备装置，除去为数不多的维修新材料、新技术、新工艺和电气自动控制部分，85% 以上的设备维护知识与 20 年前是一样的。

4. 归纳出单位设备易损、易坏的原因与处置方法

有了前三条的基础，这一点很容易做到，但成效却是极大的，你已经具有了快速处理一般设备故障的能力，并成为单位的全能型设备维护、维修人才。但要成为公司设备维护、维修方面的"不可或缺型"人才，还要树立全面综合的设备维护理念，并形成一套自己的解决维护问题的方法。

5. 形成一套自己的解决维护问题的思维和方法

即通过对设备运行状态的监测与检测，准确判断出设备潜在故障情况及根源，并采取相应的维护修正措施和制订故障处理预案。

这看似轻松的一句话，却极其体现设备维修、维护的能力水准。接下来看看你能否在设备维修、维护时想到以下几点：

①从哪些蛛丝马迹上判断设备有无潜在故障？②用什么方法判定是什么部位的劣化？③又怎样推定是什么原因造成的劣化？④在此基础上，要采取哪些有效措施延缓或修正这种劣化？⑤制订故障处理预案时，更要考虑多种因素：是应急修理还是彻底修理？都有哪些应急修理和彻底修理方案可供选择？如何优化选择？如何充分调动单位和社会上的维护力量以实现经济、可靠且快速修复？修理方案中所需要的准备工作都有哪些？如何具体执行？出现异常情况又当如何处理？

6. 树立全面综合的设备维护观念

科学合理的维护，要做到经济、迅速、耐用，以保生产、提效益为中心。这就需要对现代维护、修理的技术和方法进行及时的追踪和尝试，权衡各种维护策略、维护方案的经济性，做到少修理多维护。很多故障都是有预兆的。这些预兆首先反映在运行中的细微变化，如声音、振动等，而这些操作工最容易发现。很多故障发生后，回头分析会发现大量的故障与基础保养有关，正所谓"松一颗螺丝断一根梁，抽一块砖头倒一堵墙"。所以要平日要研究设备怎么维护，哪些设备容易出问题，这样事故清晰了，维修目标也就明确了。

会修好，算能手；修得又快又好又省钱，是高手；多维护少修理，才是通才型专家。

五、临床工程师技术水平三个阶段

1. 初探未知，启航维修之旅

在医疗科技日新月异的今天，医疗器械维修技术成为保障医疗体系顺畅运行不可或缺的一环。对于初入此领域的维修工程师而言，这不仅是职业生涯的起点，更是专业知识积累的起点。

（1）初识医疗器械的奥秘

踏入医疗器械维修的大门，首先映入眼帘的是各式各样的医疗设备，它们如同精密的工艺品，集电子、机械、生物等多学科技术于一体。对于初学者而言，这些设备既神秘又复杂，每一台都蕴含着丰富的科技含量和医疗价值。通过初步的学习和培训，维修工程师们开始了解这些设备的基本构造、功能用途以及操作规范，为后续的维修工作打下坚实的理论基础。

（2）培养兴趣，激发潜能

在懵懂入门阶段，培养对医疗器械维修工作的兴趣和热情至关重要。面对复杂的故障问题和繁重的维修任务，只有保持高度的责任心和求知欲，才能不断克服困难，取得进步。维修工程师们通过参与实际案例的分析和讨论，逐渐感受到解决问题带来的成就感，从而激发出对维修技术的热爱和追求。

2. 厚积薄发，奠定坚实基础

经过一段时间的摸索和学习，维修工程师们开始进入基础积累阶段。这一阶段是提升维修技术的关键时期，也是为后续技能提升打下坚实基础的重要阶段。

（1）系统学习，深化理解

在基础积累阶段，维修工程师们需要系统地学习医疗器械的工作原理、电路结构、机械部件等核心知识。通过参加专业培训、阅读专业书籍和维修手册等方式，工程师不断加深对医疗器械内部结构的理解，掌握各种零部件的性能特点和更换方法。同时，工程师还学会了运用专业工具拆卸、组装和调试设备的方法，为后续的维修工作提供了有力的技术支持。

（2）实践锻炼，积累经验

理论知识的学习固然重要，但实践经验的积累同样不可或缺。在基础积累阶段，维修工程师们会参与到各种维修任务中，从简单的零部件更换到复杂的设备调试。

通过不断的实践锻炼，工程师逐渐积累了丰富的维修经验，学会了快速准确地判断故障原因的方法，并能采取有效的解决措施。这些宝贵的经验将成为工程师未来职业生涯中不可或缺的财富。

3. 技能飞跃，迎接挑战

完成了基础积累阶段的学习和实践后，维修工程师将迎来技能提升的关键时期。在这一阶段，工程师将独立处理各种复杂的故障问题，不断挑战自我，实现技能的飞跃。

（1）独立处理常见故障

随着经验的积累和技能的提升，维修工程师们开始独立处理一些常见的故障问题。工程师运用所学的知识和技能对故障进行深入分析和排查，迅速找到问题的根源并采取相应的解决措施。在这个过程中，工程师不仅提高了维修效率和准确性，还锻炼了自己的应变能力和解决问题的能力。

（2）掌握先进检测工具

在技能提升阶段，维修工程师们还会接触到更多先进的检测设备和工具。这些工具不仅能够帮助工程师更快速、准确地定位故障点，还提高了维修工作的效率和安全性。通过学习和掌握先进工具的使用方法，维修工程师们能够更好地应对各种复杂的维修任务和挑战。

（3）关注行业动态，拓宽视野

在技能提升阶段，维修工程师们还需要不断关注医疗器械维修行业的最新动态和技术发展。

工程师通过阅读专业期刊、参加行业会议和研讨会等方式可以了解行业的最新技术和发展趋势以便更好地适应市场需求和技术变革。同时，工程师还会积极与同行交流、分享经验，共同推动医疗器械维修技术的进步和发展。提升医疗器械维修技术是一个漫长而艰辛的过程。只要我们保持对工作的热情和追求，不断学习和实践，就一定能够在这个领域取得卓越的成就。

六、在实践中提高技术水平

随着现代医学的快速发展，大量先进的医疗设备运用于临床的诊疗中。这些设备都运用了现代化的科学技术，尤其在计算机技术和自动控制技术得到广泛的应用之后，医疗电子设备的发展朝着数字化、智能化、微型化方向迈进，同时也加大了医疗电子设备技术的复杂性。这就要求我们医学工程人员必须把理论与实践相结合，理论指导实践，实践反过来作用理论。

我们要在实践过程中对医疗设备故障进行精确判断并快速排除。维修好设备之后，要善于总结经验。这些宝贵的经验可以指导我们以后的工作，甚至推动医疗设备行业向更好的方向发展，最终服务于临床和患者。

平常要善于收集各类型的医疗设备操作说明书和原理图纸。由于医疗电子设备由新技术、新电子工艺组合而成，因此工作原理较为复杂，对临床医疗电子设备的安全性、可靠性以及设备工程师掌握和运用故障诊断技术的要求更高。所以，一名医学工程人员一定要掌握电子、电工、机械、光学、计算机以及临床等一些基本知识。

医学工程师在实践过程中要灵活运用故障诊断技术，做到游刃有余。做好日常维护和定期保养，对降低设备故障率、最大限度延长设备使用寿命至关重要。资深工程师认为在医院设备科工作，平时要好好服务于临床各科室，并沟通好各科室关系。如果设备出故障了，我们要第一时间到现场处理，当时不能处理的，要与科室说明原因，并回头尽快处理，必要时及时上报领导。我们在维修设备时，要胆大心细，注意安全。一是保证自身的安全，尤其是操作有强电和弱电的设备时；二是保证医疗设备的安全，因为医疗设备是给病人服务的，必须在保证安全的条件下使用，否则会起反作用，后果很严重。所以，只有及时、高效、安全地处理故障设备，才能算是完成一次合格的维修任务。

第4节　临床工程技术的维修方法

一、维修医疗设备常用的九大招数

1. 电阻法

电阻法是最常使用的维修方法。这种方法常用于检查电路或元器件通断情况，判别元器件质量，测量未知模块的输入输出对地电阻。集成电路的正负电源间电阻和放大输入输出端的对地电阻。在测量过程中，需要特别注意以 μF 级的电解电容，因为当使用电阻挡对其进行充电时，会有明显的充电过程。

2. 电压法

测量电压也是维修工作的基础方法之一，在维修实践中经常用到。它主要是测量电路和元器件的工作电压，以此来对故障部位和元器件进行判定。电压又可分直流电压与交流电压两种类别。元器件的数据表中很多标有电压数据，可供参考。

电压测量法是在大致确定了故障部位之后，为进一步缩小故障范围所进行的工作。电压测量法主要通过用万用表测量元器件的在路直流工作电压与交流电压，从而确定故障部位，排除故障。

尤其要注意测量"关键点"的电压。所谓"关键点"，是指对判断电路工作是否正常具有标志作用的哪些点。通过对"关键点"电压的测量，迅速判断出故障的部位，缩小查找范围，从而事半功倍。

3. 电流法

电流法既可测总电流，也可测各支路电流，也可分别测试进行比对。电流法检测可分直接测量法和间接测量法两种。电流法的间接测量实际上是用测电压来换算电流或用特殊的方法来估算电流的大小。这种方法的好处是无须在印刷电路板上制造测量口。另外，有些电器在通过测量关键电路上温度保险电阻上的电压降，再应用欧姆定律，可估算出各电路中负载的电流的大小。

若某路温度保险电阻烧断，可直接用万用表测电流大小，以此判断故障原因。遇到屡烧保险或局部电路有短路时，采用电流法检测效果明显。电流是串联测量，而电压是并联测量，实际操作时往往先采用电压法测量，在必要时才进行电流法检测。

4. 信号注入法

专用信号发生器可产生往往人体感应信号、市电 50Hz 信号以及 1.5V/9V 直流电压或断续方波脉冲（在串联限流电阻后，可用于数字电路中的计数或触发信号）。

5. 示波法

在仪器设备维修工作中，凡是有交流信号的场合都可以使用示波器观察信号的各项参数。例如，频率（周期）、电压电流的幅度、信号的失真（直流电压的偏离、规律性交流波形的失真等）、脉冲信号前后沿变化及幅度（如 CPU 的总线信号）等。

用万用表无法测出上述参数的变化或异常。如电位器接触不良、瓷片电容无规律漏电、电解电容的容量减少等所产生的故障，也都是用万用表无法准确判断或无法在路分析的。使用示波器可以对这些电路的各项参数及元器件产生的故障进行观察，并通过在路分析快捷地处理故障、排除故障。

6. 替代法

替代法就是用好的元器件或线路板替换怀疑性能不稳定的元器件或线路板，即用相同型号且工作正常的机器内部的线路板与出现故障的机器中的线路板进行交换测试。

7. 开路法/短路法

目的是压缩缩小故障范围。若不允许直流短路，可用大电容跨接电阻两端。

8. 故障诱发法（加热法与冷却法、升压与降压法）

针对罕见不规律的隐性故障，可以采取人为制造故障发生环境的方法，用来证实环境因素与隐性故障之间的必然联系。

9. 虚拟软件模拟电路法

利用计算机仿真技术，在计算机网络平台上，学习电路分析、模拟电路、数字电路、嵌入式系统（单片机应用系统、ARM 应用系统）、微机原理与接口技术等课程，并进行电路设计、仿真、调试等通常在相应实验室完成的实验。

一个计算机网络硬件平台（或一台计算机）、一套电子仿真软件，再加上一本虚拟实验教程，就相当于一个设备先进的实验室。以虚代实、以软代硬，是虚拟电路实验室的本质。

使用虚拟电路实验室等软件，可以对在修的电路原理进行分析，了解信号流程，估算关键点电压，极大方便实际临床医学工程维修工作。

二、四诊法高效排查设备的故障隐患

如果将设备的故障类比成人的生病，那么我们也可以用中医的"四诊"来进行设备检查。

什么是四诊？望，指观气色；闻，指听声息；问，指询问症状；切，指摸脉象。望、闻、问、切合称四诊。

1. 望诊

望诊就是用眼睛望病人的整体和局部的情况。要看病人是不是有神，有神为眼睛明亮，神志清楚，语言流畅，反应灵敏；无神为目光晦暗，表情呆滞，反应迟钝，语无伦次。局部的望诊，主要是望舌。舌的不同部位代表不同的脏腑。望舌包括望舌质和望舌苔两方面。

对于设备来说，望诊包含以下主要内容。

跑冒滴漏：管道设备损坏，大量跑水；电机、减速器、油箱等漏油。

设备清洁：设备上是否有很多灰尘；轴承上是否有废油；皮带转动处是否有残渣等。

腐蚀生锈：房间内是否有腐蚀性液体、气体；设备管道是否有腐蚀、生锈等。

颜色变化：设备表面是否有颜色变化；电线、电缆等绝缘皮是否有颜色变化。

2. 闻诊

闻就是用耳朵听，用鼻子闻。听包括讲话声、咳嗽声、呼吸声、呃逆声。凡气粗声高、重浊的都为寒证；气微声低的都为虚证。闻就是闻气味，包括口腔气味和各种分泌物的气味。凡是恶臭味重的，属热证；有腥味或气味不重的属虚证。

对于设备来说，闻诊包含以下主要内容。

异味：电线胶皮、塑料外皮烧焦的味道；皮带打滑磨损的味道；金属磨损的味道；纸张燃烧的味道；酸碱等味道。

异响：轴承磨损、缺油的声音；皮带松、打滑的声音；配电箱中接触器、继电器等快速吸合、断开的哒哒声；压缩空气泄漏的嘶嘶声；部件微小振动的嗡嗡声。

3. 问诊

看病时医生要仔细询问病人的病情，流传有十问歌：一问寒热二问汗，三问头身四问便，五问饮食六胸腹，七聋八渴均当辨，九问旧病十问因，妇女尤必问经带。

对于设备来说，问诊包含以下主要内容。

参数变化：设备电流突然变大或变小；水泵进出口压力变大或变小；过滤器压力变大或变小；控制温度突然变化。

历史记录：是否有部件为延长寿命使用；设备是否发生过故障；设备是否多次发生同一问题；设备参数历史变化趋势是否正常。

4. 切诊

切诊就是切脉、候脉。切脉部位多在寸口，寸口为手太阴肺经之脉，因五脏六腑的脉都会合于此脉，所以从这里可以了解到全身脏腑经脉气血的情况。

一般常见的脉有浮脉、数脉、滑脉、弦脉。望闻问切是中医诊病的基本方法，也是一个了解情况、收集材料的过程。在此基础上，医者可以辨证论治，选出正确的治疗方法。所以，四诊是辨证论治的基础。

对于设备来说，切诊包含以下主要内容。

异常振动：电机振动偏大；风机、水泵振动偏大；管道振动偏大；转动设备振动偏大。

异常温度：轴承温度是否超过额定温度；电机温度是否过高；电器接线端子温度过高或三相电温度不平衡等。

电气接线：电机等主接线是否松动；配电柜中二次控制线是否松动。

其他：各种传感器是否定期进行校准；是否定期检查传动齿轮、减速齿轮等磨损情况。

设备和人一样，处在不同的环境中难免发生故障；设备也需像人一样，按时进行保养和维护。以上的指导方法虽然偏于理论，但是在实际的保养和维修过程中，可以按照类似的思路进行检修。借助先贤们的思维逻辑，我们能够在故障发生后，快速找到根本原因，从而药到病除！

三、建议维修工作顺序

1. 先仔细了解故障细节

亲自重复故障（如果可以重复的话），不轻信用户或第三者的口述或转述。仔细观察，不轻信用户的口述，尤其是第三者的转述。有的操作者为了推脱自己的责任，会说仪器自己突然出现问题，自己什么也没动，等等。这些都是可以理解的。工程师要妥善处理。

2. 先外部，后内部

不要动不动就打开机壳，没有初步的判断和排除就盲目操作，绝不是老手的做法。

指望通过打开机壳寻找断线或明显故障之处来解决问题，纯粹是在碰运气，即使运气全好也不可能每次都这样。

约有 50% 的故障是由外部环境或操作、清洁等造成的。例如是否关机时间长了；昼夜温差是否很大；仪器放置的位置是否离电梯间很近；仪器附近还有什么仪器在使用；计算机设置是否正确等。

3. 先电源，后主机；先附件，后主机

应先检查电源是否稳定、负载是否过重、地线是否良好、电极等附件是否良好、各接口是否正确等。

4. 利用显示信息排除原因

充分利用仪器面板上各种按键、显示屏幕和操作或维修程序等，做些排除。这需要极其熟悉结构。此为重要步骤。

5. 了解用户的操作习惯

了解用户的操作习惯、操作人员结构和水平、科室经济情况等也会对维修有很大帮助，如可推断清洁保养得如何，是否有欲更新的想法（否则无论怎么修都不会说好）等。

6. 不轻易更换原来仪器上的元器件

不轻易更换原来仪器上的元器件和板子、管道等，因为有些元器件与板子、软件数据相关。更不能靠不停地换板子和部件来缩小故障源（目前此类维修者最多，既可收费又简单）。

7. 必要时承担责任

必要时，仪器使用人员或工程师要承担责任。若责任在科室或使用者，维修人员与相关科室以后打交道可能更难，甚至出现这种情况：有人故意设置故障。最好的解决方式是：解铃还须系铃人！否则会耗费大量时间。修好一台仪器不容易，尤其是老仪器；而损坏一台仪器可是太容易了，不需要什么知识。

四、在医疗器械维修中应用互联网技术

1. 互联网在医疗器械故障诊断方面的应用

医疗器械在使用中若出现故障和损坏情况，仅凭人工进行故障排除，难以有效、快速地发现问题所在。在此情况下，医院相关部门若通过互联网技术，及时与医疗器械生产厂家进行联系，让厂家通过远程诊断技术对医疗器械故障进行诊断和软件修复，则可有效解决医疗机构医疗器械维修技术人员故障排查耗时长、故障维修困难的问题。另外，在目前的医疗机构中，大多数医疗器械均属于进口产品，若其在使用过程中出现故障和损坏现象，则会出现在国内市场上很难购买相应医疗器械零部件的情况，从而导致医疗器械无法及时修复，同时使得病人随之无法得到及时有效的诊断和救治。对该现象，若通过互联网技术及时与国内外医疗器械生产厂家及其代理商进行联系，使其能通过视频和会话对故障进行及时诊断，从而指导医疗机构医疗器械维修技术人员对医疗器械进行及时的修复，则可有效节省医疗器械的维修时间，降低医疗器械的空置时间。

2. 互联网在医疗器械故障维修方面的应用

以往的医疗器械故障维修主要通过人工方式进行管理和记录。随着我国医疗事业的不断发展，医疗机构应用和购置的医疗器械种类和数量日渐增多。在此种情况下，若仍沿用人工方式对医疗器械进行管理和记录，则难以满足当下我国医疗事业的发展需求，更无法满足医疗器械维修的实际需要，甚至还会阻滞我国医疗器械的应用和发展。对此，先进的互联网技术则可有效弥补人工方式的不足。通过互联网技术对医疗器械故障维修管理和记录，能够有效减少管理和记录的时间，还能够减少人工记录过程中出现的各种误差问题，同时还可以快速查询到所需要的医疗器械资料，给医疗器械维修提供极大便利。另外，还可通过互联网技术建立一个完善的医疗器械维修、管理体系，来对医疗器械维修和管理进行科学、规范的管理，从而有助于提升医疗器械的维修效率和质量。

目前，已开发出相关的医疗器械维修系统，并且不断展现出良好的应用效果。这不仅可实现资源的高度共享，还具备强大的实用性。在医疗器械故障维修中，运用互联网维修系统，能够对各个科室的医疗器械及设备进行网络连接，从而可对各个科室中的医疗器械进行全面、实时的管理与控制，进而可实时掌握医疗器械的使用情况，以便及时发现医疗器械使用过程中出现的故障问题，并根据故障提示采取相应的解决措施并予以维修。这样不仅提升了医疗器械的维修效率，还提升了医疗机构的服务质量。

3. 互联网在资料搜索方面的应用

对医疗器械故障进行诊断和维修时，维修人员存在因缺乏该医疗器械相关资料而无法诊断和解决故障问题的现象，此时则需要通过查阅资料、查找相关数据等方式，寻找解决问题的答案。其中，互联网搜索，是目前存储资料最多、资料涉及领域最广、资料搜索速度最快的手段。通过互联网对故障医疗器械相关资料进行搜索，能够快速搜索到医疗器械型号、使用说明书、电路图、相关电子元器件以及故障现象和维修方法等相关参考资料，从而能够为维修人员及时提供有效的参考数据，使其能够快速寻找出医疗器械故障的问题所在，并进行及时有效修复。

4. 互联网在数据库方面的应用

为使医院内的资料数据、知识储备等方面不断增强，我国医疗机构中大部分医院已购入了万方、维普和知网等数据资料库。这些数据库涉及方面较广、资料较齐全且为现成无须考究的数据，能够为医疗器械故障维修工作提供大量有效、可靠的参考数据。维修人员只需通过查阅、学习参考资料库中的相关资料文献，不断汲取相关医疗器械故障诊断和维修方面的知识，并不断提升自身的医疗器械维修技能和水平，便可有效解决医疗器械的维修问题。另外，医疗器械维修人员还能够通过在线视频聊天、微信、邮箱等互联网联系方式，与相关专家、研究人员进行交流、讨论和学习，以不断汲取专家和研究成果的成功经验，弥补自身不足，从而不断提高自身的专业知识，提升解决问题的能力和故障维修水平。

第5节 临床工程技术经验

临床工程的技术经验包括方方面面。从一个公司接报修后的询问、解答、安排用户操作等，即可知道其售后水平和技术水平怎样。有的公司接报修后不向客户询问故障详情，就安排工程师直接去。这可以算是维修技术方面最差的公司。要知道，除了机器自身故障，换人操作、使用环境变化、漏做步骤、样本来源变化等都会造成仪器"故障"或结果异常。电话维修的要求很高，维修人员需要熟悉仪器的结构、菜单用户操作习惯等，有"下盲棋"的分析思路。全新的进口仪器设备一般在二年内不需要更换电路板等硬件（管道等消耗品、意外事故除外）。公司规模大并不一定意味着维修者水平越高。

一、快速且优质修复医疗设备的秘诀

1. 复盘故障

维修人员要向设备操作员详细了解设备故障现象以及使用前后的操作和使用情况。

如果你对机器的工作不是很熟悉或者根本就不知道，请教一下设备使用人员是个很不错的选择。你可以让他们给你说明，条件允许的情况下也可以让他们给你演示一下。

2. 储备知识

掌握设备的总体结构组成和工作原理或流程。全面、系统、熟练地掌握本专业所必备的基础理论，对本专业具有深入的研究和独到的见解；了解本专业国内外最先进技术现状和发展趋势，熟悉本专业新理论、新技术、新工艺；掌握本专业相关的法律法规，熟悉本专业的技术标准、技术规范和技术规程。

3. 梳理线索

从故障现象本身出发，捉住你可以捉住的所有线索，哪怕是唯一的，就从故障本身这个零点开始。

本着先易后难，先外观后内部，先操作后故障，先软件后硬件，先整体后局部，先执行环节后驱动环节，先驱动环节后控制环节的原则，逆序顺瓜摸藤，逐步排除疑点，靠近事实真相。

4. 疑点必查

遇到任何疑点或者疑惑都不能仅停留在怀疑的层次上就乱动一气，这是一个可怕的坏习惯，容易造成极其严重的后果。

一定一个疑点一个疑点的排除，然后再进行下一步的处理。任何的疑点都要以谨慎周密的推理和认真准确的测量为依据。

5. 先动脑，后动手

不要把怀疑当真相，下手前，多思量。

6. 无图走板

对机器一无所知不要紧，没有电路图等资料也不要紧，不要怕麻烦，学会实际动手"走电路板"。由远及近，由分支到主干，逆序走板，一个芯片/元件一个芯片/元件的分析。再次要充分利用网络这个好东西，详细了解每个元件的数据表。

7. 不怕大规模 IC

如何判断 CPU/微控制器/微处理器的故障？第一步，查阅芯片的每个管脚功能。第二步，找到芯片的 VDD 和 VEE/VSS/GND，通电测量其数值是否正确。找到设备的时钟电路，测量晶振的电压，一般认为达到供电电压的三分之一以上则认为晶振已起振。找到了设备的复位电路，测试复位电路是否正常，元器件是否坏掉。

测量电路板上主要芯片组及元器件工作是否正常，对于芯片结合数据表，在线测量其各管脚逻辑关系是否符合其真值表。

CPU、PIC、QFD、A/D、D/A 等器件本身很少坏，说实话即便坏了你也不一定能测出来，更修不了。如果外观没有烧焦鼓起，摸一摸不烫手（注意：有些片子即使正常工作也会烫手），或其外围电路没有问题，就不要考虑它们的故障了。

8. 密切联系原厂售后

和厂家工程师保持良好的关系，这有助于问题的解决。

9. 先"鱼"后"渔"

①不要以为自己什么都知道，切忌眼高手低。②无论是大东西还是小玩意，都不妨摸一摸，积少成多。③修好不是终极目的，动手过程中思考问题的方法和思路才是最重要的。④一名经验丰富的临床工程师，所掌握的知识不能局限于电子专业的课本，需要与时俱进。

二、养成良好的医疗设备维修习惯

细节决定成败。每个维修工程师都有自己的维修习惯。很多工程师在自己长年的技术生涯中，养成了自己的工作习惯。其中，有些好的工作习惯帮助他们省了好多麻烦和时间。相反，坏的工作习惯会坏事，甚至会导致安全事故。

作为从事维修多年的基层工程师，我觉得医学装备维修工程师在维修工作过程中需要养成以下习惯。

1. 用心听用户描述故障现象

有些所谓的故障可能是操作问题、设置参数问题或者最简单的外电源掉电、内置电池没电等简单问题，有些工程师习惯于按照以往经验处置，不仅多走弯路，而且得不偿失。

2. 注意故障复现

请用户操作机器，演示故障现象，或者自己操作机器，查看故障现象。如果是比较明显的故障，那能很快查看故障现象。如果故障时有时无、偶尔出现或运行一段时间才出现的软故障，那检修就比较棘手，检修时间长、压力大，可能需要折腾好几次。但这类故障检修完之后，收获最大。通过这一个故障的检修，将整台机器的工作过程熟悉得差不多，修完之后会感觉很有成就感。

3. 循序渐进地检测故障

检修时，我们一般根据故障现象，应用自己所掌握的产品专业知识，先确定一个大范围，如确定是哪个组件、哪块板子的故障；然后再缩小范围，确定某个单元电路；最后再确定某个元件的故障。故障检测是维修中最重要的工作，只有检测到了故障才会进行下一步工作。

4. 软件调试前先备份系统和数据

对于有操作系统的设备，在装机时就要考虑系统备份的问题，这样会减少很多麻烦。这个工作可以由厂家工程师来做，但前提是在购置设备时要将相关要求写进招标参数内，或者出现在正式合同里。对于操作系统，要做好 ghost 备份；对于非系统盘的数据要做好复制。当用了一段时间后遇到系统故障时，要先做好软件中的数据库备份，然后在恢复完系统后再覆盖数据库，这样用户的图像数据就不会丢失。

5. 用相机和记号笔标记位置

机械部分拆卸前，先做好记录，主要是用相机拍摄或用记号笔画好各机械零件的相对位置。同时，拆下的螺丝也要装在原来拆卸的地方，装回时不要遗漏。

这样装配时速度就很快，且不容易出错。

6. 注意标记电缆、插座、电位器

电路拆卸调试前，先做好线号记录。若要调试电位器，也要用记号笔标记好原来的位置。电缆插座或者线号也可以用相机拍照，但是要注意拍完后检查照片的清晰度，看是否因抖动图片发虚不能辨认具体的标识。这些良好的工作习惯，会让医学装备维修工程师受益。

三、资深临床工程师的七条经验

1. 积累

作为一个有多年经验的修理匠，讲基础维修知识的文章已经无法激起我们兴趣。我想看的是通俗易懂、有趣味性、思想性、总结性、故事性的文章，专业文章写得像武侠小说，侦探小说那样有趣且具思辨性的文章。然而，这样的文章太少，所以我就自己着手写自己想看的技术文章，写着写着竟积累了二百篇博客。

2. 修理与修行

修理与修行，虽一字之差，但修理也是一种修行。虽说修理是一种谋生手段，主观是为自己，但客观上也能帮助很多人，让更多人接受了医疗服务，节省了时间。快速而高效的修理，比修行更为直接地造福他人。

3. 打杂有打杂的收获

我的主要工作不是维修，而是打杂。我只是偶尔出差修一下机器。一次，专门写文档的工程师忙不过来，领导便让我去做个助手。我无奈只能从命，跟在该老师后面写文档。可是我一看，傻眼了，排版不会，专业知识不懂，心里明白，若说不好，就更写不好了。怎么办？只能学习啊！我买来了好多专业书，有空就读，碰到问题就请教。过了一段时间，我发现自己真的有进步啊，排版学会了，专业知识也会了，写起来也顺手了。做助手的感觉，真好！我喜欢！

4. 研究性学习

我发现写文档是一种高效的学习方法，能很快发现自己不足，并促使自己查阅资料、独立思考。这就是简单的研究性学习。

5. 维修之悟

一个工程师的技术能力，与年龄、学历无关，而与经历密切相关，关键在于经历之后有没有思考和领悟。技术修炼不仅在于学习，更在于领悟和思考。领悟的根本，不在于学了多少，在于经历困难和疑问之后的思考和学习。大疑问带来大进步，小疑问带来小进步，无疑问则无进步。只有那些能够领悟的工程师，才会总结教训、吸取经验。只有深刻领悟，才能看清事物本质，深刻理解设备的工作原理，融会贯通，举一反三，从而应对各种技术难题。技术能手可以是那些没有受过高等教育的人，但绝不是那些不思考、不动脑筋的人。他们一定是那些思维活跃，经常思考的人。说到底，要成为技术能手，必须善于在日常维修工作中不断思考、领会和领悟。因此，只要善于学习、观察和领悟，即使没有接受高等教育的人，一样能成为技术能手。

四、医疗设备维修"三注意"

在医疗设备维修中，要注意以下三点，因为医疗设备对于安全性和有效性有着更高的要求。

1. 换保险要注意找到原因

修一台拍片床时，发现所有刹车均失灵。看到这种状况，大家肯定都会想到 24V 丢失，于是先查保险丝。拔下保险丝一看，标称是 10A 的，确实烧断了，换一个就好了。而且这个安培数的保险丝规格相对于刹车线圈来说是足够大了。难道这样就修好了吗？如果这么草率的处理，那过不了几天，电话就来了，刹车又失灵了！先试试反复踩控制脚闸，结果发现，有一个刹车线圈偶尔会打火。拆下来仔细查看，发现该刹车线圈与其他线圈不同，该线圈引线绝缘皮磨损，露出了铜线。烧保险丝的原因找到了，但是别的线圈为什么没有磨损呢？再仔细观察，发现该刹车的定位螺丝掉了，导致该线圈可以转动，而其他线圈却不能转动。这样经过长时间使用，引线慢慢地磨损露出铜线，对地短路。这样的故障不止一例。有朋友给我打电话，老烧保险丝，就是找不到原因。

2. 注意排除人为故障

一家医院两台 DR 的工作站功能均不能用，登记界面刷新不出患者信息。先查看第一台，患者信息显示界面提示"患者信息被删除"，这是数据库或软件出错。先尝试修复软件，找到了以前的备份，恢复后还是刷不出患者信息。随后找到了信息科，看了看 PACS 上的设置，发现 AE 设置错误，更改后恢复正常。看来 DR 和 PACS 系统都有问题。

修完第一台，第二台就好修了。软件没有报错，检查了本机设置，一切正常；再看 PACS 上的设置，也正常。这让人有点纳闷，于是先恢复一下软件，发现没变化。再三要求 PACS 工程师检查一下 PACS，发现 PACS 系统收到了 DR 软件的请求，也发送出了信息。一切看似正常。那为什么刷不出患者信息呢？笔者不禁陷入沉思，想起了……其实什么都不用想，继续摸索试用。在查看今天的检查时，忽然发现日期不对，DR 显示的是昨天。于是猛一拍腿，更改系统时间后恢复了正常。原来是这么简单的一个问题。肯定是有人无意中更改了系统时间，但为什么系统时间会自动晚一天呢？

3. DR 改造要注意滤线栅问题

目前大部分厂家用两种滤线器，一种是高密度滤线栅，一种是低密度滤线加活动装置。如果低密度滤线栅若不加活动装置，滤线栅条可能出现在图像上，无法完全消除。因经，在改造升级时需要查看原机的滤线栅型号。若是高密度滤线栅，则没有问题。若是低密度滤线栅，则要考虑更换为高密度滤线栅或加活动装置。若考虑不周，图像上出现栅条，遇到问题别怪没有人提醒。

五、DR 图像软件维护经验

在售后工作中，我们发现各个用户有不同的情况、要求、建议和意见，习惯也各异。我们要尽量满足用户的合理或正确要求，对于不符合实际或者不尽正确的要求，则需要运用一定的技巧，并结合专业知识来解释。

要做到这些，我们要记录并思考不同用户的意见，思考如何回复和解释各种用户的意见和建议。我们欢迎用户多提意见，越尖锐越好，最好直指产品缺点，我们始终要面对这些问题，深入思考，这样以后再碰见此类问题也容易应对。

在思考这些问题的同时，我们需要查阅资料，深入研究行业知识，多与用户、同行、技术人员交流。

1. 常备份可以减少很多麻烦

调试前要备份，调试后也要备份。每运行一段时间就要备份，总之经常备份没坏处。不仅要备份系统数据，还要备份数据库和图像数据。

随机光盘更要备份。有的探测器随机光盘丢失了，当硬盘坏了需要装系统时，如果没有光盘，就必须找厂家，非常麻烦。

图像软件的特点是每天都有新图像生成，那么数据库和存储图像的文件夹每天都会更新。若不及时备份，一旦出现软件故障或硬盘故障，经验丰富的技术人员会先找出数据库文件和图像文件夹的备份。不论新装软件还是恢复系统只要有备份，以前的图像就不会损坏。若没有备份，以前的图像数据可能就没有了。没有了，怎么办？慢慢想去吧！当然，在维护之前，先向用户声明修后图像可能会丢失，征得用户同意了再修，也算一个办法。

2. 升级一定要谨慎

如非必要，尽量不要升级。如果确实要升级应事先告知用户，升级后软件界面功能和操作方法都会有变化。升级后，还要对用户进行培训，以确保他们熟练使用新版本。

3. 运行越来越慢也是故障

经常有用户说，采集电脑越用越慢，这是什么原因呢？虽然这可能是由于电脑性能下降、硬盘性能下降或软件有故障等原因造成的，但工程师在排除故障时通常会将运行慢的DR 和新装软件 DR 做比较。工程师发现有的软件中的数据库文件大的就慢，有的日志文件又多又大的就启动慢。因此，再碰到运行慢的问题，首先检查数据库和日志文件，以快速定位并解决问题。

4. 人为故障也不少

误删数据等人为操作可能导致电脑出现问题。

六、用五步法维修超声设备

医用 B 超仪在维修时要按一定的思路和步骤进行，做到又能解决问题，又能少走弯路，五步搞定超声仪器维修！五步维修的含义是：故障了解；故障分析；故障检查；故障处理；参数校准。

1. 故障了解

故障的了解是通过询问仪器操作人员（或其他维修人员）了解故障发生前和发生时的情况，如电压是否正常、是否有异常气味或异常声音、故障是突然发生还是逐步形成的、故障是否时有时无、设备的使用年限和故障发生时的使用环境、调动过哪些地方等。另外通过自己的开机操作，观察故障的表现形式，可为分析故障提供依据，提高维修速度。

2. 故障分析

故障分析就是根据故障现象，分析判断故障产生的原因和大致所在的电路。这必须有一个先决条件，就是要熟悉该仪器的系统组成和电路工作原理，这样才能从实质上分析故障产生的可能电路部分，并根据自己平时积累（或别人）的维修经验，快速地得出较准确的结论。B 超一般由发射脉冲控制与产生电路、超声信号接收与处理电路、数字扫描变换电路、数字图像处理电路、超声探头部分，以及监视器电路等组成。如果不知此台机器的电路图，也应知道 B 超的典型电路，再根据其方框图加以分析，但这种情况维修起来就比有图纸花费的时间和精力要多。

3. 故障查找

故障处理就是分析问题后，经过一定的测试，缩小故障范围，最后确定故障的具体位置。故障检查的基本方法可借鉴中医的"望、闻、问、切"四法。望：就是用眼检查元器件（电路板）有无烧焦、变色、破裂、流液、虚焊、短路、脱落。通电后是否有打火、冒烟现象。闻：就是用鼻子闻是否有异常气味。问：就是前面所讲的向有关人员了解故障前和故障发生时的情况。切：就是检查测量故障所在。检测故障应遵循的基本方法是先机外后机内；先电源后主电路；先电路板后电路单元。

4. 故障处理

故障处理就是检查出故障点后，就要排除故障，把失效的元器件换掉，把失调的元件调好。这时要注意不要弄坏印刷电路板，造成元器件之间短路。

5. 调校参数

仪器修复后，维修工作还没有结束。第一，应对故障可能影响的电路进行检查，看是否还存在故障或故障隐患。第二，检修过的B超还必须进行指标调试和校验，尽可能把仪器调整在最佳工作状态。这时整个维修工作才算全部结束。

七、眼科医疗设备应急维修案例

医疗设备发生故障后，经常需要等待厂家工程师维修或订购配件。但是由于科室急需使用，而等待修复需要一段时间，且费用较高，因此如何解决好这一矛盾，是许多工程师面临的问题。

现在为你推荐下面两个眼科医疗设备的应急维修案例，希望能给你提供一点维修思路。

1. 利用自有完好功能替代故障部位

（1）故障现象

目乐VM900手术显微镜电磁锁故障，关节臂不能松动。

（2）故障分析与检修

按下手动开关后，关节臂不能松动，说明手动开关或电磁锁故障。

（3）故障检修过程

打开手柄部分，检查开关，发现开关通、断状况良好，说明电磁锁可能存在故障。电磁锁由电动机、齿轮、闸绳、滑轮、传动机构、弹簧等组成。①按下开关后，电机带动齿轮转动，原来撑紧闸绳的滑轮松开，传动轮可自由转动，可移动关节臂至所需位置。②松开开关后，电机带动齿轮转动、滑轮移动，撑紧闸绳，闸绳固定传动轮，锁住关节臂。引发上述故障的原因，可能有：电动机电源故障、电动机故障、齿轮和传动机构故障等。③打开关节臂，取下电磁锁。④经仔细检查，发现铜质齿轮有两个齿变形，导致齿轮咬合存在问题，传动机构卡住引发故障。⑤由于齿轮的传动行程只需要其周长的2/3左右，遂决定调整其位置。⑥撬开齿轮背部卡簧，取下齿轮，使齿轮损坏部分不在齿轮转动行程上，然后固定齿轮。⑦重新安装电磁锁，试机，故障排除。

（4）故障小结

使用人员在移动关节臂时操作不当、用力过猛，造成电磁锁齿轮变形，引发故障。

2. 清洁光路解难题

（1）故障现象

科医人 LUMENIS NOVUS OMNI 眼底激光，开机自检后，出现 E239、C221、C2 报警，无法开机。

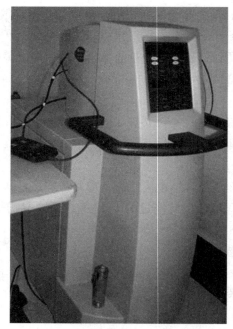

图8　科医人 LUMENIS NOVUS OMNI 眼底激光

（2）故障分析与检修

出现 E239、C221 故障代码，一般是光路不正或者光路脏污导致设定发射能量与检测结果不匹配引起。

出现 C2 故障代码，一般是医生保护滤镜卡住或者不到位、光电传感器脏污或者损坏、驱动电缆断路或者接触不良所致。

（3）故障排除过程

卸开目镜螺丝，取下目镜。用内六角扳手卸掉目镜底座螺丝，取下底座，露出医生保护滤镜；开机，设备进行自检。

滤镜由垂直状态变为水平状态，遮住目镜光路，然后再变为垂直状态，动作正常；滤镜反射片到 3 点位置，动作到位，但故障依旧。

这说明滤镜驱动电路及传动机构工作正常，问题可能出现在位置检测电路。

关机后用酒精棉签擦拭位于 3 点位置的光电传感器，清洁设备内部光路，再开机试验，故障排除。

（4）故障小结

若经过上述步骤后故障仍未排除，则需要校正光路。这项工作需要由专业工程师使用专业测试设备进行，不可擅自处理。

医院工程师对于眼科设备维修往往有畏难情绪，觉得眼科设备结构精密、光路复杂，动手检修会有扩大故障范围的风险。上述两个案例能充分证明，在基本了解相应机械、光路、电路原理的前提下，在紧急情况下，医工也有发挥专业技能的用武之地，并非只能一等了之。

第6节　医疗设备维修的四项重视、四个步骤、六点提醒

一、四项重视

1. 重视知识储备

熟悉所修仪器正常工作原理，根据图纸资料了解电路结构、元件结构、性能参数，了解所用仪器的具体使用方法。

2. 重视逻辑思维

一定要进行故障分析，先动脑后动手，养成有图纸看图纸，没图纸画方框图的良好习惯，力戒没有一点想法就把机器拆得七零八落。

3. 重视人身安全

（1）防市电

要注意维修工作环境中电线电缆是否有破损或鼠咬电缆，在医学工程科内工作台上维修时尽量两脚离地，培养单手操作的维修工作习惯。

（2）防高压

临床常用的除颤监护仪、短波超短波理疗设备、CRT 显像管、液晶背光驱动板、X 光机、CT、DR、直线加速器等的很多部件带有高压电，维修此类设备前要断开供电电源，待仪器内部放电后再接地，再连接高压端以保证安全。

4. 胆小而又心细

医疗设备设计精密、价格昂贵，关系到病人的安全与检查结果准确与否，切不可马马虎虎、丢三落四。

二、三个步骤

1. 问

问就要问故障现象，故障发生的具体相关客观条件（电压、电流是否异常？有无雷电？温度？湿度？有无打火、冒烟、异味、异响）。

2. 看

不通电情况下看电源线、保险丝、传感器、各旋钮位置、运动部件、限位点、大电阻外壳有无烧焦、大电容有无漏液（电解电容内有白色液体化学物质，漏出后电容急剧变小，而且腐蚀线路板引发多种故障）；主板电池有无漏液；电线间有无短断线；机柜内有无鼠患；通电情况下，看有无打火、冒烟、焦煳味、特殊声音。

3. 查

"查"包括故障分析和仪器检查。故障分析就是要根据逻辑推理的方法，分析具体仪器故障现象，缩小并力争最终确定故障范围；还可以利用机器本身的外部旋钮，通过调整仪器设备的工作状态，从而确认故障发生的范围。

仪器检查就是根据仪器设备中故障率较高的部分（多为高电压、大电流、常动作、

运转时间长的运动部分）或者执行部分的原理，检查是否有常见的分立元件，如功率管会因大电流击穿短路直至断路；电容会出现高压击穿（瓷片电容最容易击穿）或者电容漏电，电阻会出现断路、烧焦、电位器接触不良等诸多性能变化；电感会出现变形或者烧断等异常情况。

三、维修检查一般顺序

我们建议一般的维修检查顺序原则如下。

①先大后小，测量关键点电压，利用断路、短路进行故障分割；②先查静态工作点，后查动态工作点；③从后级电路板往前级电路板检查；④必要时应急替换元件或去掉故障部分功能，而使机器能部分功能运转。

四、六点提醒

（1）注意首先要排除操作人员使用方面的问题，在实际临床医学工程维修中很大比例属于此类非故障保修。

（2）更换高频或中频元件时，应保持各元件引线的原始位置。尽量更换同型号元器件，采取参数以大代小的原则选择元器件。

（3）大功率元器件的散热片同机壳接触紧密，绝缘片硅脂等在维修时要注意保留，多个固定螺丝拧紧时注意用力均匀。

（4）具有电感的负载的开关电路（如继电器），往往采用阻尼吸收能量，其中的二极管阻尼电路不能开路，否则会损坏开关元器件。

（5）在确定故障元件之前，不要随意调整仪器内可调元件，确需调整需要用记号笔或刀刻标记。

（6）要分清快速保险（F 开头）和延时保险（T 开头），切不可混用，否则会扩大故障范围。

三、维修中用好点线面体分析法

点线面体，讲的是部分与整体的关系。多点连成线，线相交于点；多线连成面，面相交于线；多面连成体，多体交于面；点是线的一部分，点线是面的一部分，点线面是体的一部分，点线面有机联系组成体。

这里的点是指知识点、元件，线是指单元电路，面是指组件、模块、电路板，体是指整机。

学习时，我们要按点线面体的顺序。维修时，我们要按体面线点的顺序分析故障，即先根据整机故障表现确定是哪个组件故障，再确定是哪块板故障，再确定是哪个元件损坏。

第 7 节　临床工程师如何提升沟通效率

医院的临床工程师，就是医学工程科设备维修工程师。不同地区、不同级别的医院，医学工程科或者叫医学工程处，或者叫医学装备部、医疗设备科，等等不一。

临床工程师在工作中的沟通对象有很多，在本单位里有分管科领导、分管院领导、科里同事、服务科室主任、护士长、普通医生、护士及同属医技行政的科室的同事，在对外关系上有原厂商务、工程师及省市区各级业务主管部门领导、办事员等。

一、提高临床工程师沟通效率的十个建议

提升沟通效率，能节省交流时间，避免出现认知差错，对于工程师长期工作有良性循环的作用。下面按照常见的工作流程，按顺序提出十个提升高效沟通的建议。

1. 请示工作说具体方案

不要让对方做开放式问答题，如直接问"您看怎么办好些?"而是要让对方做选择题。请示工作至少要给对方两个方案，且要有方案之间的优缺点对比，并表达自己的倾向性。

2. 布置工作说具体标准

布置工作是执行已有的计划，要有人员分工、完成时限、验收标准，完成后有考核、奖惩。如果不说清楚具体标准，参与者一头雾水不知道如何做，不知道做到什么程度才是最合适的，就会出现职责不清、相互推诿、消极怠工等负面情况。

3. 阶段性汇报说结果

阶段性工作汇报要明确告诉已经完成的工作量占比，以及预计的完成时间，必须提及工作中存在的难点所在，以及由此造成的不确定性。这些难点需要领导协调的事项要明确说明。如果不提，影响进度的责任肯定要落在汇报人身上。

4. 总结性汇报说得失

做总结性工作总结要简要描述流程，先后顺序逻辑要清楚，要提取出全部流程中的关键点、失误点、反思点。工作完成过程中的经验和教训也是重要的知识财富，让更多人了解并运用到，能起到事半功倍的作用。分享维修案例的最后，一定要有总结性内容。

5. 交接工作讲合作

不要设置人为障碍，把完成的与未竟的工作分类逐一交接，把前期工作中形成的经验和教训也毫不保留地交接给继任者，目的是让他迅速进入工作角色。

6. 回忆工作说感悟

少唱高调，多说干货，最忌空谈。多说自己在工作中的感悟，哪些是活学活用做到的，哪些是灵机一动悟到的，哪些是奇思妙想反思的，哪些是长期坚持得到的。

7. 尽量避免场景式会话

复述一段对话的时候，不要使用戏剧式台词对话，试图还原当时双人甚至多人的场景。如我说什么话，张三说的什么话，李四又说了什么话，王五接着说了啥，惟妙惟肖的连语气语速都带上，弄得听者逐渐跟不上场景的重建，也就失去了继续听下去的兴趣。建议以第三方的视角，直接按顺序直叙对话中各方的观点，简单明了，不拖泥带水。

8. 讲话要有听众意识

话要得体，就是张嘴之前要尽量分析听众的身份、喜好、交流习惯等，不能将同样的话以同样的方式说给不同的人听。

9. 结尾处要重复要点

在结尾处总结一下内容要点，以便于那些中间走神或者中间进入对话的人可以通过听结尾来了解全部发言的要点，尽管这样会缺少一些细节。

10. 讲完确认是否被听懂

讲归讲，听归听，中间有个信息传递效率，还有个准确率。讲话的目的不是为说而说，而是为了完成任务，是让听者不但听到，而且听懂，能明白讲话者的具体意图。建议讲完后，追加一句，"不知道我说清楚了没有"？不明白的会再问几句，因为讲不清楚是讲话人的责任。你千万不要问，"你听明白了没有"？如果你这样问，那听者往往就会回答"听明白了"，因为听者会认为听不明白是自己的责任。

这十项建议，您可以举一反三，推广到日常生活中使用，因为家庭中也经常有这些事项需要在家人中间交流沟通。

二、临床工程师要注意高效沟通

基层临床医学工程师接到的电话通常是来自使用科室的故障报修。他们的主要工作之一是向原厂售后或者第三方公司报告医疗设备故障。他们需要向生产厂家的售后工程师、第三方维修公司的工程师，或者其他医院的同行说明某台机器出现的具体故障现象，以便于获得下一步的维修指导建议，甚至能直接判定是哪个部件失效，这对排除故障至关重要。好的报修，能节约时间、减少失误，尽快确认下一步的判断方向，甚至能直接解决非元件失效问题，如操作错误引发的故障。

如果报修时表达不清，双方都会感到困惑，都搞不明白对方说的啥，更谈不上解决问题。所以，为了更有效地沟通并避免不必要的弯路，只需注意以下几个方面，就能达到事半功倍的效果。

1. 掌握医学装备基本信息

了解发生故障的设备信息，越详细越好，包含但不限于医疗设备规范的名称、非简化的型号、出厂日期、系列号、软件版本号、所属科室。医疗设备的名称要规范，不要讲外号、俗称，以免误导对方。

2. 明确故障时的客观环境

与使用人员充分沟通，了解故障的具体现象、故障发生的前提条件、可能的发生规律，并排除外部环境影响和操作人员不规范（避免当面说"错误"两字）操作的因素。必要时拍照录像或保存异常打印结果或图像。

现在都有微信，可以发图片、语音或者视频。先把手里有的资料发过去，让对方先看一下，然后再咨询问题，而不要上来就问，然后再一个一个地给对方发过去，那样效率太低且无法给对方清晰的维修思路。

3. 知晓安全注意事项

求助者要提前了解本医疗设备检修的安全注意事项，不能因为无知无畏乱动一气，扩大故障范围是小事，危及自身安全与健康则不可取。沟通是沟通，检修是检修，不能同时进行以免分心导致触电、挤伤、扩大故障等危险。切记！

4. 先分析后动手

求助者要对于本次故障进行初步分析并检修，形成初步判断结论，与对方说明自己的维修思路，看看是否与其一致。然后及时修改检修方向以解决问题，这也便于在本次故障处理过程中学到实际经验。

5. 提前准备高效沟通

尽量用普通话（重要的事情说三遍）。找到厂家、第三方或者想要联系的人，通过微信图片告知以上信息，希望得到他人的帮助。双方交流宜简短而高效，不必多说废话，因为大家都很忙。如果不是保内的机器，那该付费请教的就要付费，毕竟对方付出了时间和智力劳动。

6. 充分理解检修建议内容

按照对方的建议或者指示进行检修，要在弄清其目的是什么的前提下再行动。如果对他人的检修建议目的不清楚，要及时问清此步骤的目的。有自己的思路时可以及时反馈给请教者，这样能避免沟通失误而多走弯路。

做到以上六点并不难，只是需要提前多准备、事中多动脑、完事多总结而已。作为一名医工，上班为了尽快解决工作中出现的问题。有为才有位，才有存在价值。凡事多用心，工作更自信，事半功倍，何乐而不为？

三、宣教护士如何对医疗设备故障进行报修

在实际临床工作中，护士是很多医疗设备的使用人员，尤其是病区里使用的各类常见护理用医学装备。而基层临床医学工程师接到的电话是使用科室的故障报修。好的报修，不但能节约沟通时间，还能让工程师提前做好准备，能缩短故障停机时间，提升设备开机率，从而提高经济效益和社会效益。如果报修时表达不清，双方都会困惑，都搞不明白对方说的啥，更谈不上解决问题。所以为了更有效地进行沟通，避免多走弯路，只需要注意以下几个方面，就能起到事半功倍的效果。

1. 说清楚医学装备的基本信息

首先了解发生故障的设备信息，越详细越好，包含但不限于医疗设备规范的名称、非简化的型号、所属科室，注意医疗设备的名称要规范，不要讲外号、俗称，容易把对方带沟里去。

2. 能简述故障时的客观环境

与使用人员充分沟通，了解故障的具体现象、故障发生的前提条件、可能的发生规律，并排除可疑的外部环境影响和操作人员不规范操作的因素。必要时拍照、录像或保存纸质异常打印结果或图像。现在都有微信，可以发图片、语音或者视频。先把手里有的资料发过去，让工程师看一下，然后再咨询问题。

3. 用普通话进行交流

尽量用普通话进行交流。

4. 用心避免出现低级错误

这些情况本来不是设备故障的问题，而很容易被当作设备故障而频繁被报修，看看大家有没有对号入座的情况。

（1）氧气吸入器不出气？负压吸引器没有负压？设备带上的阀门有没有被病人家属误关了？

（2）监护仪微量泵褥疮气垫床没电？是不是墙上的插座没电了？机器上插座脱落了？多个房间跳闸停电了？

（3）呼叫器乱响，是不是呼叫器手柄被病床的靠墙侧的床头压住了？

（4）空气消毒机遥控器不好使？若按一下面板上的实体按键设备能正常使用，说明遥控器坏了。看看电池有没有电？电池是刚换的，你领到的电池放到抽屉里多久了？我和老护士长交接物品时它就在，但老护士长也不知道什么时候领来的。小经验：用手机拍照功能，对准遥控器小灯，按键，如果手机屏幕上有一个扑棱扑棱的红灯在闪，那证明遥控器是好的。

（5）电脑黑屏？电脑主机的电源线插好了吗？插排开关按下去了吗？按电脑启动按键有反应吗？显示器开关开了吗？

（6）打印机卡纸了？先断电，然后打开放打印纸的纸盒，两手捏住纸的两边，使点劲，使其原样抽出，再重新开机就行。

第 8 节　医疗设备芯片级维修

虽然医疗设备芯片级维修难度越来越大，但很多设备仍可以通过芯片级的维修进行修复。厂家售后服务部的工作，虽每次维修都有厂家提供线路板进行替换维修，但笔者总想探究根源，弄清究竟是哪个芯片元件损坏，有时更想知道芯片内部是怎么坏的。

现在的设备大部分不提供详细图纸，只给你一个方框图或外部接线图。笔者在厂家售后部有时也看不到图纸。虽说通过自己想办法也能绘制出来，例如简单的板子可以照板绘图，复杂板子可通过抄板得到电路图，但这毕竟很麻烦。而不依赖图纸盲修有时能省出很多麻烦。

以前的设备大都是分立元件，且大都有详细的电路图，进行芯片级维修相对容易。后来慢慢都变成插件集成电路的，仍然有图纸，但有点难度了。而现在的设备变成大规模集成电路的，且是帖片元件，测试焊接困难大，不附图纸，且全是软件控制，想进行芯片级维修更是难上加难。虽如此，对于一部分技术含量稍低的设备，我们仍然可以进行芯片级维修。

一、如何进行芯片级维修

怎样不需要专业的集成电路在线检测仪，而进行芯片级维修呢？

1. 用望闻问切法确定故障的大致范围

望闻问切法能检查出明显的故障，然而并非每次都那么幸运。

2. 检查比较明显的故障

检测交直流电压，检测各关键点电压，检查保险丝，检查接线，检查插头插座。应用产品本身错误代码及其他错误指示，确定大致范围。一般板子上或多或少都会有一些文字标识，如标注电压值。

3. 根据故障现象，运用产品知识、电路知识缩小确定故障范围

故障比较明显的，谁都喜欢修，然而并不是每次都好修，故障不明显的就要扎扎实实地检测了。

4. 确定故障范围后，用万用表检测

芯片级维修是一个综合能力的表现，维修时不仅需要深厚的理论知识和产品知识，更

需要良好的动手能力。开机检测关键点电压、频率、波形等数据。关机在线逐一检测元件，用万用表电阻挡、二极管挡、三极管挡检测。电阻、电感用电阻挡测，二极管、三极管、MOS 管、IGBT、集成电路用二极管挡测。功率器件容易坏，也容易测。电感、变压器、电磁铁用电阻挡、电感挡检测和计算。

二、几个阶段的学习

容易拆卸的元件离线检测需要做到芯片级维修，须经过以下几个阶段的学习。

1. 学会用万用表离线检测电子元器件，分立元器件大部分可以万用表轻松检测。要熟练掌握万用表与元器件的相关知识，闲暇时可以拿一些元件进行反复测试，最好将好元件和坏元件进行对比测试。

2. 集成电路用万用表检测有点难度，笔者经过了摸索实验，也发现了一些规律。有些集成电路可以对照内部原理图测试，通用的芯片如运放、4000 系列、74 系列，单片机以及逻辑器件等，仍有规律可循。万用表测地脚对其他脚之间的压降，如果大于一个二极管的压降，则万能存在问题；若压降为 0V，则表示短路。

3. 发现一些设计上的缺憾，能改则改之。一台拍片机吊架，每月烧一次板子，已连换三块。修理时，发现了其设计上的问题，于是把电路做了一下修改。用了几年竟没坏，原来准备服废的设备最终未报废。

4. 电磁兼容的问题不可忽视。很多国产的或组装机存在电磁兼容问题，如图像上有干扰、死机以及反复损坏等情况，就要考虑电磁兼容问题。

二、电路板维修基本口诀

一块普通线路板，电路组合成千万。

元件长相经常变，字符认清是关键。

电阻电容最常见，损坏也是很普遍。

电阻阻值易变化，电容漏容还漏电。

电感变压器是线圈，简单测试看通断。

二极管和三极管，测那 PN 结正和反。

MOS 管和可控硅，触发测试是关键。

以上都是分立件，集成电路很多年。

模拟器件有运放，虚短虚端来判断。

光耦隔离前后级，损坏那是千千万。

数字器件经常见，40 和 74 标前面。

还有模数转换器，测试起来很费力。

别忘 ROM 和 CPLD，烧写要靠编程器。

CPU、单片机，时序判断逻辑仪。

各种各样传感器，损坏概率排第一。

三、检修技巧"八先后"口诀

1. "先动口，后动手，熟悉原理和结构"

对于有故障的电气设备，不应急于动手，应先询问产生故障的前后经过及故障现象；对于生疏的设备，还应先熟悉电路原理和结构特点，遵守相应规则。拆卸前要充分熟悉每个电气部件的功能、位置、连接方式以及与四周其他器件的关系，在没有组装图的情况下，应一边拆卸，一边画草图，并做好标记。

2. "先外头，后内部，排除周边再拆修"

应先检查设备有无明显裂痕、缺损，了解其维修史、使用年限等，然后再对机内进行检查。拆前应排除周边的故障因素，确定为机内故障后才能拆卸，否则可能将设备越修越坏。

3. "先机械，后电路，使用仪表仔细瞅"

只有确定机械零件无故障后，才能进行电气方面的检查。检查电路故障时，应利用检测仪器寻找故障部位，确认无接触不良故障后，再有针对性地查看线路与机械的运作关系，以免误判。

4. "先静态，后带电，通电之前要绸缪"

首先在不通电的情况下，对电气设备进行检修。然后再在通电情况下，对电气设备进行检修。许多发生故障的电气设备在检修时，不能立即通电，否则会人为扩大故障范围，烧毁更多的元器件，造成不应有的损失。因此，在故障机通电前，先进行电阻测量，采取必要的措施后，方能通电检修。

5. "先清污，后维修，脏污灰尘是缘由"

对污染较重的电气设备，先对其按钮、接线点、接触点进行清洁，检查外部控制键是否失灵。许多故障都是由脏污及导电尘块引起的，一经清洁故障往往会排除。

6. "先电源，后设备，故障多发事功倍"

电源部分的故障率在整个故障设备中占的比例很高，所以先检修电源往往可以事半功倍，快速找到故障点。

7. "先公共，后专用，能量信息不顺溜"

任何电气系统的公用电路一旦出故障，其能量、信息就无法传送、分配到各具体专用电路，导致专用电路的功能、性能无法实现。如一个电气设备的电源出现故障，整个系统就无法正常运转，向各种专用电路传递的能量、信息就不可能实现。因此，如果遵循先检查公用电路、后检查专用电路的顺序，就能快速、准确地排除电气设备的故障。

8. "先通病，后难症，积累经验不用愁"

电气设备经常容易产生相同类型的故障。由于通病比较常见，积累的经验较丰富，因此可快速排除。这样就可以集中精力和时间排除比较少见、难度高、古怪的疑难杂症，简化步骤，缩小范围，提高检修速度。

检修技巧"八先后"口诀如下。

先动口，后动手，熟悉原理和结构。

先外头，后内部，排除外因再拆修。

先机械，后电路，使用仪表认真瞅。

先静测，后带电，通电之前要绸缪。

先清垢，后维修，脏污灰尘是缘由。

先电源，后负载，故障多发省时侯。

先公共，后专用，能量信息不顺溜。

先通病，后难症，积累经验不用愁。

第五章 医学工程专业科研

　　医学工程专业，作为现代医学与工程技术交叉融合的典范，正引领着医疗健康领域的创新潮流。而医学工程专业科研，则是这一领域持续进步与突破的核心动力。

　　本章将深入剖析医学工程专业科研的现状、特点与未来方向，探讨科研活动在推动医疗设备研发、医疗技术创新、临床诊疗优化等方面的重要作用。

　　我们旨在通过展示医学工程专业科研的最新成果与前沿趋势，激发广大临床工程师与科研人员的创新热情，为医学工程领域的科研活动提供新思路与新方法。

　　让我们携手并进，在科研的征途上不断探索未知，共同推动医学工程专业的繁荣发展，为人类健康事业贡献智慧与力量。

第1节 职工创新"五小"大赛

一、什么是职工"五小"创新大赛

　　此项创新大赛的指导文件是全国总工会《关于开展全国职工"五小"创新成果和"五小"成果路演项目征集的通知》。这种比赛一般是由当地省区市级工会、人社部门、科技局等联合举办，具体是哪些部门请注意看比赛通知文件里的抬头和落款。

二、比赛的项目要求

　　参赛项目要求聚焦工作一线，立足岗位创新，重点在难点攻关、生产研发、创新创造、班组建设、技能提升、安全生产等领域体现创新。

三、什么类别的项目可以参加？

　　（1）职工"五小"

　　什么是"五小"？小发明、小创造、小革新、小设计、小建议，简称"五小"。

　　（2）职工创新

　　职工创新主要包含研发的新技术、新材料、新产品、新工艺；对现有设备的技术改造、改进；在科学技术普及中的创新内容、方法、手段；具有独创、高效、科学、实用特点的操作（工作）法；在引进、消化、吸收、开发、应用国内外先进技术中创新的关键技术；具有新颖性、创造性和实用性的发明创造；其他生产领域中取得显著成效的群众性技术创新成果等。

职工创新相对于"五小"更为系统、复杂、庞大，但是两者之间没有截然的界限，两者是分组报名、分组评审，具体报哪一组还是要看创新项目自身的特点。

四、对于参赛项目有哪些主要要求

（1）参评项目具有实用性和可操作性，经济效益、社会效益明显。

（2）申报项目需按要求提交项目申报表且申报资料要齐全，具体包括选题原因和改进方法、应用后达到的技术水平、安全与经济效益分析、运用现状和推广前景等。

（3）部分行业或项目有优先推荐机会。如某地比赛通知中提及，"先进制造业、战略性新兴产业、数字经济、传统产业转型升级及新兴业态等行业（领域）相关的创新成果，同等条件下优先推荐。"

五、如何申报职工"五小"创新大赛项目？

（1）选题

既然是职工"五小"或者创新，那这"五小"看似范围小，实际意义并不小，更别提职工创新项目了。"职工"二字表明其肯定是要解决工作上的问题。"五小"或者创新肯定要解决普遍性问题，要去除行业痛点，有推广价值，不管是经济效益还是社会效益。需要注意的是，发明一种新的劳动工具或改进一件现有的劳动工具是"五小"，或者生产一种新产品是创新，而把工作流程标准化，比如安全生产、生产工艺、产品质控流程、意外风险防范控制，都是创新的一部分，而这一部分容易被忽视。

（2）申报类别

如果"五小"的项目放到创新组里面，因为其项目相对简单，在评审中可能会明显示处于劣势，所以要慎重选择组别。

（3）改善 PPT 演示效果

初赛主要看提交的申报材料，而进入复赛的项目一般采用专家评审的方式排名授奖。所以 PPT 的演示效果有很重要的作用，可以展示流程图、发明创造产品使用视频等，具有纸质申报材料不具有的现场感。

（4）重视评审环节

复赛的评审专家一般来自各行各业，多为大型企事业单位高级工程师或高校教师。他们会针对演示内容提出问题。项目汇报人需要提前准备可能出现的问题，并预测专家可能关注的创新点。

六、给职工"五小"和职工创新成果参赛者的建议

通过现场会务组和专家们的反馈，对于众多参赛项目汇报人的现场汇报情况，专业的行业素质、流畅的表达和面面俱到的服务内容给他们留下了良好的形象，尤其是几位项目汇报选手声情并茂，语言富有感染力，给众多评审专家留下了深刻的印象。抛开今年这些参赛具体项目的得分与排名，我觉得本次个别参赛项目有几点小小的不足，在此提出 4 点小建议，希望同行们准备明年参赛项目时注意。

1. 提升项目的针对性

某些项目针对性宽泛，涵盖多个创新点和创新项目，但每个都没有体现创新的技术含量，且没有深入展开讲述。建议按照创新点的重要程度依次阐述，做到既能让本专业的评审专家知道项目的先进性，也能让别的行业的专家了解项目的实用性。

2. 提升 PPT 课件质量

部分 PPT 课件过分注重放映时的切换效果设计，而对于内容重视不足。例如，字体单一，多从 Word 文档中复制粘贴，字号过小、字数过多，大标题、小标题与正文字体缺乏变化，整体不够美观。实际放映效果没有优化。大家可以换位思考一下，看完一页全部是文字的 PPT 页面需要几秒钟，或者不需要一秒钟，而念完这些内容却需要 1 分钟，甚至更长时间。如果汇报时专家一眼就能看完当前页的课件，但是还要等汇报者逐字念完，这样不仅耽误时间，还显得枯燥。建议优化 PPT，适量增加图表，如柱状图、趋势图、占比图示等对比性内容，有条件的增加三维立体图、动态图、动画演示、剖面图、短视频等元素，并提前按照限时要求，在科室内或院内进行小范围模拟汇报及模拟答疑，以此提升应对能力。汇报时，建议多以疑问句开头，先讲行业痛点，然后讲设计思路、技术路线，最后讲实现的效果。这样能使线索清晰，首尾呼应。

3. 注意参赛项目定位

个别项目采用了经验介绍汇报的形式，如将如何对患者实施全方位的服务做成了系统性改进工程，而不是专项技术革新。会议期间，听到个别评委专家提出建议，内容是下年度各推送单位加强项目内容审核，控制参赛项目数量，保证参评项目技术含量。

4. 提升全员参与度

在一些单位中，众多科室积极参与，且部分科室的员工参与度高，这种情况能极大地提升参赛项目的技术含量。通过年年参与、全员参与的组织方式，不仅能极大提升参赛作品的系统性和技术含量，还能提升参与人员的科研创新能力和统筹规划能力，乃至文字写作能力。

七、五小项目示例

1. 台式血压计立位螺丝替换

水银柱血压计主要由五部分组成：袖带、橡皮球、橡皮管、阀门、水银柱刻度计。

袖带：内部放有可充气的橡皮囊袋，测量时绑在上臂处。

橡皮球：呈椭圆状，用手挤压橡皮球可以给袖带充气。

橡皮管：有两根，一根连接橡皮球和袖带，另一根连接袖带和水银柱刻度计，是气体的通道。

阀门：内部有空气过滤器，关闭阀门，给袖带充气，水银柱会毫不费力地上升；拧开阀门时，水银柱会迅速下降。

水银柱刻度计：外形像温度计，中间为玻璃管，玻璃管两侧为刻度值，刻度值的范围在 $0\sim300$ mmHg 之间。刻度计的底端有水银柱的开关，顶端有一个通气小孔。

机械部分的关节转轴是一个较为棘手的问题，可能会给维修工作带来一定困扰。

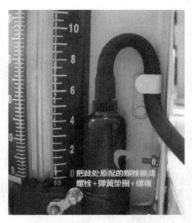

图9 更换台式血压计螺栓

原厂配的螺丝，在经过长时间使用后，就会出现松动的情况。这种情况下，就可能导致整个水银柱刻度计的外壳与内部结构分离，出现类似两半分开的现象。

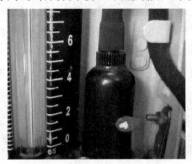

图10 故障排除

为了确保螺栓不松劲，建议对两侧螺检进行更换，采用优质螺栓搭配弹簧垫圈和螺帽的组合方式。具体更换要点如下。

（1）最好用中国台湾生产的黑色平头螺丝，其具有不易生锈的特点。

（2）要使用5.5mm的呆头扳手紧固，以保护螺帽，因为尖嘴钳或者老虎钳可能会拧坏螺帽。

（3）螺丝的尺寸：直径3mm，长度8~10mm，平头（沉头）型。其中8mm的螺丝安装后较为美观，螺栓约漏出0.5mm；上图的螺栓长度是10mm。

2. 输液吊杆紧固螺丝的改进

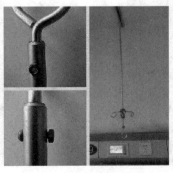

图11 输液吊杆紧固螺丝

　　输液吊杆上的现有的紧固螺丝没有采用防脱螺帽，导致各关节螺丝经常出现脱落的现象，不仅影响美观，还增加了维修业务量。

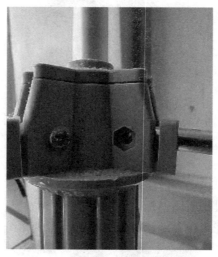

图12　没有采用防脱螺帽的紧固螺丝

通过小成本更换防脱螺丝帽，可有效降低故障率。

使用充电电钻搭配螺丝批头，能快速、高效地对大量防脱螺丝帽进行更换处理。

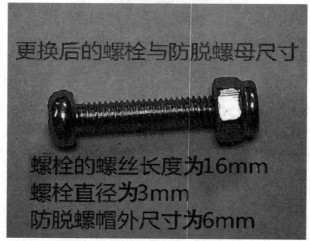

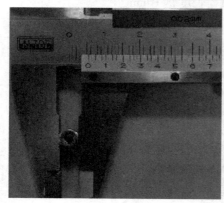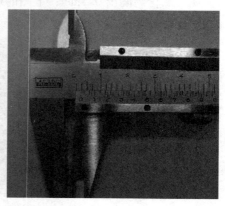

图13　更换后的螺栓与防脱螺母的尺寸

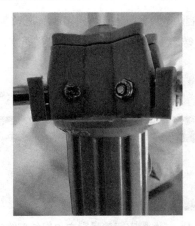

图 14　加装防脱螺帽后的效果

3. 鱼跃 H005 轮椅手推圈固定螺帽的改进

原来的固定螺帽结构为圆球头装饰盖搭配弹簧垫圈与平垫圈。在使用过程中，若螺帽发生松动后且未及时紧固，就会导致这三者全部脱落。

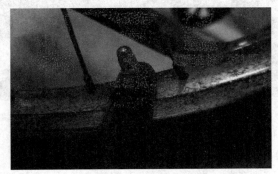

图 15　鱼跃 H005 轮椅手推圈固定螺帽

原固定螺帽选用的是不锈钢盖型 M5 螺母圆球头装饰盖帽，其外观与尺寸如下图。

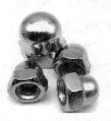

图 16　不锈钢盖型 M5 螺母圆球头装饰盖帽外观

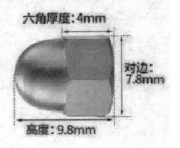

图 17　不锈钢盖型 M5 螺母圆球头装饰盖帽尺寸

改进措施：将原不锈钢盖型 M5 螺母圆球头装饰盖帽替换成 M5 尼龙防松自锁六角螺丝帽。M5 尼龙防松自锁六角螺丝帽的结构为平垫圈搭配六角螺帽与防脱落螺帽，具体如下。

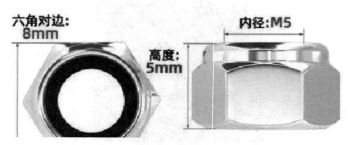

图 18　M5 尼龙防松自锁六角螺丝帽结构

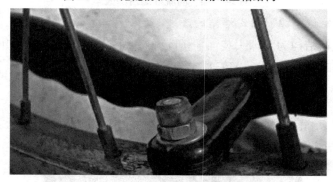

图 19　鱼跃 H005 轮椅手推圈固定螺帽改进完成

经初步观察，确认能有效减少固定螺帽脱落状况发生。

4. 使用千斤顶更换河北普康小护士双摇床脚轮

脚侧右边脚轮的橡胶圈破损，推行时颠簸引起病人不适，同时噪声大。故障原因是单侧脚轮的橡胶圈破损，检查发现破损处有明显的锐角撞击痕迹，可判断为推出辅助检查时经过不平整地面所致。因新旧脚轮高度不一致，故更换中侧脚轮两只，其中那只旧的留用，待其他病床需要更换时可用。在更换脚轮前，让病人离开病床，到远离病床的位置就座，或换到另外一张病床上。

交换时，使用小型千斤顶（淘宝网上最小的为 2T）和方形松木块（高度 10cm）将病床的脚侧顶起，留出足够高度用于更换脚轮。注意提前把病床头侧两个脚轮刹车锁定，防止在更换时病床发生移动。

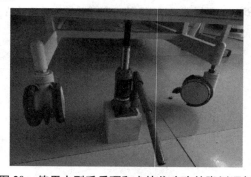

图 20　使用小型千斤顶和木块将病床的脚侧顶起

将右侧旧脚轮从床腿下方螺母处拧下，可用扳手拧松后，将脚轮刹车锁定，用手旋转拧下。将要更换的脚轮螺栓加弹簧垫圈后拧入，注意用手感知拧入阻力，切不可直接用板手用力拧入，以防螺栓脱扣。如果破坏螺母内的螺纹，那就属于人为制造故障，会额外增加工作量，得不偿失。更换双侧脚轮后，放下病床，去除千斤顶和木块，观察脚轮着地情况，必要时一侧脚轮下加平垫圈以找平高度。

针对故障原因，提出整改建议。

（1）避免使用病床接送病人

非紧急情况下避免使用病床接送病人做辅助检查，而按照规定使用病人转运车，或者使用轮椅。

（2）移动病床时注意避免碰撞脚轮

移动病床时注意地面障碍物，防止脚轮碰到尖锐物体表面，如台阶、瓷砖边角。

（3）避免脚轮接触消毒液

消毒液会对脚轮的橡胶部分造成损坏，引起橡胶老化、变脆。需要对保洁人员进行宣教，嘱咐他们不要对脚轮直接喷洒消毒液，拖地时尽量避免带有消毒液的湿拖把碰到脚轮。

5. 病房床头柜侧板脱落的维修方法

柜门内侧板脱落，导致柜门不能闭合。

处理过程如下。

（1）打开柜门内侧塑料板固定螺丝，发现多个用于将该板固定于柜门的自攻丝底座从根部脱落。

（2）使用免钉胶将多个自攻丝底座原样固定。

（3）在柜门的上下门轴处开足够大的方形孔，以方便安装压缩弹簧。将门轴安装到柜体下的定位孔内。

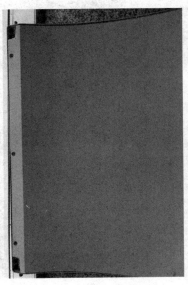

图21　病房床头柜侧板

（4）待免钉胶固化后，将自攻丝拧紧，必要时在缝隙处打胶，防止塑料板和柜门出现大缝隙，影响柜门的密封性。

（5）打磨门轴处锈迹，涂抹凡士林以润滑消音，然后压缩弹簧，安装门轴。

（6）在门轴开孔处，将合适大小的薄塑料板贴到柜门内板上，以防灰尘进入开口处。

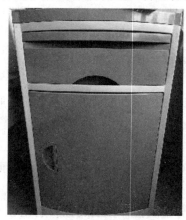

图22　维修后效果图

由于确保柜门与其背面塑料薄板贴合角度完全吻合有一定难度，在操作时需要准备多个足够厚度的夹具来辅助固定。

6. 病床床头柜脚轮底座的固定方法

床头柜顶面不平，四个脚轮的其中一个支撑力过小，床头柜向坏侧脚轮倾斜。

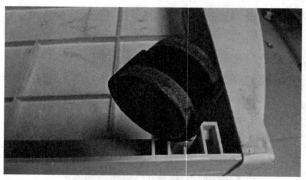

图23　病床床头柜脚轮

故障分析：坏侧的脚轮受力的立面出现横向裂缝，导致脚轮立柱向内侧弯曲。

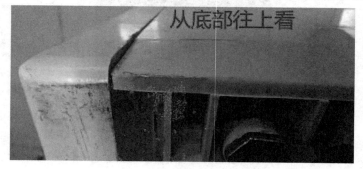

图24　脚轮立柱向内侧弯曲

处理过程：使用 L 型铁拐角连接件，用 φ5 螺丝紧固。

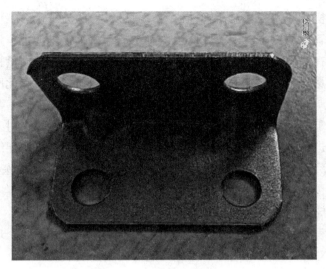

图 25　L 型铁拐角连接件

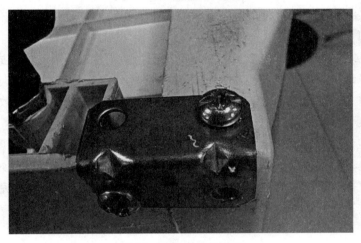

图 26　加固后的效果图

脚轮受力面里面的塑料板过于单薄，导致强度不够，在台阶碰撞或上下颠簸时容易发生横向撕裂。

第 2 节　地市级临床工程师专项技能比赛组织与实施

　　临床工程师专项技能比赛对于促进医学工程学科建设和人才培养、提高医学工程人员技术能力和保障水平、推动医工人才队伍建设、提升统一医疗器械的质量控制工作流程和运行标准具有重要作用。本方案以某地市级医学工程学会组织举办年度技能比赛为背景，设计参赛人员组成、竞赛内容、赛程设置等方面内容，并在办赛过程中的个人理论知识笔试、抢答赛、实际操作能力考核环节、前期准备工作要点和竞赛题库等方面提出可行性建议，可供各地医学工程学会举办类似活动时参考。

　　近年来，国家卫健委医院管理研究所十分注重各医疗机构医疗器械管理能力的提升，加大力度帮助医疗机构完善医疗器械管理体系，其终极目的为实现医工结合服务患者，并将其作为医疗器械管理的核心。现阶段使用信息化数字化的手段促进医疗器械管理科学化已是大势所趋。而在医疗器械管理中，一个核心的点就是医疗器械质量控制。医疗器械的质量安全是医疗质量安全的基本保障，是医院高质量发展的基石，因此医疗器械的质量控制工作尤为重要。

在地市级医学工程学会年会同期举办临床工程师专项技能比赛，对于培养临床工程师浓厚学习氛围，促进医学工程学科建设和人才培养，以赛代练、以赛促练，提高医学工程人员技术能力和保障水平，激发医学工程技术人员的工作热情，推动医工人才队伍建设，统一医疗器械的质量控制工作流程和运行标准，具有不可替代的重要促进作用。

一、地市级临床工程师技能比赛环节设计

地市级临床工程师技能比赛包括基础知识和实际动手操作能力两个环节，这样能全面反映临床工程师应对实际问题的能力，促进其能力的全面发展。

地市级技能大赛一般选取二级以上医院 100 余名医工参赛，参赛人员要求具有本科以上学历且为年轻临床工程师。他们是各家医院医学工程科业务骨干，且均有 3 年以上临床工程师工作经历。

技能大赛要求参赛人员首先全员参加理论知识客观题答题环节，然后成绩前半数人员进入监护仪故障维护与质控实操竞赛环节，理论答题分数相等者按提交时间先后进行排序，后半数者进入互动抢答题环节。每环节设置一、二、三等奖，设奖人数比例为 1∶2∶5。

1. 个人理论知识笔试

理论知识客观题库内容涉及监护仪、除颤仪、呼吸机、输注泵、质控理论知识，采用手机微信问卷星答题的评分方式，分为单选题、多选题、不定项选择题和判断正误题。对于多选题，将根据选项的完整性和准确性设置得分规则。问卷星能一键完成阅卷评分排序，较传统纸质答卷、阅卷省时省力，能尽量避免字迹不清、参赛者答案表述有歧义等主观因素干扰。

2. 抢答赛

为避免医院间实力差距，建议不采用以医院为单位组队，而是 50 名参赛工程师以随机抽签组合为 10 支队伍，每队均为 5 人。抢答赛共设置 50 道题，基础分 100 分，答对得10 分，答错扣 10 分，违规抢答扣 5 分，抢到答题权后参赛者轮流作答不得代答，以出示答题选项牌为准。

3. 实际操作能力考核环节

比赛内容为参赛者现场进行同一型号多参数病人监护仪故障排查，同时包含正确操作使用、定期维修质控校准等内容，涉及 FLUKE 或其他品牌质控仪器的使用操作和结果记录。比赛规则为满分 100 分，由评委根据故障排查思路、准确性、维修工具使用熟练度、故障修复时间、修后检测等标准逐条酌情扣分，各项得分汇总后给出最终得分。每个项目均设有评委，独立进行打分，取平均分作为该项目的最终得分，分数相同者以完赛时间确定名次。

表3　某品牌多参数病人监护仪维护与质控技能大赛现场评分表样表

项目	内容	分值	得分	评分要点
得分项	问题解决	65分		问题正确处理完成
	质量检测	35分		质控操作完成，数据真实，报告无缺项
	得分汇总			
扣分项	解决思路	10		评判工程师记录完整度及思路清晰度
	安全防护不到位	2		设备应断电保护，放置安全
	报告填写不规范	2		现象原因分析处理过程描述清楚，字迹可辨认
	静电防护不到位	2		静电手环未佩戴/未戴手套操作
	桌面不达标	5		维修完成后应还原桌面，工具附件整理整齐
	质控仪器有效性	5		有检查Fluke/体模校准日期动作并记录于表格
	设备外壳划伤	5		因螺丝边缘硌伤或工具操作不当导致外壳划伤
	跌落/附件损坏	10		操作过程中不规范导致机器跌落
	其他	酌情		
	扣分汇总			
总得分				

二、地市级临床工程师技能比赛实施要点

1. 前期准备工作要点

为保证技能比赛参与程度，提升学科重要性，我们可与业内知名设备生产厂家、当地医学会、人力资源部门以及工会等联合举办，为工程师提供有助于晋升的获奖证书。同时，由多个设备生产厂家提供题库和培训资料，以及提供竞赛用设备、质控仪器和常见故障部件。

2. 竞赛题库

考虑到不同级别医院的实际情况，以及学科背景、从业年限的差异，理论知识考题库应涵盖广泛内容，但难度不宜过大。竞赛时，题库外的题目应多为常识题。

3. 抢答题

抢答题可适当提高难度，设置自选难度对应分值题目，以增加竞赛的趣味性。

4. 实操环节提前培训

建议赛前培训时，要求选手养成良好的操作习惯，即做到"手指、眼看、口呼"，挨个说明动作目的和流程。同时，建议每位选手参赛过程全程录像。评委打分时可以及时回看，以确认扣分点，避免因参赛人数众多造成漏看、错看，从而给选手错扣分。

5. 竞赛人员管理

为保证公开性和公正性，参赛人员手机等通讯设备统一上交，并统一到准备室等待。工作人员负责安排进场。比赛结束后，人员和观众在赛场内远距离观赛，或通过隔室现场直播的方式观赛，以避免观众干扰选手作答。

6. 参赛人员身份区分

实际办赛过程中会出现医院医疗设备维修第三方整体托管公司专业工程师参赛的情况，考虑奖项对于医院自有临床工程师参赛者实际待遇方面的重要性，故建议单独设立外包工程师奖项。

三、竞赛项目延伸

临床工程师技能比赛是提升综合能力的重要途径，一定程度上亦为工程师个人职业发展的方向标。建议后期增加文明服务礼仪、专业英语读写听说、电路分析、案例讲解、焊接电子工艺等考核环节。这些环节有助于以促进语言沟通、英语资料阅读、与在线外籍工程师无障碍沟通、语言表达与自我宣传、元件焊接质量保证等诸多技能的全面发展。同时，考虑厂家期望宣传效果与对应赞助意愿成正比，举办方在选择比赛用待维修设备和质控设备型号时，要注意兼顾先进性和普适性，不宜使用过老型号；而应尽量选用近期较多配置先进的机型。这样做能起到引导医学工程学科健康发展的作用。

另外，在竞赛准备方面，设置提前规范化培训和赛前模拟演练两个环节也至关重要。这不但能提升全员参与度，还能使参赛选手熟悉竞赛规则和比赛器材，更便于参赛单位择优选拔参赛人员。

第3节　参编团体标准，助力职称晋升

一、团体标准已在多地评审文件中体现

目前来看，已经有29个省自治区、直辖市将标准作为个人的业绩、成果，列入职称评审的一个条件内。在大部分省自治区、直辖市的职称评审条款中，都包含了团体标准的相关规定。因此，团体标准的参与对参评高级职称是有重要作用的。它不但可以反映了一个人的专业水平和实践能力，还是一项专业技术实践活动，因为参编团体标准需要具备一定的要求和标准，这就需要参编者不断提升自己的专业水平和能力。

二、团体标准的地位和作用

团体标准是指由多个单位、组织或个人共同制定的标准，制定过程是具有民主性、代表性和可持续性的，具有很强的真实性和权威性。团体标准在某种程度上具有行业指挥棒的现实意义，可以代表一个行业的发展方向，作为行业内的参考标准和推荐标准，为行业内的企业提供指导和规范、填补行业空白。它可以起到市场宣传工具的作用，通过团体标准，可以向社会展示企业的品牌形象和技术实力，提高企业的知名度和竞争力。同时，并且团体标准还可以作为企业产品或服务的重要质量保证，提升企业竞争力，增加产品的附加值。

三、团体标准在职称评审中的应用

随着职称评定制度的逐步完善，在职称评定中除传统的学术论著、专利、项目等个人学术成果外，团体标准的参编也成了一项重要的参考条件。职称评审管理规定等文件中明确规定，职称评审委员会应当对申请人的专著、项目、学术成果、科技奖项、鉴定成果、团体标准等综合素质进行评价。团体标准在职称评定中的地位和作用正在

持续提升。甚至在一些专业领域，团体标准的制定和参编已经成为一项重要的学术活动，得到广泛认可。

四、团体标准对个人职业发展的意义

团体标准的参编对个人职业发展具有积极意义。团体标准的制定和参编需要具有较高的组织协调能力、沟通协商能力、创新能力和实践能力。参编者需要通过与多个单位、组织或个人的合作与沟通，了解标准所涉及的细化领域中的行业技术状况，不断提升自己的综合素质和职业素养，从而进一步提升一个人的职业地位和影响力。此外，参编团体标准也有助于促进所涉及行业的技术发展和规范化，有利于生产厂家整体生产工艺的进步和创新研发，提升新质科技生产力和国际竞争力。

第4节 临床工程师如何写好维修案例

编写维修案例的关键在于确保内容既详尽又实用，同时以易于理解的方式呈现。以下是一些建议，旨在帮助作者和读者最大化地从维修实例中获益。

一、维修实例的内容

（1）故障现象描述：实际操作时用眼睛看到的现象。

（2）检测数据：用检测仪器如万用表、示波器检测到的数据，能将有故障和修复好的数据做一下比较分析。如有可能，附上有故障元器件的在线和离线的检测数据。

（3）故障分析：分析该部分电路的工作原理和故障产生的原因等。

（4）修复方法和步骤。

（5）总结：总结维修经验和技术要点。

二、表现形式上

（1）配图片：只有文字显得有点苍白，如果能配上图片、表格，甚至视频，将大大增强表现效果。

（2）要做好准备工作：在维修时详细记录、拍照，获得一手实测数据，这是写作的基础。同时查阅资料剖析电路，写完后反复阅读修改。看到一些文章泛泛的描述一下故障现象和维修过程，感觉就像是看着图纸虚构出的维修过程，也没有测试数据，看来是没有做好准备工作。

三、维修案例书写题目格式

1. 题目

（1）题目名称

使用中文题名，一般不宜超过20个汉字；应简明、准确，使用能充分反映论文主题内容的短语；建议题目为：品牌＋型号＋医疗设备中文名称＋故障主要现象＋维修实例与分析。

（2）标点与缩略语

不能有标点、尽量避免使用非公知公认的缩略语、字符、代号等，也不应将原形词和缩略语同时列出。

2. 作者署名

（1）所有署名作者均应对案例做出过实质性贡献，并对案例的真实性负责，严禁无关人员挂名；

（2）应保证所有作者都知情，同意作者的署名排序，且所有署名作者均须对稿件的全部内容进行审查，确保结果准确可靠；

（3）投稿后一般不得改动，故请作者投稿前慎重考虑作者署名顺序问题；

（4）多位作者的署名之间用逗号"，"隔开；

（5）通信作者应在署名后用括号注明。

3. 作者单位

中文必须写出全称和邮政编码，不同工作单位的作者，应在姓名右上角加注不同的上标形式的阿拉伯数字序号，并在其工作单位名称前加与作者姓名序号相同的数字。

四、维修案例书写正文主体部分

维修案例建议书写结构如下。

1. 引言

引言需阐明设备的基本工作原理。

2. 案例

2.1　故障现象

对于故障现象进行描述，需要说明异常情况，如异响、异味、机械动作异常、某个功能不能实现、出现故障代码等。

2.2　故障分析

（1）简述工作原理

简述疑似故障的具体部位，并说明相关的简单工作原理。

（2）推测故障原因

根据现有故障现象初步推测故障原因，主要体现逻辑性，即阐明为什么这（几）个故障原因会导致这（几）个故障现象。

2.3　故障检修过程

（1）检修顺序

检修过程注意循序渐进，注意顺序，先外观后内部，先机械后电路，先简单后复杂，先静态后动态等。

（2）标注意事项

针对此类医疗设备，提出检修时的安全提醒事项。

（3）前后要有逻辑性

通过本步骤的检修，确认了什么问题，排除了哪个故障嫌疑？

2.4　小结

（1）分析原因

本案例故障的根本原因是什么？

（2）持续改进

如何根除此类故障？或者如何减少此类故障的发生？有没有通过优化管理制度降低故

障率的可能?

3. 总结

在维修此类医疗设备的工作中有什么经验可以分享，或者使用哪些检测方法比较实用，有什么注意检修的关键点的数据。

五、维修案例书写的一般性要求

1. 注意写作水平

除维修案例技术难度水平外，案例的写作水平也是衡量文章质量高低的一个重要指标。写作质量太差的文章将影响评奖，甚至初选时被淘汰。

2. 字符数

要求≥2000 字符，不超过 4000 字符。

3. 学术不端

采用如万方平台及知网平台进行学术不端核查，要求重复率均低于15%。

4. 缩略词、符号和法定计量单位

文中应使用国际标准的缩略词、符号和法定计量单位，应保持全文一致。正文中的缩略词在首次出现时应给出中英文全称，后附缩略词，并用括号括起，之后可直接用缩略词，不再写全称。

六、维修案例书写排版

1. 标题的层次

（1）一般不超过 3 级，各层次的标题应简短明确，同一层次的标题的词组结构应尽可能相同；

（2）文内接排的序号可用"(1)"。

建议内部章节编号如下。

2.3 故障检修过程

（1）

（2）

（3）

（4）

2. 文字

标题文字为四号黑体，正文为宋体五号，行距1.5，英文及特殊符号 Time New Roman。

七、维修案例书写图表

1. 图

（1）按出现的先后次序顺序编号，并在正文相应位置处直接插入图片，在图下面标注图题、图注。

（2）有分图时分图用（a）、（b）、（c）等标号，并在总图题后给出（a）、（b）、（c）等分图题。

（3）图的内容不应与正文文字及表格内容重复。

（4）坐标图纵、横标目的量和单位符号应齐全，置于纵、横坐标轴的外侧居中排列。

（5）横坐标标目的著录自左至右；纵坐标标目的著录自下而上、顶左底右。

（6）右侧纵坐标标目的著录方式与左侧相同。

（7）图中的量、单位、符号、缩略语等必须与正文中所写一致。

（8）图题、图例及图内其他文字说明可以只使用中文，也可以中、英文对照，不宜仅使用英文。

2. 表

（1）均采用三线表格式（必要时可加辅线），全表的单位一致时，单位放在表的右上角；

（2）图和表里的文字用中文，出现的物理量名称和符号须与正文一致，不要出现正文中没有交代或与正文内容无关的文字、数字或符号。

八、维修案例书写常见问题与建议

1. 主要存在的问题

（1）读者意识不足

有些作者只是关注于自己讲案例，就案例讲案例，没有考虑或者较少考虑读者能在其中取得什么收获。授人以鱼不如授人以渔，讲案例的目的是让读者通过案例学习维修思路、元件乃至电路工作原理、同类故障预防措施等。

（2）逻辑性不够严谨

好多作者安排的主要篇幅用来讲述检修过程，对于故障现象的原因分析不够重视，或者没有体现出前后逻辑关系。有些作者照搬了厂家的错误代码的解释，而没有说明为什么有相关性，也就是未说明为什么这个原因会导致这个故障现象。

（3）重复率过高

引言很多照抄厂家的商品说明，多为先进、独有技术等一面之词，对于技术原理没有提及。如果从该机型的独有技术原理写起的话，就会避免出现较高的重复率。如某案例的引言，"随着近些年医疗设备发展的突飞猛进，自动化程度也越来越高，作为急救类、生命支持类设备要始终保证在完好状态，尤其是新生儿使用的急救类、生命支持类设备更要确保其安全性能，因此现在的医工需要面临更多的挑战和复杂的困难，需要具备扎实的专业能力和不断学习的毅力，遇到故障设备时要及时做出正确的判断并进行快速处理。"

结尾处也是重复率高的部分，如某案例的结尾处，"通过维修原则由易及难，由简到繁，可以灵活利用排除法原则，对各部分结构检查排除故障，达到维修目的。"再如某案例的结尾处，"为了保证呼吸机长期、高效、安全的运行，加强对呼吸机的日常巡检，重点检查机器的运行状态、周围环境、电气安全，同时对机器进行日常的预防性维护和保养也是十分必要的，可以降低机器的故障发生率。"

（4）其他细节

机型没有明确，只写了品牌；排版错误，多处空格；图片不清晰，使用表格的截屏导致里面的文字内容看不清；口语化。

2. 投稿建议

（1）重视对故障原因的分析

目的是让广大读者在读后面对同类故障的时候有明确的维修思路，了解到其中的工作原理。

（2）注意稿件细节

建议投稿案例向主流医学工程类期刊的论文格式看齐，使用规范的书面语言、称呼。

（3）选择难度合适的维修案例

部分参赛案例的技术难度太低，或者该机型的常见的故障，更换的配件属于设备所在的科室内常备配件，对应的处理也属于常规操作。建议选择有代表性的故障，如新型、高端、大型医疗设备的小范围的故障。

（4）总结有新意，有切实可行的预防措施

故障发生后，通过分析、检修排除问题后并不应就此结束，后续要有预防措施。预防措施分为硬件和软件两方面。

硬件方面，需要改进关键元件质量，发现电路、水路、机械设计缺陷，并反馈给厂家以免在生产过程中优化。软件方面，需要出台、调整相关管理制度，以防止类似问题再次出现。

无论何时，降低医疗设备的故障率对于医学工程科的工程师和使用科室的操作人员来说，都是双赢的事情。

第5节　临床工程师如何写好维修类论文

一、维修类文章的主要结构

首先要确保论文结构合理且字数安排恰当，以清晰、有条理地呈现研究内容和成果，这是撰写高质量论文的基础。

1. 摘要

字数为 200～400 字；考虑到版面费和故障维修的意义表述，字数不宜过多。如果必要可以采用中英文摘要。摘要主要介绍这篇论文的目的、方法、结果、结论，重点介绍故障简要维修过程及意义。注意内容不要空洞，要切合实际。

2. 引言

字数为 300～500 字；介绍该类设备的主要应用、意义及设备维修的相关背景知识。

3. 设备的基本信息

这部分写在正文里，100～200 字；简要介绍设备型号及基本工作原理。

4. 正文

正文是文章的重点，不低于 1000 字；低于 1000 字，要么多个故障排除过程讲述不清，要么单个故障讲得啰里啰唆。多例故障分别介绍故障现象、分析方法、维修过程，详细讲清楚排除过程。

多个故障建议采用如下结构

3.1　故障一（或故障现象简述）

3.1.1　故障现象

3.1.2　故障分析

3.1.3　故障排除过程

3.1.4 故障小结

3.2 故障二

5. 讨论与总结

建议字数在 300 字以上；本部分应基于正文中的案例维修过程总结发现的问题，并提出未来的改进措施。

6. 参考文献

每个期刊都对参考文献的格式及引用方式有特定的要求，作者在投稿时需仔细遵循这些规定。

二、案例选取与正文书写建议

（1）故障需要选取有代表性的、原理复杂可逐步分析的。个别原理简单的故障，如仪器积尘、插错电源等不适宜做维修案例解析。

（2）分析故障现象及解决过程是文章的重点，应当结合故障现象、设备原理、使用排除法或其他方法对故障进行逐步排查，并列出排查过程。

（3）维修类文章必须有图片。如果是电路故障，需要故障相关部分的电路图；如果是机械故障，则需要有机械故障部分的照片或原理图片，并使用箭头等形状进行指示说明。

三、基层医工维修类论文书写常见问题

（1）有些题目往往高大上，面很广，内容却集中在某具体机型上，这样与已发表的论文题目高度重合，一般建议修改题目。

（2）对整机的工作原理分析多，如加速器、CT 等整机原理无需多写，也与已发表论文重复，但是对所涉及故障案例的部分工作原理分析得少。

（3）语言口语化、论坛网帖化明显，导致字数少，图片多，占版面多。有的图片纯粹是机器外观、常见故障配件损坏点、线路板位置、线路板上各部件的名称等。

（4）退稿的故障案例多为简单故障，因为简单故障的维修过程过于简单，维修难度比较小，几乎谈不上分析原理。

四、基层医工维修类论文的写作建议

（1）有作者将不同类别、不同机型但具有相同部位和共同工作性质的故障案例进行汇总分析，这是一种新的论文书写思路。

（2）由于基层医工的工作现状受到一定限制，维修类文章往往存在机型老、案例少、深度差等问题。建议与厂家售后工程师建立密切联系，深入挖掘并充分利用这些资源。

（3）在给期刊投稿时，要做到知己知彼。第一，确保格式符合所投期刊的要求；第二，保持严谨的态度。

五、论文初稿写作方法和注意事项

论文初稿是投稿成功的基础，它不仅展现了研究的初步成果，还为后续的修改和完善提供了坚实的支撑。

1. 初稿的四种写作方法

论文写作是将论文构思变成正式论文的过程。初稿写作时，需尽量把想写的内容全部罗列出来，对检索的文献资料、实验结果进行详细的分析和归类。

初稿的写作有以下几种方法。

（1）顺序写作法

按照医学论文的规范体例或作者拟定的提纲顺序分析实验数据、得出实验结果，并阐述自己的观点。

（2）一气呵成法

作者经过深思熟虑之后，对拟撰写的内容、结构、格式等胸有成竹。此时，可以根据自己的思路，一次完成稿件的写作。这种初稿一般主线清晰、层次清楚、论点鲜明。但语言修辞或许会存在问题，论述不一定十分有力。

（3）分段写作法

若作者对论文主体结构已构思成熟，但对每个层次或段落内容的写作并没有把握。此时，可采取分段写作法来完成初稿，即对某一部分的内容考虑成熟后，便可动笔先完成此部分。全文完成之后，需前后对照检查一遍，使每个部分的写作风格尽量保持一致。合作撰写论文时，可由几个人分别承担部分内容，最后由一个人审阅全稿，使前后贯通、口径一致。

（4）重点写作法

作者对论文的论点和论据已经明确，但尚不能做到一气呵成。此时，可先给出结论，然后再写出主要的论据。作者也可围绕一个问题进行深入的分析，展开讨论。这种写法不拘泥于按论文的自然顺序，而是允许作者根据自己的构思和论证的需要，灵活地分解主次。

2. 初稿写作时需要注意的事项

在论文写作时，草拟初稿是一项最重要的工作，也是最需要花费时间和精力的一项工作。虽然初稿只是论文的一个坯子，但却是下步进行加工的基础。因此，写作时需要认真谨慎。

在起草初稿的时候，应该注意以下几点：

（1）打腹稿

所谓腹稿，即是在起草初稿时，在总体轮廓的基础上，在每一部分动笔前，将要写的内容在头脑里思考清楚，理出头绪。

（2）一气呵成

每一部分的写作尽可能一气呵成，不要写写停停，这样会打断思路，重新写作时可能会无法连贯。若必须停下来，也最好选择在某一个恰当的地方。

（3）遵循提纲

在一般情况下，应尽可能遵循提纲，按提纲的编排完成初稿。若违背了提纲，可能会造成跑题。

（4）初稿长于定稿

初稿的内容要尽量充实，因为还存在口语化的问题需要删减字句，这样在定稿的时候才能有修改、压缩的余地。

（5）写好论文开头

论文的开头主要是介绍本研究的背景、目的、研究的理论依据及方法等。需要查阅相关的参考文献，但内容不宜过长。

（6）写好结尾

结尾是论文的结语或结论，是对整篇文章的概括和总结，需明确点明研究结果，以启迪读者深入思考，并激发科研工作者的持续探索兴趣。结尾的方式虽然有多种，但总体来说，一是要简短，用简明扼要的话语进行概括；二是要清楚明白，结尾不能含糊其辞、模棱两可；三是要严谨，尽量不使用太过绝对的语言；四是要紧凑，不能拖泥带水。

（7）文体要规范

行文需合乎文体规范，保证论点、论据、论证齐全，逻辑清楚。量的符号、单位要规范，图、表及公式的书写要尽量标准。

（8）时间宜短不宜长

兴趣是最好的老师。如果写作中断时间太久，思路就容易出现混乱，写作动力也会因此受到严重影响。一旦拖延，再好的创意、项目或案例都可能变得遥不可及。

六、论文写作顺序

1. 资料准备

在进行写作前，需对相关领域的学术动态和有关的实验资料进行搜集、整理、分析，包括文献检索资料、实验过程中记录的数据、研究所得的各种结果等。搜集资料的目的在于为撰写论文开拓思路，提供理论依据。在查阅参考文献时，可及时注明文献出处、作者、题名、杂志（图书）名、年、卷、期、页码等，以免重复查找，浪费时间。在整理资料时，需进行取舍，保留与本文有关的有用信息，舍去与课题无关的内容。

2. 列提纲

根据整理的资料列出提纲，提纲一般包括研究目的、研究方法、研究结果、讨论、结论等部分。提纲是论文写作的设计图，是全文的骨架，起到疏通思路、形成结构的作用。依据提纲作文，随灵感、思路的深入会有新的想法、新的发现，可使原先的设想得以修改和补充。值得注意的是，拟定的提纲一定要项目齐全，代表论文的大体轮廓。

提纲的书写一般采用标题式和提要式两种。标题式提纲是以标题的形式把文章的内容概括出来，是医学论文写作的常用方法。研究型论文的提纲通常是标题式提纲：题目、前言、材料与方法、结果、讨论、结论、参考文献。提要式提纲是把标题式提纲中的每一要点展开，对论文全部内容作粗线条式的描述。

3. 撰写初稿

论文写作是将论文构思变成正式论文的过程。初稿写作时，需尽量把想写的内容全部罗列出来，对检索的文献资料、实验结果进行详细的分析和归类。

第6节　《医疗装备》杂志投稿常见问题

一、投稿常见问题

1. 唯一投稿渠道

本刊仅接受通过《医疗装备》投稿平台（www.ylzbzz.org.cn）的投稿。

2. 邮箱将不再处理投稿邮件

如您的稿件投递到编辑部邮箱（ylzbzzs@ 126. com、zb@ ylzbzz. org. cn）中，将收到自动回复的邮件，请点击邮件中的链接转至投稿平台进行投递，邮箱将不再处理投稿邮件。

3. 投稿平台登录问题

如遇到无法登录投稿平台，作者可先尝试更换浏览器，如仍无法登录，可在微信后台留言，小编会主动联系您。

4. 审稿周期

初次审稿的周期一般为一个月，修改后稿件的审稿周期为 7 天左右。

5. 出版周期

文章自录用到出版的周期一般为 4~6 个月。

6. 申请加急

只有录用后的文章可申请加急，作者可前往"医疗装备杂志官网）www. ylzbzz. org. cn)"投稿平台申请加急。

加急步骤：登录投稿系统→查看已投稿件→找到要加急的稿件，点击"申请加急"→选择加急发表刊期→等待工作人员审核→审核通过后您将收到"加急成功通知"→按通知要求完成缴费。

7. 稿件状态查询

投稿后，作者可自行登录投稿平台查询稿件状态，如遇问题，可在微信后台留言。

二、修改稿件问题

请参考投稿指南（内有详细解答，请您仔细阅读）。

1. 修改录用前稿件

可联系微信公众号客服，说明投稿编号和情况，由客服协助处理。

2. 修改录用后稿件

作者可在微信公众号后台留言，说明稿件编号和情况，编辑会为您及时做退修处理，您可在修改后重新上传稿件（注意：一定要把您的稿件编号写清楚）。

3. 修改作者

凡涉及作者修改事项，须全体作者重新签署《〈医疗装备〉版权协议与学术规范承诺》，并将扫描或照片发送至邮箱（zb@ ylzbzz. org. cn）或微信公众号后台留言。

4. 退稿问题

退稿作者可前往投稿平台医疗装备杂志官网（www. ylzbzz. org. cn）查看退稿原因，并参照"投稿须知"，可修改后再次选择重新投稿。

三、期刊出版问题

1. 出版时间

本刊为半月刊，每月 15 日（上半月）、30 日（下半月）出版。

2. 发表的刊期

本刊编辑部严格遵守录用通知中的拟发刊期作为论文出版时间。例如录用通知中写明"拟发刊期为 11 月或 12 月"，即表明该论文将于 11 月 15 日、30 日或 12 月 15 日、30 日任意一期发表。本刊编辑部于出刊后的 5 个工作日内统一向作者邮寄样刊，如出刊后 7~

10 日内仍未收到样刊，可通过微信后台留言咨询。

3. 查询刊期

请关注微信公众号，回复关键词"目次""目录"即可查询，如未查询到您的稿件可通过微信后台留言咨询。

四、汇款问题

1. 汇款时限

请在《录用通知》规定时限内办理汇款，如逾期，将影响出版刊期。

2. 确认汇款时限

本刊确认汇款时间以财务人员去银行打印回单，及邮局投递汇票的时间而定，一般需要 3 到 7 个工作日（不计入汇款时限内）。

3. 催缴费短信

本刊投稿平台设置了自动催缴费短信，如您已经按照要求进行转账汇款，请忽略此短信。

4. 汇款备注关键信息

选择邮局汇款请在汇款备注投稿编号 + 第 1 作者姓名；选择网银或银行转账，请务必备注投稿编号。

五、发票及样刊问题

1. 发票开具

凡在本刊发表论文，开具单位发票，必须提供本单位纳税人识别号（或统一社会信用代码）。发票将于论文发表后，以电子形式发送至第一作者投稿预留邮箱，发票类型为数电版增值税普通发票。

2. 样刊邮寄

本刊将在出刊后的 5 个工作日内通过顺丰快递到付形式邮寄，请在投稿平台认真填写接收杂志的地址，如未填写完整将无法修改。针对这种情况，将视为作者自动放弃接收杂志，不会向作者寄送杂志，请知晓。

3. 修改发票信息或样刊快递信息：

请提供投稿编号及修改后的正确信息，发送至邮箱（zb@ ylzbzz. org. cn）或微信公众号，或者在清样审核阶段自行修改（仅可修改一次）。

六、数据库收录情况

1. 全文收录

中国知网（CNKI）、万方数据库、维普网、《中国核心期刊（遴选）数据库》等。

2. 数据库网站收录时间

文章在本刊发表后，各大数据库网站收录时间根据各自内部工作安排而定，非《医疗装备》杂志社可控。

第 7 节 第三届"医工杯"医疗设备维修案例 书写格式要求（征求意见稿）

一、题目与署名

1. 题目

（1）题目名称

使用中文题名，一般不宜超过 20 个汉字；应简明、准确，使用能充分反映论文主题内容的短语。

（2）标点与缩略语

不能有标点、尽量避免使用非公知公认的缩略语、字符、代号等，也不应将原形词和缩略语同时列出。

2. 作者署名

（1）所有署名作者均应对案例做出过实质性贡献，并对案例真实性负责，严禁无关人员挂名；

（2）应保证所有作者都知情，同意作者的署名排序，且所有署名作者均须对稿件的全部内容进行审查，确保结果准确可靠；

（3）投稿后一般不得改动，故请作者投稿前慎重考虑作者署名顺序问题；

（4）多位作者的署名之间用逗号"，"隔开；

（5）通信作者应在署名后用括号注明。

3. 作者单位

中文必须写出全称和邮政编码，不同工作单位的作者，应在姓名右上角加注不同的上标形式阿拉伯数字序号，并在其工作单位名称之前加与作者姓名序号相同的数字。

二、正文主体部分

维修案例建议书写结构如下。

1. 引言

引言需阐明设备的基本工作原理。

2. 案例

2.1 故障现象

对于故障现象进行描述，需要说明异常情况，如异响、异味、机械动作异常、某个功能不能实现、出现故障代码等。

2.2 故障分析

（1）简述工作原理

简述疑似故障的具体部位，并说明相关的简单工作原理。

（2）推测故障原因

根据现有故障现象初步推测故障原因，主要体现逻辑性，即阐明为什么这（几）个故障原因会导致这（几）个故障现象。

2.3 故障检修过程

（1）检修顺序

检修过程注意循序渐进，注意顺序，先外观后内部，先机械后电路，先简单后复杂，先静态后动态等。

（2）标注意事项

针对此类医疗设备，提出检修时的安全提醒事项。

（3）前后要有逻辑性

通过本步骤的检修，确认了什么问题，排除了哪个故障嫌疑？

2.4 小结

（1）分析原因

本案例故障的根本原因是什么？

（2）持续改进

如何根除此类故障？或者如何减少此类故障的发生？有没有通过优化管理制度降低故障率的可能？

3. 总结

在维修此类医疗设备的工作中有什么经验可以分享，或者使用哪些检测方法比较实用，有什么注意检修的关键点的数据。

三、一般性要求

1. 注意写作水平

除学术水平外，论文的写作水平也是衡量文章质量高低的一个重要指标。写作质量太差的文章将影响评奖，甚至初选时被淘汰。

2. 字符数

要求≥2000 字符，不超过 4000 字符。

3. 学术不端

采用万方平台及知网平台进行学术不端核查，要求重复率均低于 15%。

4. 缩略词、符号和法定计量单位

文中应使用国际标准的缩略词、符号和法定计量单位，应保持全文一致。正文中的缩略词在首次出现时应给出中英文全称，后附缩略词，并用括号括起，之后可直接用缩略词，不再写全称。

四、排版

1. 标题的层次

（1）一般不超过 3 级，各层次的标题应简短明确，同一层次的标题的词组结构应尽可能相同；

（2）文内接排的序号可用"（1）"。

建议内部章节编号如下。

2.3 故障检修过程

（1）

（2）

（3）

（4）

2．文字

标题文字为四号黑体，正文为宋体五号，行距1.5，英文及特殊符号 Time New Roman。

五、图表

1．图

（1）按出现的先后次序顺序编号，并在正文相应位置处直接插入图片，在图下面标注图题、图注。

（2）有分图时分图用（a）、（b）、（c）等标号，并在总图题后给出（a）、（b）、（c）等分图题；

（3）图的内容不应与正文文字及表格内容重复。

（4）坐标图纵、横标目的量和单位符号应齐全，置于纵、横坐标轴的外侧居中排列。

（5）横坐标标目的著录自左至右；纵坐标标目的著录自下而上、顶左底右。

（6）右侧纵坐标标目的著录方式与左侧相同。

（7）图中的量、单位、符号、缩略语等必须与正文中所写一致。

（8）图题、图例及图内其他文字说明可以只使用中文，也可以中、英文对照，不宜仅使用英文。

2．表

（1）均采用三线表格式（必要时可加辅线），全表的单位一致时，单位放在表的右上角；

（2）图和表里的文字用中文，出现的物理量名称和符号须与正文一致，不要出现正文中没有交代或与正文内容无关的文字、数字或符号。

第六章 临床工程师职业发展

在临床医疗的广阔天地中，临床工程师以其独特的专业视角和技术实力，成为连接医学与工程的桥梁。他们不仅是医疗设备的维护者，更是医疗技术创新与应用的推动者。

本章分析当前职业发展的现状与挑战，展望未来的职业趋势与机遇。我们旨在通过分享成功临床工程师的职业经验与发展路径，为后来者提供指引与启示，激发他们对职业发展的热情与信心。

让我们一同走进临床工程师的职业世界，感受他们的智慧与奉献，共同期待这一职业更加辉煌的未来。

第1节 临床工程师职业发展建议

一、关于职业规划

通过本地医学工程学会的筹办和去外地参加医工行业的学术会议，我深切地感觉到，如今从事医院医工行业的学科背景越来越多元化。

医工人员怎样成长？如何快速成长？这是一个大命题。首先要明确什么是一个成功的医工人员。每人心里都有各自的价值判断标准。这些观点我觉得无对无错，只是建议医工人员要有积极的人生取向，确立人生目标，从而有努力的方向，并在过程中不断调整；这样才能取得好的成就。

在当今的医工队伍里，有极少数人的工作目标和人生目标不明确，导致工作不积极，业务学习松懈。建议他们有计划地经常审核一下自己的计划，需要调整的地方及时调整，没有规划的做好设计，实在想不出的可以找职业规划师寻求帮助，成功来自每天的努力。

要经常问自己三个重要的哲学问题：我是谁？我从哪里来？要到哪里去？放到职业规划的实际问题里，这三个问题就会是：我现在是什么身份？我已经干了什么？我还要干什么？

每一天夜深人静的时候，问自己三个问题：今天我做什么事？明天我要做了什么事？这些事指向我的人生目标吗？

成功在于坚持不懈。

二、关于工作态度

到临床或者医技科室进行巡检或者维护维修保养，切不可以随便谈笑、拉家常，这只会让被服务科室的工作人员看低我们的专业水平。我觉得医工工作是件严肃的事情，工作起来要有拆弹部队的工作风格。

到服务科室之前尽量带齐维修工具，避免一趟一趟来回跑，否则服务科室人员会认为这位医工人员准备不够充分，或者考虑问题不周全，从而觉得其专业水平有待提升。

设备科里不买螺丝不应成为惯例，螺丝在哪里卸下来就应该装回到哪里去。修好设备后不进行整机测试，转身就走，回到办公室又接到电话，再返回去，这都不是个例。我们应该在日常工作中养成良好的工作习惯，树立正确的工作态度，逐步培养严谨的工作作风。

医工人员最重要的素质要求，我觉得应该是勤。勤能补拙，勤学、勤问、勤思考、勤动手、勤总结，一样都不可能少。若总想着，打着电话不用动手就把机器修好，那是人家第三方公司或者原厂售后工程师的功劳。长此以往，医工人员学不到东西，以前的技术也会忘得一干二净，那么医院就会考虑社会化服务的可行性了。体制、管理和主观能动性都有一定的调整空间。在相同的体制下，可以通过改进管理来促进工作的开展；在同样的管理下，可以通过发挥主动性来实现业绩的增长。总之，医工人员的命运掌握在自己手里，在当下环境中力求实现区域性的突围，靠的是自己实实在在的工作、精心的宣传、良好的服务科室关系处理，以及分管领导的重视与推荐。

三、关于专业术语

从事医工行业，尤其是医学装备管理与维修，也离不开专业术语。面对服务对象，我们有称医疗设备的，也有称医疗器械的，也有称医学装备的，也有称医疗器材的。我们的工作有称医学工程的，有称医学工程技术的，有称设备维修的，又称医疗器械维修的。我们的职业身份，有称某某师傅的，有称某某技师的，有称某某工程师的，还有叫某某老师的。医工要经常口头纠正，时间长了自然有所改善。

与病区护士站联系时，应告知主班护士，我们今天准备去巡检急救与生命支持类医学装备，请其转告各班护士长、主任及当班护士准备。这样的表述比说"去巡检监护仪呼吸机一类的设备"更为正规，至少让临床和医技科室觉得更专业。

工作交流中可以多用英文缩写，既可以避免歧义，又可以提升品位。同时，由于很多专业术语从英语翻译而来，但字义不太准确，还是用原来的更能精确表达。例如"周检"，其英文缩写为 PM，是周期性检测的意思。中文"周检"的意思容易和某些机器的每周一次的检测混淆，而英文 PM 的意思除了检测还包含维护的含义，因此使用 PM 更严谨。

四、关于继续教育

医工行业作为医学与工程结合的边缘学科，其科学技术发展很快，新产品层出不穷，传统产品的更新换代也很快。因此，建议医工人员抓住机会，多学习相关专业知识。在大型设备的使用中，电脑程序控制诸多环节。简单的重装系统、系统备份、更换硬盘、排除电脑开机异常以及换个电脑主机的 CMOS 电池等操作，虽然看来这些技术含金量不高，但确实是经常遇到的问题，需要实际操作。这就需要学习，再学习，实践再实践。为了提升实践能力，医生人员可以动手拆解旧电脑，进行组装与改造。动手多了，经验就有了，有些事情就无师自通了。

规范性的继续教育也不要放松。系统的知识比较枯燥。职称不是也对继续教育学分有硬性规定吗？那就更应该咬牙学。电子工程类的，建议首选电子报合订本，因为合订本方便查阅，针对性强。电子报上也会有医疗设备维修类的文章，可以借鉴。有些维修的文章，特别是理疗类的有时候家用和医用的原理相同，具有极高的参考价值。合订本用起来比订报好，纸质印刷都比报纸好很多，不会缺少内容，内页里面没有大篇幅广告。《电子制作》杂志也不错，适合有意发明创造的医工人员，里面很多文章的新颖设计和独特功能，对于医工科研有很好的指导作用。

五、关于节假日、夜间加班

夜间单位有事需要前来处理，节假日、休班不得不去医院解决应急情况，这一现象几乎每位医工人员都会遇到。待遇问题抛开不谈，我建议医工人员在加班处理应急情况时应做到"来有影，去有踪"。这意味着要让被服务科室的同事们觉得你来得有意义，让安排你来加班的领导知道你来过，而且已把问题处理妥当。切不可直奔主题，搞定后立马消失。这是一个策略问题，更是一个宣传问题。因为这是医工人员奉献精神的体现，需要得到大家的肯定。

六、关于吸烟

有的医工人员在现场维修或遇到问题深思时，喜欢点上一颗烟。我觉得这不是一个好的习惯。吸烟可能是一个爱好、一个嗜好，但不应该成为医工人员工作的习惯。随着越来越多的人意识到吸烟的危害，并最大限度地远离二手烟的毒害，坚持吸烟并将其发扬光大有些不太适当。

吸烟的危害有目共睹，可以说有百害无一利，既害人又不利己，简直是花钱买罪受。烟龄的长短不代表医工人员水平的高低。因此，我建议医工人员为了自己与他人的健康，尽早戒烟。

七、关于维修记录

维修记录不要写成流水账，那是对自己工作的不重视。维修记录要尽量详尽，不光要包括故障现象、处理过程和原因分析，还要分析是否电路或操作规程存在瑕疵，有无规避方案可以提供，再次出现如何应急处理等事项。尤其是要记下厂家的指导工程师的电话号码，免得下次再去咨询，光找电话号码又要打一圈电话，费时费力又耽误事。这既不利于问题的及时解决，也会影响医工人员的业绩形象。有一位普外科主任，从参加工作时就开始每天坚持记工作日记，每晚把自己当天的手术情况进行详细记录。刚开始，都是些阑尾炎斜疝等基本的手术，记下心得体会及注意事项，尤其是外请专家时记得更详细。明天有手术，今天晚上就翻翻看看以前的类似手术的记录，想想注意的事项，增加信心同时提醒自己，一步一步成长为业内专家。

自己制作一个维修记录表也可以，无论是大厂家、小厂家还是第三方服务公司的表格，都可使用，关键要适合自己的工作需求。若嫌纸质的不方便保存，可以制成电子版的，同时要有耐心逐条输入。纸质版最好设计成 A4 大小，便于扫描保存成电子版，按时间排序放到电脑里，便于随时查找资料。医工人员的成长也需要技术的积累、经验的积淀和日常工作的用心。

八、关于自我宣传

建议我们秉持"低调做人，高调做事"的原则。医工人员的工作虽然辛苦，却往往默默无闻。我们为人民健康服务的信念始终坚定，业绩虽然体现在维修记录里，但汗水洒在医院的各楼层里。靠人更要靠自己，宣传也是如此。我们医工对自己的工作更熟悉，也最能准确传达价值。

我们准备好稿件的素材，邀请媒体宣传我们医院的先进医学装备、我们科室的先进管理经验。同时，我们要多参与学术活动，在专业期刊多发文论，多帮助别人，多分享技术资料。这么做时间长了，知名度自然高，正面的宣传效果就达到了。参加区域性或者全国范围的技术比武类的活动效果最好。在这些活动中，医工人员可以结识专家、锻炼才能、宣传自己、开阔视野。

九、关于论文与著作

论文与著作不仅是我们工作的总结与提炼，更是对我们自身能力的锻炼与提升。

我们在平时工作中积累了许多经验，完全可以通过撰写论文或论著的方式将其文字写出来。

通过撰写论文或论著，可以提升自己的业务水平与文字处理能力，增加自己与外界的交往范围。

十、关于普通话

本医院、本市的工程师之间建议要用普通话交流，这样不容易产生歧义。与厂家工程师的交流也要用普通话，方言他们听不懂。普通话里面有地方口音不算什么大事，能正确的无障碍的交流就好。

十一、关于与服务科室的关系

毋庸置疑，在医院里，医工人员在待遇和重视程度上往往不及临床一线人员。许多医院秉持的口号是"医疗一切为了病人，其余部门服务于临床"。与临床科室打交道，医工人员往往处于弱势的地位，面对诸多挑战。

建议医工人员采取不卑不亢的态度。人人生而平等，为人民健康服务只有分工不同，没有高低贵贱不同。大家都凭手艺吃饭，只是服务对象不同而已。医院内部科室之间，应倡导合作，这是永恒的主题。有些事情很难分出谁对谁错，多讲和谐，以实现共同目标。

十二、关于职称晋升

工作就要有相应的收入体现，且越多越好。当然，收入应与工作难度和技术水平相匹配。现行的政策下，工资与职称紧密相关。职称不仅影响你现在的生活水平，还将关乎未来的方方面面，所以必须高度重视。

对于职称晋升，建议从以下几个方面入手：首先，提升硬件条件，如学历和证书等；其次加强软件实力，如科研能力等。尽管科研成果难以一时取得，但也应积极参与，以积累经验与知名度。可以与不同医院的同行合作，共同开展科研项目。此外，专利方面可以选择实用性较强的内容和外观设计；继续教育证书需确保分数达标；论文和著作则应选择知名度高的杂志发表。

第2节 临床工程师学历提升

一、生物医学工程专业同等学力申硕流程

1. 研究生课程进修班模式

研究生课程进修班不属于学历教育。研究生课程进修班是在职人员进修、提高自身业务水平的一种非学历、非脱产的教学形式，不能直接与授予硕士学位挂钩，不允许发毕业证书。

参加研究生课程进修班的学员结业后，也不享受国家规定的研究生学历教育待遇，可以在结业后参加同等学力硕士研究生考试，完成学位论文答辩后，经审查达到硕士学位学术水平者，可获得硕士学位证书。

同等学力硕士研究生最初出现的目的，是在现行的向毕业研究生授予学位的渠道之外，对那些学术水平或专门技术水平已达到所申请学位专业的毕业研究生同等水平的人的一种认可。

按照专业不同学习各门课程，每门课有相应的学分，每个专业有对应的学分要求，完成后获得对应的学分。

2. 生物医学工程专业同等学力申硕的阶段

（1）研究生进修班课程学习和英语统考。

（2）论文撰写和答辩。

3. 全国统考英语

从1999年开始，同等学力申请硕士学位开始在全国范围内对外语水平和综合学科水平进行统一考试，考试在每年的5月份进行。根据学科规定全国统考科目，临床专业统考英语与医学综合，而生物医学工程专业只统考一门英语，试题和临床是一样的，合格分数是60分。

英语考试在研究生进修班快结束时才允许在全国统一平台上申报。英语合格后才能进入论文流程，研究生进修班课程的成绩在结束后几年内成绩有效。英语统考每年5月考一次，第一年考不过可以第二年继续考，需要报名时与校方确认好总共有几次机会。

4. 论文流程

英语合格后需要经历选导师、开题报告、多次修改论文、预答辩、正式答辩等环节，其间要求正式发表相关论文。同时，学位对于论文的重复率按照最新的学校规定执行。

二、结业与硕士学位申请

1. 获得结业证

学员参加学校统一组织的同等学力人员申请硕士学位课程水平认定考试，成绩合格且修满相应学分，由学校颁发《同等学力人员申请硕士学位课程水平认定证书》或《同等学力人员申请硕士学位结业证书》。

2. 学位证申请

具有学士学位者且获得课程水平认定证书或结业证书的学员，须利用全国同等学力人

员申请硕士学位管理工作信息平台，报名参加外国语水平、学科综合水平的全国统一考试。

临床医学、生物学、心理学、马克思主义中国化研究和情报学专业需参加英语和学科综合水平考试，其他专业只需参加英语水平考试。

所有学科的考试大纲及指南均由高等教育出版社出版发行。学员通过相应专业所要求的统一考试后，可以申请硕士学位。根据学校学位授予有关规定，在申请人通过论文答辩并经校学位评定委员会审核后，授予硕士学位。

第3节　临床工程师职称晋升

一、如何准备临床医学工程初中级考试

临床医学工程考试自开设以来已超十年，一直遵循国家卫健委推行的"以考代评"机制。该考试从未设立官方的培训机构，也不允许任何机构进行授权培训。考试题目从试题库中随机抽取，由卫生人才交流中心负责组织，各省根据实际情况自行决定是否申报考试。

2017年以前临床医学工程专业技术资格考试分为四个科目，每科考题均为100道单项选择题，考试时间120分钟，合格标准各省自行制定，一般为60分合格。

考试各科目成绩实行两年为一个周期的滚动管理办法，在连续两年内通过4个科目考试的，视为考试合格。

参加临床医学工程专业技术资格考试合格者，取得相应专业级别专业技术资格，颁发各省人力资源或卫生厅联合发布的资格证书。

自2017年起，临床医学工程技术实行改革，首次使用机考，除了新增加的辽宁考试的省份外，其中至今退出考试的省份有湖北、陕西、贵州等。

当前，大部分考生咨询考试培训的情况，需要再次告知大家，没有正规的培训机构，也不要问哪里能买到试题，临床医学工程考试题目是国家保密内容，希望大家不要上所谓的培训机构和修改分数的骗子行业。

考试还是以杨虎老师主编的临床医学工程教材为主，除此之外，没有其他培训机构和参考书籍适合使用，希望大家擦亮眼睛，好好复习，多多益善。

二、广东某医院职称今年关于著作的具体规定

主编4分/本、其他主要编者2分/本；取得ISBN统一书号，且全书字数30万字以上方可计入得分；主编个人承担字数必须在10万字以上，其他主要编者一般应在2万字以上；多人完成的著作中，只有著作的章节有明确界定的才可以计算编著者完成的字数，没有明确界定的，不算；科普类、手册类、论文汇编、诊疗常规等不得计入在内；此项目无最高分。

三、某省医药和医疗器械工程技术职称评价标准著作和主要作者主要撰写人规定

1. 学术专著、著作

学术专著、著作指取得ISBN统一书号，公开出版发行的专业学术专著或译著，具有特定的研究对象，概念准确能反映研究对象的规律，并构成一定体系，属作者创造性思维

的学术著作。其学术水平（价值）由评委会专家公正、公平、全面地评定。凡文章汇编、资料手册、一般编译著作及普通教材、普通工具书不能视为学术、技术专著。

2. 主要作者、主要撰写人

主要作者、主要撰写人指本专业学术专著或译著的具体组织者，对该著作的学术、技术问题起把关作用。其个人承担的编著字数必须占总字数的 20% 以上。

四、某省晋升工程技术系列正高级工程师业绩要求与建议

1. 晋升工程技术系列正高级工程师业绩要求

在取得高级工程师职称后，业绩、成果应至少具备下列条件之二：

（1）作为主要完成人，获得省级以上科学技术奖或同等次的其他科技奖励；

（2）主持研制开发的新产品、新材料、新设备、新工艺等，列入省有关部门（或同等次）以上重点项目、课题不少于 1 项，并已投入生产，可比性技术经济指标处于国内领先水平；

（3）作为第一完成人，获得具有显著经济和社会效益的发明专利 1 件以上；或作为主要完成人，获得具有显著经济和社会效益的发明专利 2 件以上；

（4）作为第一完成人，编写省级以上行业技术标准或技术规范 1 项以上；或作为主要完成人，编写省级以上行业技术标准或技术规范 2 项以上；

（5）作为第一完成人，在核心期刊上发表本专业有较高学术价值的论文 1 篇以上；

（6）作为第一完成人，公开出版本专业有较高学术价值的著作或教材 1 部以上。

2. 准备材料的建议

针对上述条款要求，为各位拟参评者提供如下准备材料的建议：

（1）获得省级以上科学技术奖或同等次的其他科技奖励

准备建议：

积极参与科研项目：选择有潜力获得高级别奖项的项目参与，确保在项目中承担重要角色，如主要完成人或项目负责人。

成果积累与总结：详细记录项目过程中的关键技术突破、创新点及其实施效果，为申报奖项提供有力支撑材料。

关注评奖信息：及时了解省级及以上科技奖励的申报时间、条件及流程，确保不错过申报机会。

（2）主持研制开发的新产品、新材料、新设备、新工艺等，列入省有关部门（或同等次）以上重点项目、课题不少于 1 项，并已投入生产，可比性技术经济指标处于国内领先水平。

准备建议：

项目选择与规划：选择具有前瞻性和创新性的研发项目，确保其能够列入省级及以上重点项目或课题。

项目管理：作为主持人，全面负责项目的规划、实施、监控及评估，确保项目按时、高质量完成。

成果转化：积极推动项目成果的转化应用，加强与企业的合作，确保成果能够投入生产并产生显著的经济效益。

技术经济指标对比：收集国内同行业相关产品的技术经济指标，对比分析本项目的先进性。

（3）获得具有显著经济和社会效益的发明专利

准备建议：

发明创造：在日常工作中注重创新，积极申请与本职工作相关的发明专利。

经济与社会效益评估：在申请专利时，明确阐述其经济和社会效益，提供相关数据支持。

团队协作：若作为主要完成人，应与团队成员紧密合作，共同推进专利申请及后续工作。

（4）编写省级以上行业技术标准或技术规范

准备建议：

行业调研：深入了解本行业的技术发展现状和未来趋势，为编写技术标准或规范提供依据。

参与或主导编写：作为第一完成人或主要完成人，积极参与或主导行业技术标准或技术规范的编写工作。

专家评审与修订：完成初稿后，邀请行业专家进行评审，并根据反馈意见进行修订完善。

（5）在核心期刊上发表本专业有较高学术价值的论文

准备建议：

选题与撰写：结合本职工作和研究兴趣，选择具有创新性和学术价值的论文题目进行撰写。

投稿策略：了解本领域核心期刊的投稿要求和发表周期，选择合适的期刊投稿。

反馈与修改：根据审稿人的意见，认真修改论文，提高论文质量和发表成功率。

（6）公开出版本专业有较高学术价值的著作或教材

准备建议：

选题规划：根据专业发展方向和教学需求，规划著作或教材的选题和内容。

撰写与审稿：组织专业团队进行撰写，并邀请专家进行审稿，确保内容的质量和学术价值。

出版与发行：选择合适的出版社进行出版，并积极推广发行，扩大影响力。

第4节　部分省市临床工程师晋升职称文件

一、内蒙古自治区正高级工程师专业技术资格评审条件（试行）

第一章　总　则

第一条　为适应自治区经济社会发展的需要，进一步完善工程专业技术人才评价制度，提高评价质量，选拔和培养更多的高素质工程专业人才，根据国家和自治区有关文件精神，并结合我区实际，特制定本条件。

第二条　本评审条件适用于全区企事业单位在职在岗从事工程（不含水产工程、农业机械化工程）专业且具有高级工程师资格的专业技术人员。

第三条　工程系列正高级专业技术资格名称为：正高级工程师。正高级工程师资格采取评审的办法进行选拔。

第四条　自治区正高级工程师资格评审工作，由自治区人力资源和社会保障厅负责组织管理。评审委员会办事机构设在自治区专家服务中心，具体负责相关评审的日常工作。

第五条　按照本办法获得正高级工程师资格后，由自治区人力资源和社会保障厅统一核发资格证书。取得资格后被聘用的人员可享受正高级专业技术资格相关待遇。

第二章　申报条件

凡申报正高级工程师资格的人员必须符合下列条件：

第六条　思想政治条件

（一）遵守国家法律法规，有良好的职业道德和敬业精神。

（二）在近 10 年内，如有下列情况的不得申报：

1. 受记过以上处分者；

2. 弄虚作假，伪造学历、资历等行为者；

3. 剽窃他人成果和有重大经济问题者。

第七条　学历、资历条件

申报正高级工程师专业技术资格的人员须具备下列条件之一：

1. 具有相关专业博士学位，取得高级工程师专业技术资格 2 年以上，连续从事相关专业工作 5 年以上。

2. 具有相关专业硕士学位，取得高级工程师专业技术资格 4 年以上，连续从事相关专业工作 10 年以上。

3. 具有相关专业本科学历，取得高级工程师专业技术资格 5 年以上，连续从事相关专业工作 15 年以上。

第八条　职称外语、计算机应用能力考试和继续教育条件应达到自治区统一规定。

第三章　评审条件

第九条　专业理论水平

申报正高级工程师资格的人员必须满足下列条件：

（一）具有系统、坚实的本专业理论知识，具备跟踪本专业国内外科技发展前沿的学识水平和技术创新能力；

（二）对所从事的专业有深入的研究和独到的见解，在本地区、本部门同行专家中有较高知名度，为本专业学术带头人；

（三）全面了解掌握本专业国内外最新技术、工艺现状，最新科技信息和发展趋势；

（四）全面掌握本专业有关的技术标准、技术规范和技术规程，具备对大型工程项目进行评估和鉴定的能力；

（五）具备一定的技术经济评价及市场分析能力。

第十条　专业技术工作经历（能力）要求

申报正高级工程师的人员，取得高级工程师资格后，具备下列经历之一：

（一）具有主持省（部）级以上重大、重点科研项目、大型工程项目或重大系列产品的研制、设计、建设、制造、安装、调试等全过程的能力和经历；或具有主持大型以上企业重大技术改造、设备改进、提高产品质量或工艺水平等的能力和经历。

（二）具有将国内外最新理论或先进技术应用于科研和生产实际工作、开拓新的应用研究领域或解决生产实践中重大技术问题的经历。

（三）具有组织编制本学科或本行业具有国内外先进水平的技术发展规划的经历；或具有撰写大型工程、重大科研课题立项论证报告的经历。

（四）具有多年主持技术工作、指导高级工程师或研究生开展科研和技术工作的经历。

第十一条　工作业绩和成果要求

申报正高级工程师资格的人员，取得高级工程师资格后，具备下列条件之三条，其中第（一）、第（二）条是必备条件：

（一）作为第一作者公开出版本专业或相关专业有较高学术价值的专著（10万字以上，译著5万字以上）1部或以第一作者在省（部）级以上公开出版发行的学（技）术专业刊物上发表专业论文5篇（其中2篇为核心刊物）以上。

（二）主持过1项或作为骨干承担过2项省（部）级大型工程项目，圆满完成任务，并获自治区级工程类技术成果奖或科技成果二等奖1项或三等奖2项以上。

（三）主持大型企业技术改造、设备改进、工艺技术和产品质量改进全过程，或主持及作为骨干承担过3项以上大型企业的规划设计工作，取得显著经济或社会效益，并经省（部）级以上业务主管部门鉴定（验收）认可。

（四）在生产科研实践中，解决过重大关键技术难题或填补国内同行某一技术领域的空白，经国内同行专家及省（部）级以上业务主管部门鉴定（验收）认可。

（五）在大型企业的生产科研中，对企业的发展规划、生产技术措施、产品质量等重大问题起过关键性作用，明显地提高了企业的经济效益，经省（部）级以上业务主管部门鉴定（验收）认可。

（六）主持制订过本学科或本行业具有国内外先进水平的技术发展规划，撰写过国家级工程、科研课题立项论证报告或制订过技术方案，并经省（部）级以上业务主管部门鉴定（验收）认可。

（七）主持起草编制国家级行业技术标准、规程（规范）、规划1项以上，或省（部）级行业技术标准、规程、规划3项以上，并正式公布实施。

（八）主持完成国家部委和省科技、计划、经济、建设部门的重点或大型科研、工程、技术改造、技术推广、技术进步等项目2项，或可行性研究4项，通过省（部）级以上主管部门鉴定（验收）认可，并取得显著效益。

（九）作为第一完成人获得 1 项以上国家发明专利或 3 项以上与本专业相关的国家实用新型专利，实施后取得了显著的社会效益和经济效益，并通过省（部）级以上主管部门鉴定（验收）认可。

（十）在新技术、新材料、新设备、新工艺等设计、研制、开发、推广应用中，将高新技术研究成果转化为生产力，取得显著社会效益和经济效益，并通过省（部）级以上主管部门鉴定（验收）认可。

（十一）在突发事件救助等工作中，发挥突出作用，取得显著效果，并获得省（部）级以上表彰或二等功以上嘉奖。

第四章　附　则

第十二条　本条件中词（语）的特定解释：

（一）本条件中规定的学历、年限、数量、等级，凡冠有"以上"者，均含本级。

（二）专业成果奖是指国家级、省部级工程本专业或相近专业的成果奖。

（三）专著译著是指取得 ISBN 统一书号，公开出版发行的专业学术专著或译著。

（四）专业刊物是指取得 ISSN（国际标准刊号）或 CN（国内统一刊号）刊号的专业学术技术期刊。

（五）核心刊物是指收录在《中文核心期刊要目总揽》（北京大学出版社）、《中国科学引文数据库》（CSSD）中所列核心期刊或 SCI 收录、EI 收录的论文。

第十三条　本办法由自治区人力资源和社会保障厅负责解释。

第十四条　本办法自发文之日起执行。

二、江西省工程技术人员职称申报条件（试行）之高级工程师具体条件（节取）

江西省工程技术人员职称申报条件（试行）的通知（赣工信人事字〔2022〕71 号）

发布日期：2022 年 4 月 1 日

（一）学历资历方面

具备下列条件之一：

1. 获理工类博士学位，且取得工程师职称并受聘中级专业技术职务满 2 年。

2. 获理工类本科以上学历或学士以上学位，且取得工程师职称并受聘中级专业技术职务满 5 年。

3. 理工类大专毕业后，在企业及县以下事业单位从事本专业技术工作满 15 年，且取得工程师职称并受聘中级专业技术职务满 7 年。

4. 技工院校毕业生按国家有关规定申报（详见附则）。

（二）工作经历方面

1. 系统掌握专业基础理论知识和专业技术知识，具有跟踪本专业技术领域科技发展前沿水平的能力，熟练运用本专业技术标准和规程，在相关领域取得重要成果。

2. 长期从事本专业技术领域工作，业绩突出，能够独立主持和建设重大工程项目，能够解决复杂工程问题，取得了较高的经济效益和社会效益。

3. 在指导、培养中青年学术技术骨干方面发挥重要作用，能够指导工程师或研究生的工作和学习。

（三）工作业绩方面

取得现职称以来，具备下列条件之一：

1. 作为技术骨干（排名前四，下同），完成本专业技术领域 1 项以上国家或 2 项以上省（部）级科研项目（课题），经省（部）级以上行业主管部门验收或评审（以验收或评价证书为准）；或 主持完成本专业技术领域 2 项以上市级科研（课题）项目，经市级行业主管部门验收或评审（以验收或评价证书为准）。

2. 作为技术骨干，完成 2 项以上省级技术引进、技术改造、技术创新（包括研发新技术、新材料、新设备、新工艺等）、科 技成果推广等项目，已投入生产（或应用），可比性技术经济指标处于国内较高水平。

3. 作为技术骨干，完成 2 项以上中型以上建设项目的勘察、设计、招投标、工程咨询、总承包、施工、监理、质量安全、检验检测等工作，项目已经相关部门验收，并有交（竣）工验收报告。对于周期长、分阶段实施的重大项目应有阶段性验收报告。

4. 作为技术骨干，完成 2 项以上本企业主导产品的开发、设计、制造、生产技术管理等工作，经省（部）级以上行业主管部门验收，产品性能达到国内同类产品较高水平。

5. 作为技术骨干，完成 2 项以上对行业发展有重要影响的项 目（工程）研究、设计、施工、安装调试、质量、检验检测等工作，并通过省（部）级以上行业主管部门验收。

6. 作为技术骨干，编制完成 1 项以上国际标准或 2 项以上国 家（行业）标准，且该标准得到实施应用；或作为主要完成人，编制完成 2 项以上省级地方标准或 2 项以上国家（部门）技术规 程、规范，且该标准或规程、规范得到实施应用；或主持编制完 成 2 项以上省级地方技术规程、规范，且该规程、规范得到实施应用。

7. 作为主要完成人，获 1 项以上本专业技术领域发明专利（以专利证书为准），并取得较大的经济效益；或作为技术骨干，获 2 项以上本专业技术领域发明专利（以专利证书为准），并取 得较大的经济效益。需提供专利转化应用证明或针对该专利转化应用所产生经济效益的相关销售、税务等证明材料。

8. 获省（部）级三等以上奖励（专业技术类）1 项以上，或市级科学技术二等奖以上 1 项以上，以个人奖励证书为准。

（四）研究成果方面

取得现职称以来，具备下列条件之一：

1. 在公开出版的专业技术著作中独立撰写 3 万字以上。

2. 独著或作为第一作者，在省级以上公开发行的专业期刊上发表论文 1 篇以上，且参与撰写出版专业技术著作 1 部以上。

3. 独著或作为第一作者，在中文核心期刊上发表论文 1 篇以上或在省级以上公开发行的专业期刊上发表论文 2 篇以上。

4. 取得本领域科技成果（排名第一）2 项以上，经省科技主管部门登记并取得科技成果登记证书。

5. 企业及县以下事业单位的专业技术人员在工作中为解决 较复杂的技术问题撰写的初步设计报告、技术总结报告或可行性 研究报告等 3 篇以上，须有本单位组织人事部门或技术研发部门出具的明确为完成人的鉴定材料。

附 则

（一）本条件是江西省工程技术人员职称申报条件，非评审通过条件，评审坚持公平公正、好中选优、宁缺毋滥原则。

（二）本条件中延期申报年限的计算：出现延期情形时已满基本申报年限的，自延期情形出现时起计算；出现延期情形时未满基本申报年限的，自满基本申报年限时起计算。因同一事项出现多种延期情形的，按最长延期申报年限计算，不重复计算。因不同事项出现多种延期情形的，按延期申报年限累计计算。

（三）专业设置见省职称办发布的工程系列专业设置表。

（四）获理工类中专以上学历且在工程技术岗位上从事专业技术工作的人员，可按我省考核认定办法直接认定相应层级职称。

（五）技工院校中级工班、高级工班、预备技师（技师）班毕业生，可分别按相当于中专、大专、本科学历申报评审相应专业职称。

（六）获得高级工职业资格或职业技能等级后从事技术技能工作满2年、获得技师职业资格或职业技能等级后从事技术技能工作满3年、获得高级技师职业资格或职业技能等级后从事技术技能工作满4年，且符合我省相应专业、相应层级职称申报条件中有关工作经历、工作业绩、研究成果等基本条件要求，可分别申报评审（认定）相应专业助理工程师、工程师、高级工程师职称。

（七）省级以上公开发行的专业期刊指省级以上有关部门主办的公开出版的学术期刊和高等学校主办的公开出版的学报（须有ISSN和CN刊号），可以在中国知网、万方数据或维普网等主流数据库网站上查询。

（八）中文核心期刊是指被北京大学《中文核心期刊要目总览》或被南京大学《中文社会科学引文索引来源期刊》收录的期刊。

（九）论文是指独著或作为第一作者，在省级以上公开发行的专业期刊上，公开发表的本专业技术领域研究性学术文章。发表在刊物增刊、内刊、专刊、特刊、论文集上的论文以及学位论文、科普文章、介绍性文章、一般性综述、简介、问答、报导、教辅、通讯、讲话（报告）、总结等不在有效论文之列。

（十）文中的"主持"为排名第一，"主要完成人"为排名前二，"技术骨干"为排名前四，"参与"不作排名位次要求。

（十一）文中所称"以上""以下"均含本级或本数量。

（十二）文中所称"市"是指设区市，不含县级市。

（十三）文中所称"县以下事业单位"不含中央驻赣单位，不含省、市组成部门（机构）的下属单位及派出机构。

本条件由江西省工业和信息化厅、江西省人力资源和社会保障厅按职责分工负责解释。

本条件自发布之日起实行。

三、山东省药品技术职称评价标准条件（试行）

第一章　总　　则

第一条　为加强药品专业技术人才队伍建设，充分发挥职称评价在专业技术人才培养发展中的激励作用，根据国家、省有关深化职称制度改革系列文件精神，结合我省实际，制定本标准条件。

第二条　本标准条件适用于我省从事药品（含医疗器械、化妆品，不含兽药，下同）生产、科研、设计、经营以及检验检测、检查核查、技术审评、监测评价等工作的专业技术人员。

第三条　药品技术职称设初级、中级、高级，其中初级职称分设员级和助理级，高级职称分设副高级和正高级。药品技术职称分为药品工程和药学（非医疗卫生机构）2 个专业。药品工程专业，职称名称依次为：技术员、助理工程师、工程师、高级工程师、正高级工程师；药学专业（非医疗卫生机构），职称名称依次为：（中）药士、（中）药师、主管（中）药师、副主任（中）药师、主任（中）药师。对从事检查员业务的药品技术人员设置检查员专业方向，在相应类别职称名称后标注，如主任药师（检查员）或正高级工程师（检查员）。

第四条　坚持"破四唯"与"立新标"并举，实行职称评审代表作制度，从事药品专业技术工作取得的技术创新、项目课题、产品设计、标准规程、发明专利、论文论著、检查成果等均可作为代表作。严格代表作审核机制，注重代表作的质量、贡献和影响力，确保具有行业领先水平和引领带动作用。

第二章　申报条件

第五条　基本条件

（一）遵守中华人民共和国宪法和法律法规；

（二）具有良好的政治素质、职业道德、敬业精神，作风端正；

（三）热爱本职工作，身心健康，认真履行岗位职责；

（四）按国家、省有关规定完成继续教育学习；

（五）法律法规规定需要取得职业资格的，应具备相应的职业资格。

第六条　学历资历条件（学历限取得药学专业、药品工程专业相关或相近专业学历，下同）

（一）申报员级职称，具备大学本科学历或学士学位，从事本专业技术工作；或具备大学专科、中等职业学校毕业学历，在本专业技术岗位上见习 1 年期满，经考察合格。

（二）申报助理级职称，具备硕士学位，从事本专业技术工作，经考察合格；或具备大学本科学历或学士学位，在本专业技术岗位见习 1 年期满，经考察合格；或具备大学专科学历，取得相应员级职称后，从事本专业技术工作满 2 年，且近 2 年年度考核结果均为合格（称职）以上等次；或具备中等职业学校毕业学历，取得相应员级职称后，从事本专业技术工作满 5 年，且近 5 年年度考核结果均为合格（称职）以上等次。

（三）申报中级职称，具备博士学位，从事本专业技术工作，经考察合格；或具备硕士学位，取得相应助理级职称后，从事本专业技术工作满 2 年，且近 2 年年度考核结果均为合格（称职）以上等次；或具备大学本科学历或学士学位，取得相应助理级职称后，从事本专业技术工作满 4 年，且近 4 年年度考核结果均为合格（称职）以上等次；或具备大学专科及以上学历，取得相应助理级职称后，从事本专业技术工作满 6 年，且近 6 年年度考核结果均为合格（称职）以上等次。

（四）申报副高级职称，具备博士学位，取得相应中级职称后，从事本专业技术工作满 2 年，且近 2 年年度考核结果均为合格（称职）以上等次；或具有大学本科及以上学历或学士及以上学位，取得相应中级职称后，从事本专业技术工作满 5 年，且近 5 年年度考核结果均为合格（称职）以上等次。

（五）申报正高级职称，应当具有大学本科及以上学历或学士及以上学位，取得相应副高级职称后，从事本专业技术工作满 5 年，且近 5 年年度考核结果均为合格（称职）以上等次。

第七条　能力业绩条件

（一）申报员级职称，应当具备下列条件：

1. 了解本专业的基础理论知识和专业技术知识；

2. 具有完成一般技术辅助性工作的实际能力。

（二）申报助理级职称，应当具备下列条件：

1. 熟悉本专业的基础理论知识和专业技术知识，了解本专业相关的法律法规、标准与技术规范；

2. 具有独立完成一般性技术工作的实际能力，能处理本专业范围内一般性技术问题；

3. 具有指导员级职称人员工作的能力。

（三）申报中级职称，应当具备下列条件：

1. 熟练掌握并能够灵活运用本专业基础理论和专业技术知识；熟悉本专业相关的法律法规、标准与技术规范，能解决本专业范围内较复杂的问题。

2. 具有一定的技术研究能力，能够撰写解决本专业复杂技术问题的研究成果或技术报告。

3. 具有指导助理级职称人员工作的能力。

4. 申报检查员专业方向职称的，还应符合下列条件：取得相应初级职称后，参加省级以上药品检查 20 家次以上；能够组织制定检查方案、撰写检查报告，能够承担与能力相适应的检查任务，参与重大复杂检查任务，参与检查工作的技术把关。

5. 业绩、成果要求应符合下列条件之一：

（1）获得省级以上科学技术奖。

（2）获得具有经济和社会效益的国家专利或软件著作权成果。

（3）参与完成本专业课题（项目）研究；或参与研究开发的新产品、新材料、新设备、新工艺等，得到有关部门鉴定、验收、评估。

（4）参与编写本专业技术报告，并经县级以上党委政府或工作部门认可或采纳；或在正式期刊上发表与本专业工作相关的理论文章；或参与编写出版本专业著作、培训教材、科普图书等。

（5）参与完成省级以上药品技术规范、指导原则、管理办法等的起草编制，并经主管部门发布实施。

（6）参与制（修）订本专业国际、国家、行业标准、地方标准或企业标准。

（7）在省级以上药品检查中，发现药品安全风险隐患，并由行政监管部门采取监管措施或作出行政处罚决定的。

（8）在省级以上工作部门主办的本专业技能竞赛进入决赛人员。

（四）申报副高级职称，应具备以下条件：

1. 申报副主任（中）药师，熟练掌握本专业基础理论和专业知识；熟悉本专业国内外现状及发展趋势，不断吸取新理论、新知识、新技术并推广应用；熟悉本专业相关的法律法规、标准与技术规范。长期从事本专业工作，经验丰富、业绩突出，能解决本专业复杂疑难技术问题。

2. 申报高级工程师，系统掌握本专业基础理论知识和专业技术知识，具有跟踪本专业科技发展前沿水平的能力，熟练运用本专业技术标准和规程，在相关领域取得重要成果。长期从事本专业工作，业绩突出，能够独立主持和建设重大工程项目，能够解决复杂工程问题，取得了较高的经济效益和社会效益。

3. 申报检查员专业方向职称的，取得相应中级职称后，需参加国家药品检查 10 家次以上，或担任检查组长参加省级以上药品检查 15 家次以上（包含作为组员参加国家药品检查次数），或参加省级以上药品检查 25 家次以上；能够组织开展重大复杂、高风险品种的检查任务，参与重大复杂检查任务，参与建立或完善本专业领域药品检查工作体系，能够对本专业领域检查工作中疑难问题提出处理意见，解决技术难题。

4. 具有指导中级职称人员工作和学习的能力。

5. 业绩、成果要求应符合下列条件之二：

（1）作为前 6 位完成人，获得省级以上科学技术奖。

（2）作为前 6 位完成人，获得具有经济和社会效益的国家专利。

（3）作为前 6 位完成人，参与完成本专业课题（项目）研究，或作为前 6 位完成人，研究开发的新产品、新材料、新设备、新工艺等，已投入生产，并经有关部门鉴定、验收、评估。

（4）获得省级以上工作部门或县级以上党委政府表彰。

（5）作为前 6 位完成人，参与制（修）订本专业国际、国家、行业标准、地方标准或企业标准，并经主管部门审批发布。

（6）公开出版本专业著作、培训教材、科普图书等，或作为前 6 位完成人，在正式期刊上发表本专业具有学术价值的论文 2 篇以上，或主持编写本专业技术报告 2 篇以上，并经县级以上党委政府或工作部门认可或采纳。

（7）作为前 6 位完成人，参与完成省级药品技术规范、指导原则、管理办法等的起草编制，并经主管部门发布实施。

（8）在国家级药品领域培训班、研讨会等学术活动中担任授课专家，累计授课 1 次或 2 学时以上；或在省级学术活动中担任授课专家，累计授课 2 次或 4 学时以上；或在市级以下学术活动中担任授课专家，累计授课 3 次或 6 学时以上；或为省级以上继续教育项目或国家级、省级继续教育基地举办的继续教育项目授课 2 次以上、听众累计 100 人次以上；或在省级继续教育网络平台上提供课程累计达 4 学时。

（9）在省级以上药品检查中，发现药品安全风险隐患 2 次以上，并由行政监管部门采取监管措施或作出行政处罚决定的。

（10）在省级以上工作部门主办的本专业技能竞赛个人前 3 名或团体二等奖以上团队成员。

（五）申报正高级职称，应具备以下条件：

1. 申报主任（中）药师，在具备所规定的副高级职称水平的基础上，精通本专业某一领域的基本理论知识与技能，并有所专长。深入了解本专业国内外现状及发展趋势，不断吸取新理论、新知识、新技术并应用于实践。具有丰富的本专业工作经验，业绩卓著，能独立解决复杂或重大技术问题。长期从事本专业工作，业绩突出，能够主持完成本专业领域重大项目，能够解决重大技术问题或掌握关键核心技术，取得了显著的经济效益和社会效益。

2. 申报正高级工程师，在具备所规定的副高级职称水平的基础上，具有全面系统的专业理论和实践功底，科研水平、学术造诣或科学实践能力强，全面掌握本专业国内外前沿发展动态，具有引领本专业科技发展前沿水平的能力，取得重大理论研究成果和关键技术突破，或在相关领域取得创新性研究成果，推动了本专业发展。在本专业领域具有较高知名度和影响力，在突破关键核心技术和自主创新方面作出突出贡献，发挥了较强的引领和示范作用。

3. 申报检查员专业方向职称的，取得相应副高级职称后，需担任检查组长参加国家药品检查 10 家次以上，或参加国家药品检查 15 家次以上，或担任检查组长参加省级以上药品检查 25 家次以上（包含作为组员参加国家药品检查次数）；在具备所规定的副高级职称水平的基础上，具有丰富的药品检查工作经验，精通药品检查某一领域的基本理论知识与技能，能独立解决复杂技术问题。

4. 具有指导副高级职称人员工作和学习的能力。

5. 业绩、成果要求应符合下列条件之二：

（1）作为前 3 位完成人，获得省级以上科学技术奖。

（2）作为前 3 位完成人，获得具有经济和社会效益的国家专利。

（3）主持完成本专业课题（项目）研究；或主持研究开发的新产品、新材料、新设备、新工艺等，已投入生产，并经有关部门鉴定、验收、评估。

（4）获得省部级以上表彰。

（5）作为前 3 位完成人，制定本专业国际、国家、行业标准、地方标准，并经主管部门审批发布。

（6）作为前 6 位完成人，公开出版本专业著作；或作为第一作者或通讯作者，在正式期刊上发表本专业具有学术价值的论文 2 篇以上；或主持编写本专业技术报告 3 篇以上，并经县级以上党委政府或工作部门认可或采纳。

（7）作为前 3 位完成人，完成省级药品技术规范、指导原则、管理办法等的起草编制，并经主管部门发布实施。

（8）在国家级药品领域培训班、研讨会等学术活动中担任授课专家，累计授课 2 次或 4 学时以上；或在省级学术活动中担任授课专家，累计授课 3 次或 6 学时以上；或在市级以下学术活动中担任授课专家，累计授课 4 次或 8 学时以上；或为省级以上继续教育项目或国家级、省级继续教育基地举办的继续教育项目授课 3 次以上、听众累计 150 人次以上；或在省级继续教育网络平台上提供课程累计达 6 学时。

（9）在省级以上药品检查中，发现药品安全风险隐患 3 次以上，并由行政监管部门采取监管措施或作出行政处罚决定的。

（10）在省级以上工作部门主办的本专业技能竞赛个人第 1 名或团体一等奖团队成员。

第三章　破格申报条件

第八条　对不具备规定的学历资历条件，但确有真才实学，业绩显著、贡献突出的，可由 2 名取得本专业相应正高级职称人员推荐破格申报高级职称。破格申报高级职称的，一般应取得现职称后，从事本专业技术工作 3 年以上，且取得现职称以来各年度考核均为合格（称职）以上等次，其中至少有 2 个年度考核为优秀等次。

（一）破格申报副高级职称，应符合本标准条件第七条所列副高级职称能力条件要求，且具备下列条件中的 2 项（同一获奖项目、获奖论文或著作按一项计算）。获得省部级以上表彰的，符合下列条件之一也可以破格申报。

1. 作为前 3 位完成人，承担本专业省级课题（项目），并已通过省级业务主管部门组织同行专家鉴定、验收、评估（结题），其成果具有省内先进水平或在管理、应用技术推广（包括专利成果推广应用）中取得较好的经济效益或社会效益，或其科研成果在全省或设区的市范围内推广。

2. 作为前 3 位完成人，获省部级科学技术三等奖以上及相当奖励项目；或作为前 3 位完成人获得具有显著经济效益和社会效益的国家专利 2 项以上，其中至少 1 项在实践中推广应用。

3. 作为前 3 位完成人或通讯作者，在中文核心期刊上发表本专业具有较高学术价值的论文 3 篇以上；或作为前 3 位完成人，公开出版本人撰写的本专业具有较高学术价值的编著、专著或译著 1 部以上（本人撰写部分不少于 50000 字）。

4. 作为前 3 位完成人，编写国家或省级技术标准或技术规范，并公布实施。

（二）破格申报正高级职称，应符合本标准条件第七条所列正高级职称能力条件要求，且具备下列条件中的 2 项（同一获奖项目、获奖论文或著作按一项计算）：

1. 作为前 3 位完成人，承担国家级课题（项目），并已通过国家有关部门组织同行专家鉴定、验收、评估（结题），或其科研成果在全国推广。

2. 作为前 3 位完成人，获国家科学技术奖；或作为前 3 位完成人，获省部级科学技术二等奖以上及相当奖励项目；或作为前 3 位完成人获具有显著的经济和社会效益的国家专利（至少有 1 项发明专利）2 项以上，并在实践中推广应用。

3. 作为第一作者或通讯作者，在中文核心期刊上发表本专业具有较高学术价值的论文 3 篇以上；或作为第一完成人，公开出版本人撰写的本专业具有较高学术价值的编著、专著或译著 1 部以上（本人撰写部分不少于 100000 字）。

4. 作为第一完成人，编写国家或省级技术标准或技术规范，并公布实施。

第四章 附 则

第九条 本标准条件中资格年限以及从事专业工作年限计算到申报年度的 12 月 31 日；业绩成果获得时间、学历学位取得时间等截至提交申报材料的时间。计算申报年限时，须扣除间断工龄和全脱产学习时间。

第十条 本标准条件中涉及的奖励成果，认定标准为获奖证书、正式文件等，集体科研成果获奖，只认定奖励证书（或文件）标明获奖人员。同一科研成果获得多项奖励的，只计算一次，不重复计算。课题以最终成果或结项证书等材料为认定依据。

第十一条 技工院校中级工班、高级工班、预备技师（技师）班毕业，可分别按照中专、大专、本科学历申报药品工程专业类别技术职称。

第十二条 推动工程技术人才职称制度与工程类专业学位研究生教育有效衔接，获得药品技术相关工程类专业学位的工程技术人才，可提前 1 年参加药品工程专业类别职称评审。

第十三条 本标准条件中词语、概念的特定解释：

（一）冠有"以上""以下"的，均含本数量级。

（二）"表彰"是指经党中央、国务院或省委、省政府批准的各类评比达标表彰活动。行业协会、学会、研究会等社会组织经党中央、国务院或省委、省政府批准评选颁发的奖项，可作为评审依据。应与本专业技术工作直接相关，不包括人才工程、项目和奖项等。

（三）"课题（项目）"一般指本地党委、政府及其业务主管部门正式确定的年度或阶段性重点研究课题、重点工程项目、科研或技术开发任务等。

（四）"著作"指出版社正式出版物，须有 ISBN 书号，公开出版发行的专业研究性合法书籍，不包括一个单位、一个系统出版的论文集、讲话集、报告集等；"正式期刊"主要指经新闻出版部门批准，在我国境内出版的具有 CN 或 ISSN 刊号的期刊。中文核心期刊主要指北京大学图书馆中文核心期刊、南京大学中文社会科学引文索引来源期刊、中国科学技术信息研究所中国科技核心期刊，被 SCI、EI 收录的视同核心期刊论文。

（五）本标准条件表述的省、设区的市、县（市、区），指行政区划的省、设区的市、县（市、区）。"省级""市级""县级"等表述，指行政区划的省、设区的市、县（市、区）党委、政府及其组成部门（单位），以及人大、政协机关等。

（六）"第一完成人"指该课题（项目）的总负责人，负责该奖项、项目或课题等的全面工作，应排名第 1 位。

（七）国家级学术活动指国家相关部委或国家级社会团体主办、全国各省份参加的培训、研讨等学术活动；省级学术活动指省政府相关厅局或省级社会团体主办、全省各市参加的培训、研讨等学术活动；市级以下学术活动指市县相关部门或社会团体主办的培训、研讨等学术活动。

（八）"国家药品检查""省级以上药品检查"指相应的药品监督管理部门组织的药品注册核查、临床试验核查、质量管理规范符合性检查、质量管理体系检查、有因检查、生产经营环节监督检查，不包括作为协助检查人员参加的检查、整改复查等情况。国家药监局及国家药监局食品药品审核查验中心组织的检查视为国家药品检查，省药监局及省食品药品审评查验中心组织的检查视为省级药品检查。

第十四条 本标准条件规定未涉及事项，按照国家、省相关政策规定执行。

第十五条 本标准条件由山东省药品监督管理局负责解释。

第十六条 本标准条件自 2024 年 1 月 1 日起施行，有效期至 2025 年 12 月 31 日。

关于报送 2024 年度药品技术高级职称评审材料的通知

各市市场监督管理局、人力资源社会保障局，省直有关部门（单位），各大企业：

根据《山东省职称评审管理服务实施办法》（鲁人社规〔2021〕1 号）、《山东省人力资源和社会保障厅关于做好 2024 年度职称评审工作的公告》等有关要求，现就报送 2024 年度药品技术高级职称评审材料有关事项通知如下：

一、基本事项

（一）评审范围及权限

1. 山东省药品技术职务资格高级评审委员会组建单位为省药监局，其评审范围及权限为：全省医药行业中从事药品（含医疗器械、化妆品，不含兽药）生产、科研、设计、经营、检验检测、检查核查、技术审评、监测评价、技术转化运营服务等相关工作的医药技术人员、工程技术人员。主任（中）药师、副主任（中）药师职称，正高级工程师、高级工程师职称（不含 16 市副高资格）。从事检查员业务的药品技术人员可以申报相应职称。

2. 非公有制经济组织的专业技术人才按照属地原则可以由所在地的县（市、区）人力资源社会保障部门或者人事代理机构推荐上报。自由职业者可以由人事代理机构或者所在社区、乡镇（街道）人力资源社会保障服务机构履行审核、公示、上报等程序。

3. 在我省就业的港澳台专业技术人才，以及持有外国人永久居留证或海外高层次人才居住证的外籍人员，申报药品技术职称须符合我省药品技术职称评价标准条件，可不受原职称资格限制。

4. 外省专业技术人才委托评审的，须向省人力资源社会保障厅提交外省省级职称综合管理部门开具的委托评审函。中央驻鲁单位和外省国有驻鲁企业及其分支机构（分公司、办事处等）专业技术人才，如需委托评审，须经有人事管理权限的主管部门开具委托函，相关程序按照《山东省人力资源和社会保障厅关于简化中央驻鲁单位高级职称委托评审手续的通知》（鲁人社字〔2019〕163 号）规定执行。

5. 公务员、参照公务员法管理的人员、离退休人员不得参加职称评审。

（二）申报评审条件

1. 2024 年度山东省药品技术高级职称申报条件按照《山东省药品技术职称评价标准条件（试行）》（鲁药监规〔2023〕6 号）执行。相关年限要求是指取得现专业技术职称以来累计的年限，年限计算到 2024 年 12 月 31 日，每满 1 个年度为 1 年。

2. 省内职称自主评聘单位委托评审的，需向省药品技术职务资格高级评审委员会组建单位出具委托函。评审结束后，评委会将书面反馈评审结果。

（三）评审方式。药品技术高级职称评审工作采取专业知识答辩和专家集体评审形式进行。专业知识答辩测试范围为本专业基础知识、法律法规知识及现从事专业岗位的业务能力等。具体事项将根据工作实际确定，另行通知。

二、申报材料报送要求

（一）网上申报要求

1. 申报人员登录"山东省专业技术人员管理服务平台"（https：//117.73.253.239：9000/sdzc - web - ui/business/login/login. html）的"职称申报评审系统"进行填报。申报人应实事求是地填写申报材料，按要求提供佐证材料和能够反映本人专业技术水平、能力、业绩的代表性成果。实行个人诚信承诺制，申报人对本人申报行为负责，承诺申报内容及所提供的材料真实、准确。

2. 基本信息：应按要求准确填写相关信息，并上传近期免冠证件照片。

3. 申报信息：应按要求准确填写相关信息，"申报单位"应与单位公章名称一致。

4. 学历学位信息：全日制学历是指参加全日制教育取得的最高学历，评审依据学历是指符合职称评审条件的最高学历。严格按照毕业证书规范填写，不得随意简写。上传学历、学位证书原件扫描件、学信网证书查询页面或教育部学历证书电子注册备案表（不在学信网查询范围的可不用上传）。

5. 现专业技术职称、职业资格：应按实际获得职称、资格的情况规范填写，并上传现职称证书等。"获得现职称时间"按照鲁人社规〔2021〕1号文件执行，即：2021年5月1日前评审取得的职称，从公布时间起算；2021年5月1日后评审取得的职称，从评审通过之日起算；经考试取得的职称，从考试最后一天（生效时间）起算；大、中专毕业生转正定职取得的职称，从具有职称管理权限的人力资源社会保障部门或者主管部门审批之日起算。"聘任时间及年限"中"聘任时间"填写现专业技术职称第一次受聘时间，"年限"填写聘任累计的年限，年限计算到2024年12月31日。现专业技术职称通过"改系列"取得的，应先填写现职称信息，再"新增"改系列前的专业技术职称信息。改系列申报的，还需上传加盖单位人事部门公章的反映其工作变动后业务水平、业绩情况等的证明材料原件扫描件。

6. 现任（含兼任）行政职务：与任职单位一致，填写正式文件任命的行政职务。事业单位经批准兼任管理岗位工作的专业技术人员，需上传所在单位和主管部门出具的从事专业技术工作证明，如《事业单位专业技术岗位兼职审批表》等证明材料原件扫描件。

7. 任现职以来考核情况信息：应如实填写相关信息，并上传证明材料原件扫描件，至少填写上传近5年（2019年至2023年）年度考核情况。

8. 近五年学习培训及继续教育经历：应按照专业技术人员继续教育相关规定，完成要求的继续教育学时。专业技术人员职称申报时，"职称申报评审系统"自动从"山东省专业技术人员继续教育公共服务平台"提取近5年（2019年度至2023年度，或2020年度至2024年度）的继续教育数据。

9. 工作经历：应与人事档案记录一致，填写从事的专业技术工作和专业技术职称，并上传相关证明材料原件扫描件。

10. 任现职以来取得的代表性成果：应根据《山东省药品技术职称评价标准条件（试行）》中"业绩、成果"条件分类填报。实行代表作制，每类填写一般不超过 3 项。不得填写取得现职称以前和无原件的成果，同一成果的不同奖项只填写最高奖项且只填写一次。同一项证明材料如有多个页面的，应合并扫描为 1 个文件上传。成果取得时间应在呈报材料的截止时间内，超期的不予认可、不予受理。

（1）"成果名称"按照"（获奖）类型＋获奖等次＋成果名称"填写，如"省科技进步奖＊等奖：＊＊＊＊的研究""发明专利：＊＊＊＊（专利名称）论文：＊＊＊＊（论文名称）"等。"获奖/表彰"应上传获奖证书、公布文件、获奖项目具体内容等；"课题/项目"应上传课题、项目公布文件或申报书、结题结项批复或验收证书等；"专利"应上传专利证书、专利内容、推广应用证明等；"论文"应上传体现刊号的期刊封面、目录、原文，英文论文还需上传论文检索证明；"著作"需上传封面、图书在版编目、作者（编委）信息、目录页等。

"其他"填写系统内没有明确填报分类的成果，提供相关证明材料。申报检查员专业方向职称的，应上传加盖单位公章的体现检查级别和时间的药品检查任务执行情况、检查员抽调函或检查通知等，发现药品安全风险隐患的应提供现场检查不合格项目表、行政监管部门采取监管措施的行政文书或处罚决定书等。

（2）"时间"填写证书、文件的落款时间或发表出版时间。

（3）"位次"采用"申报人位次/合作人数"格式填写，独立完成人填写1/1，以此类推。

（4）"等级"填写一等奖、二等奖、三等奖、合作奖等奖励等级，或按照表彰发证机关等级填写，如国家级、省部级、市厅级、县处级等。

11. 任现职以来主要专业技术工作成绩及表现：应填写本人任职以来的工作情况，包括完成的业务工作任务、工作量、取得的效果等。

12. "六公开"监督卡：申报人员工作单位应按照"六公开"要求，公示申报人员相关信息，并在公示结束后认真组织填写"六公开监督卡"（附件 1）。"专业技术人员总数""实际参加推荐的人数""被推荐申报人数"应据实填写；本单位全体专业技术人员未全部签字的，单位应说明有关情况；"单位人事部门负责人""单位领导"必须签字，并加盖单位公章。

13. 上传其他附件：应上传申报人员所在单位公示情况报告、推荐排序情况说明（超过 2 人申报的单位提供）、《破格申报推荐表》（附件 2）等加盖单位公章的证明材料原件扫描件。

14. 申报人员提供的证明材料如有涉密内容，不得上传平台，相应佐证材料可通过机要或者安排专人报送，对违反上述要求的，依法依规严肃追究相关保密责任。

（二）纸质材料报送要求

网上申报材料经高评委办事机构审核通过后，由呈报部门集中统一报送相关纸质材料。

1. 《山东省专业技术职称评审表》，由申报人员自行登录系统下载打印，一式 5 份（A3 纸型，须为系统导出，双面打印，原件）。需要个人或单位填写意见、签名、盖章的内容要完整，单位推荐意见应填写"本单位已对提供的申报材料逐一审核，真实准确，同意推荐"，并按要求签名、盖章，确保没有空项、缺项。

2. 《申报人员花名册》1 份（加盖单位公章原件），人员顺序应与单位推荐排序一致。破格申报的专业技术人员，须报送经呈报单位审核同意盖章的破格推荐表 1 份。

3. 根据材料审核需要，评委会办事机构必要时将调取申报人相关证明材料原件。

三、材料审核要求

（一）申报人所在单位要认真审查申报材料的合法性、真实性、完整性和时效性，将科研诚信审核作为职称评审的必要程序。对拟推荐人员要在单位内部进行公示，公示期不少于 5 个工作日。经公示无异议、确定申报的，由单位对所有申报人进行推荐排序，并将公示情况报告、推荐排序情况说明报主管部门和呈报部门审核。对不符合申报条件的材料，要及时退回并向申报人说明原因。

（二）单位主管部门、呈报部门要认真审核申报材料。对不符合申报条件和程序、超出评委会受理范围或违反委托评审程序报送的申报材料，应及时退回。凡有以下情形之一的，不予受理：（1）不符合评审条件；（2）不符合填写规范；（3）不按规定时间、程序报送；（4）未经或未按规定进行公示；（5）有弄虚作假行为；（6）其他不符合职称政策规定的。

（三）评委会办事机构对不规范、不完整的申报材料予以退回并一次性告知修改意见，仅提供一次修改机会。申报人应及时查收，并在规定时间内进行补充完善后逐级报送。未在规定时间内按要求补充完善申报材料的，视为自动放弃申报。申报材料审核通过后，不再受理材料的更换、补充及修改等事宜。

四、材料报送要求

（一）系统数据由各呈报部门集中统一报送，首次呈报单位应与山东省药品技术职务资格高级评审委员会建立申报路径。网上受理时间截至 10 月 12 日，逾期不予受理。

（二）纸质材料报送时间为高评委办事机构审核通过后 5 个工作日内。由呈报部门统一报送，不受理个人或其他单位报送的材料。

（三）联系电话：0531 – 51795123、51795121

纸质材料报送地址：济南市经十路 16122 号 608 房间。

五、纪律要求

（一）严肃评审纪律。各有关单位应按照我省职称评审相关政策要求，严肃认真做好申报工作，对照资格条件，逐条逐项把好资格审查关。经查实存在弄虚作假或其他违规行为的申报材料不得报送，并按有关规定处理，保障职称评审公平公正。要接受单位纪检监察部门的指导和监督，确保申报工作规范有序开展。

（二）严格责任追究。各有关单位对职称申报、推荐、评审等环节要严格实行"谁审核、谁负责"的管理责任制。对申报工作中弄虚作假、违纪违规的人员，应严格按照国家和省有关规定予以严肃处理，并按照干部管理权限视情节轻重予以党纪政纪处分；对弄虚作假的单位追究有关领导和相关责任人责任。

六、其他

（一）评审收费按照《关于改革专业技术职务资格评审收费有关问题的通知》（鲁发改成本〔2021〕638 号）执行。评审材料经评委会办事机构审核通过后，组织缴费。缴费时间和方式等另行通知。未在规定时间内完成缴费的，视为自动放弃评审。

（二）本通知未尽事宜，按照国家、省现行职称政策及《山东省人力资源和社会保障厅关于做好 2024 年度职称评审工作的公告》等相关政策文件执行。工作过程中，如遇其他重大政策调整，按新的政策执行。

附件：1. 推荐申报专业技术职称"六公开"监督卡

2. 山东省药品技术高级职称破格申报推荐表

山东省药品监督管理局

2024 年 9 月 12 日

四、河南省工程系列高级工程师职称申报评审条件（2021 年实用精简版）

本条件适用于省内各类企事业单位和社会组织中从事水利水电、地质、冶金、轻工、纺织、科技管理、材料、新能源、气象、航空维修等工程技术专业的在岗在职技术人员申报、评审工程系列中、高级职称。

本条件中工程系列高级职称名称是高级工程师。

评审工作实行面试答辩与专家评审相结合的评价办法。

坚持德才兼备，以德为先。坚持把品德放在评审的首位，重点考察人才的职业道德。对剽窃他人技术成果或造假等不端行为，实行"一票否决制"。

一、基本条件

（一）拥护中国共产党的路线、方针、政策，遵守中华人民共和国宪法和法律法规。

（二）爱岗敬业，具有良好的职业道德；身体健康，能够全面履行工作岗位职责。

（三）任现职以来在规定的年限内连续年度考核为合格以上。

（四）申报专业与所从事专业一致。

二、申报高级工程师学历和资历，应分别符合下列条件

申报高级工程师，符合下列条件之一：

1. 博士研究生毕业或取得博士学位，取得并聘任工程师满 2 年。

2. 具备硕士研究生学历、或硕士学位、或第二学士学位、或大学本科学历、或学士学位、或预备技师班、技师班毕业，取得工程师职称并聘任工程师满 5 年。

3. 取得相应专业高级技师职业资格或职业技能等级证书后，在岗且从事本专业工作满 4 年。

4. 在岗且从事本专业的"全国技术能手"或"中原技能大奖"获得者。

5. 非公有制领域无任何职称的工程技术人员，大学本科、或预备技师班、技师班毕业以上学历或学士以上学位，从事工程技术工作满 14 年均可破格直接申报高级工程师。

6. 达到河南省高层次人才认定 C 类及以上标准者，或民营企业引进的博士研究生，可破格直接申报高级工程师。

三、高级工程师职称评审条件

（一）专业理论知识，应符合下列条件：

1. 全面、系统、熟练地掌握本专业所必备的基础理论，对本专业具有深入的研究和独到的见解。

2. 了解本专业国内外最先进技术现状和发展趋势，熟悉本专业新理论、新技术、新工艺。

3. 掌握本专业相关的法律法规，熟悉本专业的技术标准、技术规范和技术规程。

（二）业务工作能力与经历，应符合下列条件：

1. 具有科学运用本专业理论和技术知识，指导和解决工程技术工作中关键性、复杂性、疑难性技术问题的能力与经历。

2. 具有协调相关专业解决有关技术难题的能力与经历。

3. 具有丰富的专业技术实践经验，能主持制定管理体系文件、技术方案、建设规范、建设标准、技术报告、技术鉴定等，取得主要有实用价值的技术成果和明显的社会经济效益。

（三）任工程师期间工作业绩与成果，应符合下列条件中的3条（其中至少具备前7条中的1条）：

1. 作为主要完成人，获得1项省部级以上科学技术奖。

2. 作为主要完成人，获得省辖市（厅）级科学技术奖励一等奖2项（限前10名）以上或二等奖3项（限前7名）以上。

或在大型以上企业获得科学技术奖励一等奖1项（限前7名）。

3. 作为主要起草人编制国家、行业、省级技术标准1项，并发布实施，用于生产实践。

4. 作为主要发明人，获得本专业国家发明专利1件以上。

5. 作为主要完成人，完成1项国家级重大科研项目，经国家有关业务主管部门批准并组织实施，对重大技术问题起关键性作用，通过国家有关业务主管部门鉴定（验收），取得显著的社会效益或经济效益；

或作为主要完成人，完成1项国家级重点工程项目的可行性研究报告、设计文件，经国家有关业务主管部门批准并组织实施；

或作为主要完成人，组织实施1项国家级重点工程项目，通过国家业务主管部门验收并达到预期效益。

6. 作为主要完成人（限前7名），完成2项省部级重大科研项目，经省部级有关业务主管部门批准并组织实施，对重大技术问题起关键性作用，通过省部级有关业务主管部门鉴定（验收），取得显著的社会效益或经济效益；

或作为主要完成人（限前7名），完成2项省部级重点工程项目的可行性研究报告、设计文件，经省部级有关业务主管部门批准并组织实施；

或作为主要完成人（限前7名），组织实施2项省部级重点工程项目，通过省部级业务主管部门验收并达到预期效益。

7. 作为主要完成人（限前3名），完成3项省辖市级重大科研项目，经省辖市级业务主管部门批准并组织实施，对重大技术问题起关键性作用，通过省辖市级业务主管部门验收，取得显著的社会效益或经济效益；

或作为主要完成人（限前3名），完成3项省辖市级重点工程项目的可行性研究报告、设计文件，经省辖市级业务主管部门批准并组织实施；

或作为主要完成人（限前 3 名），完成 3 项省辖市级重点工程项目，经省辖市级业务主管部门批准并组织实施，通过省辖市级业务主管部门验收并达到预期效益。

8. 作为主要完成人（限前 7 名），组织实施的国家级节能改造、新能源重大项目或环保治理、节水节能、生态修复重大项目已经国家主管部门验收运行，项目技术上达到省内先进水平，效益显著。

9. 作为主要完成人（前 3 名），完成 1 项省大型企业的重大技术改造工程项目，或在重大技术装备推广应用中起到关键性作用，经同行专家和行业主管部门鉴定，取得显著经济效益或社会效益。

10. 作为主要完成人，完成 1 项国家级科技或 2 项省部级（限前 5 名）或主持 3 项省辖（厅）级（限前 3 名）科技成果推广项目，取得较大的社会效益或经济效益，并经有关主管部门验收；

或主持、研发或推广新产品、新品种、新技术、新材料、新设备、新工艺 2 项以上或新发现（勘查）中型以上矿产地 1 处，经相关业务主管部门认可或行业评价，取得显著的社会效益或经济效益。

12. 获得省级及以上创新创业大赛三等奖以上 1 项（限前 10 名）。

13. 获得河南省科普讲解大赛三等奖以上 1 项（仅适用于科技传播专业）。

14. 正式出版本专业学术、技术专著或译著 1 部（独著或合著第一作者，合著本人须撰写 2 万字以上）；

或中文核心期刊发表本专业学术论文 1 篇（独著或第一作者）；或在本专业科技核心期刊发表学术论文 2 篇（第一作者，每篇不少于 3000 字）；

或主持编写本专业培训教材或技术手册 2 部，公开出版发行并在实际工作中应用（独著或第一作者，每部本人撰写 2 万字以上）。

县及县级市（不含市辖区）以下事业单位申报人员不受具备前七条中符合 1 条的限制。

破格评审高级工程职称，除符合上述专业基础理论知识、工作能力和经历及评审委员会组织的答辩达到合格要求外，还应符合工作业绩与成果条件中 4 条（其中至少具备 1—7 条中的 1 条）。

四、附　则

第八条　本实施办法中所规定的适用范围、申报条件和评审条件必须同时具备。业绩与成果须是任现职以来所取得的。

第九条　所有申报中、高级工程师职称人员，均需参加工程系列中、高级评审委员会统一组织的面试答辩，答辩成绩为评审结果重要依据之一，答辩成绩不合格者评审不予通过。凡跨系列参评人员，当年不得连转带评。

第十条　国家级科学技术奖励是指国家最高科学技术奖、国家自然科学奖、国家技术发明奖、国家科学技术进步奖、中华人民共和国国际科学技术合作奖及相当级别的奖励；省级科学技术奖励是指省科学技术杰出贡献奖、省科技合作奖、省自然科学奖、省技术发明奖、省科技进步奖及相当级别的奖励；部级奖励是指《国家科学技术奖励条例》颁布以前取得的科学技术进步奖及相当级别的奖励；省辖市（厅）级科学技术奖励是指 2019

年 4 月 15 日《河南省人民政府办公厅关于印发河南省深化科技奖励制度改革方案的通知》以前取得以省辖市政府开展评审、颁发的科学技术进步奖。各类奖励以获奖证书、正式文件为准。

项目的获奖者是指等级额定获奖人员，以获奖证书为准，同一项目多次获奖，取其中一项最高奖项。

第十一条　本条件中的大型企业按工业和信息化部、国家统计局、国家发改委、财政部《关于印发中小企业划型标准规定的通知》（工信部联企业〔2011〕300 号）规定的划型标准确定。

第十二条　国家级、省部级、省辖市级重大科研项目分别指经国家、省部级、省辖市级有关部门下达科研项目计划的项目，须提供国家、省部级、省辖市级有关部门下达科研项目计划的文件原件、组织实施所签订的合同书等有关资料。

国家级、省部级、省辖市级重点工程项目分别是指经国家、省部级、省辖市级有关部门批准立项的项目，须提供国家、省部级、省辖市级有关部门批准立项的文件原件等有关资料。国家级、省部级、省辖市级重点项目鉴定（验收）是指项目完成以后，由国家、省部级、省辖市级业务主管部门组织的鉴定或验收，通过者须提交鉴定（验收）相关资料。

省级节能改造重大项目或环保治理重大项目须提供省级有关部门下达的验收文件。"主持人""主要完成人""技术负责人"等均为本专业，且以项目任务书或有关文件为依据。

第十三条　本条件所指推广应用新产品、新品种、新技术、新材料等须经由单位组织 2 名以上具有正高级职称的同行业专家的综合评价意见，同时提供显著的经济和社会效益有关材料。

第十四条　本条件中有数量级别概念的，凡是某数量级别以上者，均含本数量级别在内。

第十五条　本条件中"主要发明人"是指发明专利原始发明人。

第十六条　著作：指取得 ISBN 统一书号，公开出版发行的本专业学术专著或译著，科普类、手册类、论文汇编、周刊、旬刊、增刊、专刊、特刊及信息文摘类期刊等不在此列；

论文：指在公开出版发行的中文核心期刊上或本专业科技核心期刊上发表本专业研究性学术文章，其内容一般包括摘要、关键词、材料与方法、结果、讨论、参考文献等方面。

第十七条　县级不含市辖区。

第十八条　取得经济效益者，须提供本单位和上级业务行政主管部门两级财务证明。取得社会效益者，须提供有关主管部门认可的改善环境、劳动、生活条件、节能、降耗、增强国力、军力等的效益证明。

第十九条　设计文件包括：设计方案、地质勘察报告、施工图设计图纸、施工图审查合格证等。

第二十条　本条件自下发之日起实施。以往有关文件与本条件不一致的，以本条件为准。

五、安徽省工程系列专业技术资格评审标准条件

第一章　总　则

第一条　为客观公正科学评价工程系列专业技术人才的学术技术水平和专业能力，充分发挥职称在促进专业技术人才培养使用方面的作用，进一步加强我省专业技术人才队伍建设，按照《中共中央办公厅国务院办公厅〈关于深化职称制度改革的意见〉的通知》（中办发〔2016〕77号）及我省实施意见的精神和有关规定，结合实际，制定本标准条件。

第二条　本标准条件所称工程系列专业技术资格包括：技术员、助理工程师、工程师、高级工程师、正高级工程师。

第三条　本标准条件适用于全省各类企事业单位从事专业技术工作的人员，以及现在皖工作已满1年的省外专业技术人员。公务员（包括参照公务员法管理人员）及已办理离退休手续人员，不得申报工程系列专业技术资格。

第四条　推动高技能人才与专业技术人才职业发展贯通，符合条件的高技能人才可申报工程系列专业技术资格。

第二章　基本条件

第五条　热爱祖国，遵守中华人民共和国宪法和法律法规，坚决贯彻执行党的理论和路线方针政策，坚持习近平新时代中国特色社会主义思想，具有良好的职业道德，诚实守信，作风端正，认真履行岗位职责。

第六条　在现专业技术职务任职时间内，年度考核或任期考核达到合格以上等次。

第七条　积极参加继续教育培训，并按规定在现专业技术职务任职时间内达到相应学时要求。

第三章　资格及能力业绩条件

第八条　专业技术人员申报专业技术资格，除应具备第二章所列基本条件外，还应具备各层级专业技术资格要求的理论水平、工作能力、学历、任职年限及业绩成果。

第九条　技术员条件

（一）具备所从事专业的基础理论知识和专业技术知识。

（二）具有完成一般辅助性技术工作的能力。

（三）具有大学专科或中等专业学校学历，在专业技术岗位见习1年期满。

（四）独立撰写所从事专业技术总结1篇。

第十条　助理工程师条件

（一）具备所从事专业的基础理论知识、专业技术知识和实践经验。

（二）能够独立完成和指导一般性技术工作，参与处理所从事专业范围一般性技术难题。

（三）具有大学专科学历，取得技术员或相应职业资格后，从事专业技术工作满2

年；或具有中等专业学校学历，取得技术员或相应职业资格后，从事专业技术工作满 4 年。

（四）独立撰写所从事专业技术总结 2 篇。

第十一条　工程师条件

（一）掌握所从事专业基础理论知识和专业技术知识，熟悉所从事专业技术标准和规程，了解所从事专业新技术、新工艺、新设备、新材料的现状和发展趋势。

（二）能够独立承担较为复杂的专业技术工作，解决所从事专业范围内较复杂的技术难题，有一定的技术研究能力。

（三）具有硕士学位或硕士研究生学历，取得助理工程师或相应职业资格后，从事专业技术工作满 2 年；或具有大学本科或专科学历，取得助理工程师或相应职业资格后，从事专业技术工作满 4 年；或具有中等专业学校学历，取得助理工程师或相应职业资格后，从事专业技术工作满 5 年。

（四）担任助理工程师职务或取得相应职业资格后，业绩成果符合下列条件之一：

1. 取得所从事专业的发明专利 1 项或实用新型专利 2 项，且已开发实施并取得一定的经济效益或社会效益；

2. 参与完成与所从事专业相关的市厅级工程项目 1 项，或参与完成所在单位科研、科技开发与成果转化、技术创新、技术改造等项目 2 项，且经第三方评价或已通过验收；

3. 参与编制所从事专业省级以上技术标准、技术规范、施工工法等 1 项，或企业标准 2 项，且已颁布实施。

（五）独立撰写所从事专业项目报告、工程方案、设计文件 3 篇，或公开发表与所从事专业相关的学术论文 1 篇，成果形式应体现一定的技术研究能力，对解决技术难题有明显成效。

第十二条　高级工程师条件

（一）熟练掌握所从事专业基础理论知识和专业技术知识，有跟踪所从事专业科技发展趋势的能力，熟练运用专业技术标准和规程开展工作，经验丰富，绩效明显。

（二）长期从事专业技术工作，能独立或参与解决技术创新、专利、成果转化、技术推广、标准制定等应用领域的关键性技术难题。

（三）具有博士学位，取得工程师或相应职业资格后，从事专业技术工作满 2 年；或具有硕士学位或硕士研究生学历，取得工程师或相应职业资格后，从事专业技术工作满 4 年；或具有大学本科学历，取得工程师或相应职业资格后，从事专业技术工作满 5 年；或具有大学专科学历，从事专业技术工作满 15 年，且取得工程师或相应职业资格满 5 年；或具有中等专业学校学历，从事专业技术工作满 20 年，且取得工程师或相应职业资格满 5 年。

（四）担任工程师职务或取得相应职业资格后，业绩成果符合下列条件之一：

1. 获得省部级科学技术奖励三等奖以上 1 项（须取得个人奖励证书，下同）或市级科学技术奖励一等奖 1 项；

2. 作为主要发明人（排名前 3，下同），取得所从事专业的发明专利 2 项，或作为第一发明人取得所从事专业的实用新型专利 3 项，且已开发实施并取得较好的经济效益或社会效益；

3. 作为主要完成人参与省部级 1 项或市厅级 2 项重点工程（含规划、勘察、设计、施工、监理等，下同）、重大科研（含自然科学基金、科技重大专项、重点研发计划、重点科研项目等，下同）、重大技术攻关项目（含新设备、新技术、新材料、新工艺的研制、开发及推广等，下同）建设或研究，且经第三方评价处于国内较高水平，或经市级以上主管部门鉴定、验收；

4. 主持市厅级重点工程、重大科研、重大技术攻关项目 1 项，且经第三方评价处于国内较高水平，或经市级以上主管部门鉴定、验收；

5. 作为主要参编者参与编制省级以上技术标准、技术规范 2 项，或作为第一参编者参与编制省级施工工法 4 项，且通过省级以上主管部门审定并颁布实施。

（五）在公开发行的科技期刊上发表与所从事专业相关的学术论文 2 篇；或作为主要作者公开出版与所从事专业相关的具有较高学术价值的学术、技术著作 1 部，本人撰写部分不少于 5 万字并标注。

第十三条　现在野外、自然条件恶劣地区从事农业技术推广、林业、水利、采矿、测绘、勘探、施工等连续工作 10 年以上，或派出参加援疆、援藏、扶贫工作 3 年以上，及在县级以下（不含县城）基层一线连续工作 15 年以上的专业技术人员，申报高级工程师专业技术资格，可适当放宽业绩成果条件和论文要求。申报人除应具备第十二条第（一）项至第（三）项所列条件外，一般应具备以下条件：

（一）担任工程师职务或取得相应职业资格后，业绩成果符合下列条件之一：

1. 获得市级科学技术奖励二等奖以上 1 项或三等奖 2 项；

2. 作为主要发明人取得与所从事专业相关的发明专利 1 项，或作为第一发明人取得与所从事专业相关的实用新型专利 2 项，且已开发实施并取得较好经济效益或社会效益；

3. 作为主要参编者参与编制省级以上技术标准、技术规范 1 项，或作为第一参编者编制省级施工工法 2 项，且通过省级以上主管部门审定并颁布实施；

4. 主持研制新设备、新技术、新工艺、新品种或成果转化、技术推广项目 2 项，经第三方评价完成或经市级以上主管部门鉴定、验收，取得较好的经济效益或社会效益。

（二）在公开发行的科技期刊上发表与所从事专业相关的学术论文 1 篇；或作为主要作者公开出版与所从事专业相关的具有较高学术价值的学术、技术著作 1 部，本人撰写部分不少于 3 万字并标注。

第十四条　正高级工程师条件

（一）具有全面系统的专业理论素养，掌握所从事专业国内外前沿发展动态，有较高的科研水平、学术造诣和科学实践能力，并在理论研究、关键技术等领域取得创新性研究成果，经验丰富，绩效突出。

（二）长期从事专业技术工作，在突破关键核心技术和自主创新方面作出突出贡献，发挥了较强的引领和示范作用，能够主持完成所从事专业领域重大项目、解决重大技术难题，取得显著的经济效益和社会效益。

（三）具有大学本科以上学历或硕士以上学位，取得高级工程师或相应职业资格满 5 年；或具有大学专科学历，从事专业技术工作满 25 年，且取得高级工程师或相应职业资格满 8 年。

（四）担任高级工程师职务或取得相应职业资格后，业绩成果符合下列条件之一：

1. 获得省部级科学技术奖励二等奖以上 1 项；或省部级科学技术奖励三等奖 2 项；或省部级科学技术奖励三等奖 1 项和市级科学技术奖励一等奖 2 项；

2. 作为第一发明人取得与所从事专业相关的发明专利 4 项，且已开发实施并取得显著经济效益或社会效益；

3. 主持完成省部级以上重点工程、重大科研、重大技术攻关项目 1 项，经第三方评价处于国内领先水平，或经省级以上主管部门鉴定、验收；

4. 作为主要完成人完成 1 项国家级或 2 项省部级重点工程、重大科研、重大技术攻关项目，且经第三方评价处于国内领先水平，或经省级以上主管部门鉴定、验收；

5. 作为第一参编者编制完成国家（行业）标准 1 项或省级技术标准、技术规范 2 项，且通过省级以上主管部门审定并颁布实施。

（五）在公开发行的科技期刊上发表与所从事专业相关的学术论文 3 篇；或作为主要作者公开出版与所从事专业相关的具有较高学术价值的学术、技术著作 1 部，本人撰写部分不少于 8 万字并标注。

第十五条 在现专业技术职务任职时间内，连续 3 个年度考核获优秀等次，业绩突出、作出重要贡献的专业技术人员，可以突破学历、任职年限要求申报相应层级专业技术资格。

破格申报人员除应具备第二章所列基本条件，以及第三章所列相应层级专业技术资格应具备的能力、业绩成果要求外，还应具备下列条件：

（一）申报工程师的，在担任助理工程师职务或取得相应职业资格后，须另外获得市级科学技术奖励二等奖以上 1 项。

（二）申报高级工程师的，在担任工程师职务或取得相应职业资格后，须另外获得省部级科学技术奖励三等奖以上 1 项或市级科学技术奖励一等奖 1 项。

（三）申报正高级工程师的，在担任高级工程师职务或取得相应职业资格后，须另外获得省部级科学技术奖励二等奖以上 1 项。

破格申报必须从严掌握，不得越级破格。

第十六条 长期在工程技术领域生产一线工作，特别优秀的高技能人才，可以突破学历要求申报高级工程师。破格申报高级工程师的，除应具备第二章所列基本条件外，还应具备以下条件：

（一）在担任工程师职务或取得相应职业资格后，连续 3 个年度考核获优秀等次；

（二）取得国家级二类以上和省级一类技能大赛第一名；

（三）独立撰写具有较高技术水平的技术报告、工程方案等 2 篇，并由 2 名同行业具有正高级工程师专业技术资格人员签署评价意见。

高技能人才申报工程系列其他层级专业技术资格，按有关规定执行。

第四章 评价方式方法

第十七条 坚持把品德放在专业技术人才评价的首位，重点考察专业技术人才的职业道德，倡导科学精神，强化社会责任，坚守道德底线。用人单位应按照申报人取得的业绩成果与岗位经历相匹配的要求，通过个人述职、考核测评、民意调查等方式全面考察专业技术人才的素质能力和业绩，并出具评价意见。

第十八条　专业技术人员应逐级申报专业技术资格。申报相应层级专业技术资格时，申报人提供的业绩成果资料，应在现专业技术职务任职时间内取得。

第十九条　采用专家评审或笔试、面试和专家评审相结合的方式进行。评审委员会成员按规定程序在对申报人的素质、能力、业绩成果等进行综合研判后，提出评价意见。

第二十条　专业技术人员已取得的专业技术资格，因工作变动造成与现岗位对应的专业技术资格要求不一致的，可以转评。转评方法和要求按我省有关规定执行。

第二十一条　全日制普通院校毕业生，符合下列条件之一，可直接认定相应的专业技术资格：

（一）取得大学专科或中专学历后，见习1年期满，可直接认定为技术员。

（二）取得硕士研究生学历；或取得大学本科学历后，见习1年期满；或取得大学专科学历后，从事专业技术工作满3年，可直接认定为助理工程师。

（三）取得博士学位的，可直接认定为工程师。

第二十二条　全面实施岗位管理的事业单位，应在岗位结构比例范围内组织申报。

第五章　附则

第二十三条　为突出专业技术人员的业绩水平和实际贡献，申报高级工程师或正高级工程师取得的业绩成果符合第十二条第（四）项、第十三条第（一）项、第十四条第（四）项所列条件2条以上的，论文可酌减1篇。作为业绩成果的项目不得重复使用。

第二十四条　受党纪、政务处分影响期未满的，不得申报专业技术资格；对违背诚信承诺、弄虚作假的申报人实行"一票否决"，取消当年申报、评审资格。因弄虚作假等违纪行为被撤销已取得专业技术资格的，5年内不得再次申报。

第二十五条　本标准条件所称相应职业资格，是指符合我省在部分职业领域建立专业技术类职业资格和职称对应的规定要求，持有的职业资格证书或以考代评的职称证书。

所称科学技术奖励是指：自然科学奖、技术发明奖、科学技术进步奖。同一项目多次获奖，取其中一项最高级别奖。省部级科学技术奖励，是指省级政府或中央各部委办局设立的科学技术奖励；市级科学技术奖励，是指各省辖市政府设立的科学技术奖励。

所称主持，是指科研课题或工程项目完成人中的第1人。所称主要完成人、主要参编者是指：国家级项目（标准）或行业标准完成人中的前8人；省部级项目（标准）完成人中的前5人；市厅级项目完成人中的前3人。参加完成是指：该项目成果鉴定书中所列的主要参加人员。

所称国家、省、市重点工程项目，是指经国务院、省级人民政府、市人民政府或授权投资主管部门审批立项的重大工程项目；重大科研，是指经国家、省、市科技主管部门审批立项的重大科研项目；重大技术攻关，是指国家、省、市业务主管部门审批立项的或在以上部门登记备案的重大技术攻关项目。

所称公开发行的科技期刊，是指取得CN（国内统一刊号）、ISSN（国际统一刊号）刊号的学术期刊（不含电子期刊、增刊、副刊、年刊等）。著作须有ISBN（标准书号）。

国外公开发行的科技刊物参照执行。论文、著作、技术报告应为本人所从事的专业技术工作内容，须本人独立撰写或为第一作者。

所称以上含本级。

第二十六条　本标准条件由省人力资源和社会保障厅负责解释。

第二十七条　本标准条件自发布之日起施行。由省人力资源和社会保障厅、省人民政府国有资产监督管理委员会印发的《安徽省工程系列专业技术资格评审标准条件》（皖人社发〔2012〕67 号）同时废止。

安徽省人力资源和社会保障厅办公室 2019 年 6 月 6 日印发

六、湖南省工程系列专业技术职称申报评价办法（试行）

第一章　总　则

第一条　为全面贯彻落实《中共中央办公厅 国务院办公厅印发〈关于深化职称制度改革的意见〉的通知》（中办发〔2016〕77 号）和《中共湖南省委办公厅 湖南省人民政府办公厅印发〈关于深化职称制度改革的实施意见〉的通知》（湘办发〔2017〕33 号）精神，促进工程系列职称评审科学化、规范化和制度化，结合我省实际，制定本办法。

第二条　本办法适用于我省从事工程技术工作的专业技术人员申报职称（包括已达退休年龄但按规定办理了延退手续、仍在 职在岗的专业技术人员，不包括公务员和参照公务员法管理单位人员及其他达到退休年龄的专业技术人员）。

第三条　工程系列高级专业技术职称名称为正高级工程师、高 级工程师，中级专业技术职称名称为工程师。

第二章　申报基本条件

第四条　热爱祖国，拥护中国共产党的领导，政治立场坚定，遵守国家法律和法规，具有良好的职业操守，认真履行岗位职责，恪守科研诚信，申报前连续累计所需资历年限的年度考核须达合格以上。

第五条　学历与资历

一、正高级工程师要求

具有大学本科以上学历，担任副高级专业技术职务 5 年以上。

二、高级工程师要求

（一）博士后人员经考核合格出站后。

（二）具有博士学位，担任中级专业技术职务 2 年以上。

（三）具有大学本科以上学历，担任中级专业技术职务 5 年以上。

（四）具有大学专科学历，长期（满 15 年，下同）在非公有 制经济组织和社会组织或县以下企事业单位工作，担任中级专业技术职务 7 年以上。

（五）技工院校高级工班毕业生，从事本职业技能工作 12 年以上（预备技师（技师）班毕业生可减少 1 年），并获得高级技师 职业资格后 4 年以上。

三、工程师要求

（一）硕士研究生毕业或取得硕士学位，担任初级专业技术职务 2 年以上。

（二）具有大学专科以上学历，担任初级专业技术职务 4 年以上。

（三）技工院校中级工班毕业生，从事本职业技能工作 10 年

以上（高级工班毕业生可减少 2 年、预备技师（技师）班毕业生可减少 3 年），并获得技师职业资格后 3 年以上。

第三章　申报评价标准

第六条　专业理论知识要求

一、正高级工程师要求

（一）专业理论知识基本要求

1. 具有系统扎实的专业理论功底，科研水平、学术造诣或科 学实践能力强，全面掌握本专业国内外前沿发展动态，取得重大理论研究成果和关键技术突破或其他创造性研究成果。

2. 全面掌握与本专业相关的法规、有关技术标准、技术规范 和技术规程，具备对大型工程项目进行评估和鉴定的能力，具备一定的技术经济评价及市场分析能力。

3. 对本专业有深入的研究和独到的见解，在本专业领域具有 较高的知名度和影响力。

（二）论文、著作要求 担任副高级专业技术职务以来，至少具备下列条件之一：

1. 公开出版 10 万字以上的本专业专著、合著（第 1 作者或注明本人牵头编写章节）或译著（独立作者）1 部以上。

2. 在公开出版的期刊上发表高水平的本专业论文 3 篇以上（第 1 作者），或在中文核心期刊上发表本专业论文 1 篇以上（第 1 作者）

3. 提供 1 篇由本人撰写，经省级行业主管部门鉴定或省级主要媒体公开报道且不少于 10000 字的本专业研究文章或科研成果分析文章。

二、高级工程师要求

（一）专业理论知识基本要求

1. 系统掌握本专业的基础理论知识和专业技术知识，并在某一领域有较深入的研究。

2. 熟悉与本专业相关的法律、技术法规和政策，掌握本专业的技术标准、规范、规程和相关专业知识

3. 熟悉本专业国内外最新技术状况和发展趋势。

4. 能对重大和关键技术问题进行总结和分析，能结合本单位 实际情况提出技术发展规划。

（二）论文、著作要求 担任中级专业技术职务以来，至少具备下列条件之一：

1. 公开出版本专业专著、合著（第 1 作者或注明本人牵头编写章节）或译著（独立作者）1 部以上。

2. 在公开出版的期刊上发表较高水平的本专业论文 1 篇以上（第 1 作者）。

3. 长期在非公有制经济组织和社会组织及县以下企事业单位工作的，可以提供 1 篇由本人撰写、经单位审核属实且不少于 5000 字的本专业工作研究文章或科研成果分析文章。

三、工程师要求

（一）专业理论知识基本要求

1. 较好地掌握本专业的基础理论知识和专业技术知识，了解国内外技术现状和发展动态。

2. 了解国家有关法律、技术政策、技术法规和本专业的标准、规范、规程。

3. 能独立解决本专业的一般性技术问题。

（二）论文、著作要求

提供 1 篇担任初级专业技术职务以来，由本人撰写、经单位审核属实且不少于 3000 字的本专业技术工作总结。第七条 专业技术工作经历（能力）要求

第七条　专业技术工作经历（能力）要求

一、正高级工程师要求

担任副高级专业技术职务以来，至少具备下列条件之一：

（一）主持或专业负责省部级以上大中型工程技术项目或重点科技项目全过程，该工程或项目得到社会认可或取得重大经济效益。

（二）主持或专业负责国内外先进技术或新理论应用于科研和生产实际的工作，开拓新的应用研究领域或解决生产实践中重 大技术问题。

（三）主持或专业负责编制本学科或本行业具有国内外先进水平的技术发展规划、行业标准、技术规范，或撰写大中型工程、重大科研课题立项论证报告。

（四）主持或专业负责新资源、新产品、新品种、新技术、新材料、新设备、新工艺的勘查、设计、研制、培育、开发或科 技成果推广和转化。

（五）主持或专业负责企业重大技术改造、设备改进、提高 产品质量或工艺水平等方面工作，取得突破性成果，获得省级以 上行业主管部门的认可。

（六）长期主持或专业负责技术工作，具备指导高级工程师 开展科研和技术活动的能力。

二、高级工程师要求 担任中级专业技术职务以来，至少具备下列条件之一：

（一）专业负责或主要参加国家或省部级重点项目或系列产品主要部分的研究、设计、制造和生产管理工作。

（二）专业负责或主要参加本企业产品的开发、设计、制造和生产管理工作，产品性能达到同行先进水平，并取得明显的经济效益。

（三）专业负责或主要参加高性能、高技术的关键部件或技 术密集的复杂部件的研究、设计、制造和技术管理工作。

（四）专业负责或主要参加省级以上行业标准制定、技术规范的编写。

（五）专业负责或主要参加大中型企业中精密、大型、稀有、关键设备等复杂设备维修工作的全过程或重要成套设备的维护、维修。

（六）专业负责或主要参加推广应用具有较高水平的新技术、新工艺、新产品、新材料并经相应行业主管部门鉴定认可。

（七）长期从事工程技术工作，具备指导工程师开展科研和技术活动的能力。

（八）具备较高的职业技能水平或重大技术革新改造能力；能够解决重点或关键性操作技术问题并做出贡献；总结的操作技术方法或解决的操作技术问题得到省内同行业公认，能较好地指导和培养技师。

三、工程师要求

担任初级专业技术职务以来，至少具备下列条件之一：

（一）提出合理化的工作建议被采纳，具有解决一般性技术问题的能力。

（二）具有一定的综合分析能力，能独立撰写技术、工程、业务报告。（三）作为技术骨干参与完成县级以上工程新建、扩建或技术改造项目的研究、设计、施工、设备安装调试工作。

（四）具备一定的职业技术技能水平或技术革新改造能力，能够解决本工种难度较大的工艺加工、复杂设备、调整维修等方面的技术问题并有重要贡献，能较好地传授技艺和培训技术工人。

第八条　业绩、成果要求

一、正高级工程师要求

担任副高级专业技术职务以来，至少具备下列条件之二：

（一）主持或专业负责2项以上国家级科研项目、重点工程、重大科技攻关、重大科技专项、重大企业技术设计改造、重大国际合作项目，经国家行业主管部门鉴定，达国内领先水平。

（二）主持或专业负责3项以上省部级重点科研项目、重点 攻关项目，经省级行业主管部门鉴定或验收合格。

（三）担任3项以上大中型工程项目的技术负责人，主持或 负责制定技术方案和技术报告。

（四）主持或专业负责3项以上大中型企业规划设计以及技术引进，包括消化引进高科技产品、技术项目的设计、研制和管理等方面工作，创造性地解决技术或管理难题，成果显著，并得到省级以上行业主管部门鉴定。

（五）主持或专业负责3项以上省级新产品、新技术、新材料、新设备（首台套）、新方法、新工艺的设计和推广，取得显著的经济效益和社会效益，并经省级以上行业主管部门鉴定。

（六）主持或专业负责编制或修订省部级以上的行业技术标准或技术规范且正式实施。其中：作为主持，承担完成2项国家 行业技术标准或技术规范的编制；作为专业负责，承担完成3项省部级以上行业技术标准或技术规范的编制。

（七）获得国家科学技术奖（自然科学奖、技术发明奖、科技进步奖），或省部级科学技术奖（自然科学奖、技术发明奖、科 技进步奖）二等奖以上，或经科技部认定可以推荐国家奖的社会力量科学技术奖最高奖。

（八）主持完成1项以上国家级课题或2项以上省部级重点课题，或专业负责完成2项以上国家级课题或3项以上省部级重点课题并通过相应行业主管部门评审或验收。

（九）作为第1发明人获得与所从事专业技术工作相关的2项国家发明专利或5项实用新型专利，所获专利已转化应用并取得较高的经济和社会效益。

（十）作为企业主要负责人期间，企业首次入围中国企业500强、制造业企业500强、服务业企业500强榜单，或首次入围湖南100强企业、制造业50强企业、服务业50强企业榜单，或在 上述榜单内连续3年排名稳定（不变）或提升。

二、高级工程师要求 担任中级专业技术职务以来，至少具备下列条件之一：

（一）专业负责或主要参加完成 1 项以上省部级关键技术项目、重大科技攻关、重大科技专项、重大企业技术设计改造、重大国际合作项目和重点科研项目，经省级以上行业主管部门鉴定或验收合格。

（二）专业负责或主要参加完成 1 项以上大中型工程建设项目可行性研究报告、设计文件通过评审或交付使用，施工或监理的大中型工程项目通过工程质量检验并达到合格等级。

（三）专业负责或主要参加完成 1 项以上大中型企业规划设计、技术引进，包括消化引进高科技产品、技术项目的设计、研制和管理等方面工作，创造性地解决技术或管理难题，成果显著，并得到省级以上主管部门鉴定。

（四）专业负责或主要参加完成 1 项以上省部级新产品、新技术、新材料（首批次）、新设备（首台套）、新方法、新工艺的设计、研发和推广应用，取得显著的经济效益和社会效益，并经相应行业主管部门鉴定。

（五）作为第 1 发明人获得与所从事的专业技术工作相关的 1 项以上国家发明专利或 3 项以上实用新型专利，具有较好的经济和社会效益。

（六）专业负责或主要参加编写制订 1 项以上省部级技术标准、规范并付诸实施，或主要参加省部级行业培训教材某一科目或几个科目的编写审定工作。

（七）长期在艰苦边远地区和基层一线工作，积极推动行业技术进步和本地区经济发展，得到本地区、本系统同行专家的认可，且因专业技术工作突出，受到市级以上人民政府记功或市级以上政府及部门评定的优秀专家、优秀专业技术人员、学科带头人及相当的专业类奖励。

（八）获得省部级科学技术奖（自然科学奖、技术发明奖、科技进步奖）三等奖以上，或经科技部认定可以推荐国家奖的社会力量科学技术奖最高奖二等奖以上，或市厅级科学技术奖（自然科学奖、技术发明奖、科技进步奖）一等奖。

（九）聘任为高级技师并在工程技术领域生产一线岗位工作的高技能人才，满足下列一项条件：

1. 职业技能水平在同行业、同工种处于领先水平，获得省部级劳动模范，省部级技术能手、市厅级以上技能大师等相当荣誉称号，享受省级以上政府特殊津贴的优秀高技能人才。担任省级技能大师工作室负责人。

2. 作为第 1 发明人获得 1 项国家发明专利或 3 项实用新型专利，具有较好的经济和社会效益。

3. 作为主要完成人获得 1 项市厅级以上科学技术奖（自然科学奖、技术发明奖、科技进步奖）二等奖。

4. 在省部级以上技能大赛、技术比武中获得一等奖。

5. 有丰富的实践经验，能够解决生产过程中的重点或关键性操作技术问题，促进科技成果转化、推广应用或在新技术、新工艺、新方法推广等方面贡献突出，并取得明显的经济效益和社会效益。

三、工程师要求担任初级专业技术职务以来，至少具备下列条件之一：

（一）获得市厅级以上科学技术奖（自然科学奖、技术发明奖、科技进步奖）三等奖。

（二）参与市厅级1项以上中型工程项目的新建、扩建或技术改造项目的关键技术研究、方案制定、机电设备的成套技术及安装调试工作，项目通过相关方面的验收。

（三）参与完成市厅级重点项目或对行业发展有重要促进作用的重点项目的研究、设计、制造、生产管理及其相关任务2项以上，成果通过鉴定验收。

（四）参与完成市厅级科技成果转化推广项目1项以上，取得良好的经济效益和社会效益，通过项目主管部门验收。

（五）聘任为技师并在工程技术领域生产一线岗位工作的技能人才，至少具备下列条件之一：

1. 有较高的职业技能水平，获得市厅级以上技术能手等相当荣誉称号的优秀高技能人才。

2. 作为主要完成人（排名前3）获得1项专利或2项实用新型专利，具有一定的经济和社会效益。

3. 获得1项市厅级以上科学技术奖（自然科学奖、技术发明奖、科技进步奖）的主要完成人。

4. 在市厅级以上技能大赛、技术比武中获得三等奖以上的人员。

5. 有较丰富的实践经验，能够解决生产过程中较复杂的操作技术问题；促进科技成果转化、推广应用或在新技术、新工艺、新方法推广等方面做出贡献，并取得一定的经济效益和社会效益。

第九条 外语、计算机水平和继续教育要求

外语、计算机水平、继续教育情况不作为申报职称的必备条件。外语、计算机是专业技术人才学习研究的重要工具，外语是跨文化沟通能力的重要体现，应积极鼓励专业技术人才具备、提高其外语、计算机应用能力水平。申报参评高级职称的，外语、计算机水平作为工作学习业绩内容赋予一定的评价权重，设置为权重项一般分别为3%，设置为加分项一般分别为总分值的3%。专业技术人才参加继续教育情况作为申报评定上一级资格的重要条件，以人力资源社会保障部门的考核评价结果（出具的继续教育合格证明）为准，设置为权重项为3%，设置为加分项为总分值的3%

第四章 破格申报条件

第十条 不具备规定的学历或资历条件，但能力和业绩特别突出且有卓越贡献的专业技术人员，可破格申报相应的专业技术职称。破学历申报副高级专业技术职称，须具有大专学历；大专学历一般不能破格申报正高专业技术职称、中专学历一般不能破格申报副高专业技术职称。破资历申报正高级、副高级专业技术职称的，须分别具有副高级、中级专业技术职称。

破格申报正高级专业技术职称时，其担任副高级专业技术职务时间应在3年以上；破格申报副高级专业技术职称时，其担任中级专业技术职务时间应在3年以上。同时，申报前连续累计所需资历年限的年度考核结果须为"合格"以上，并须有至少一年的年度考核结果为"优秀"（获得博士学位，担任中级专业技术职务1年以上，申报高级工程师职称，任职期间年度考核结果为"合格"以上）。

第十一条　破格申报业绩条件

一、正高级工程师要求

（一）担任副高级专业技术职务以来，业绩、成果至少具备下列条件之一：

1. 享受国务院特殊津贴专家，或国家级有突出贡献中青年专家，或获得全国先进工作者或劳动模范称号人员，或获得省部级以上专业技术荣誉称号人员。

2. 获得国家科学技术奖（自然科学奖、技术发明奖、科技进步奖），或省部级科学技术奖（自然科学奖、技术发明奖、科技进步奖）一等奖、二等奖（排名前三），或经科技部认定可以推荐国家奖的社会力量科学技术奖最高奖（排名前三）。

3. 担任主要负责人期间，企业连续三年内入围中国企业 500 强、制造业企业 500 强、服务业企业 500 强榜单，或连续三年入围湖南 100 强企业、制造业 50 强企业、服务业 50 强企业榜单，并在上述榜单内，连续三年实现排名提升（提供有效证明）。

4. 作为第 1 发明人获得与所从事的专业技术工作相关的国家发明专利 5 项以上，具有显著的经济和社会效益，相关成果转化后创造的直接收益 3 年累计达到 5000 万元人民币以上。

（二）担任副高级专业技术职务以来，论文、著作至少具备下列条件之一：

1. 公开出版 15 万字以上的具有较高学术水平的本专业专著、合著（第 1 作者或注明本人牵头编写章节）或译著（独立作者）1 部以上。

2. 在公开出版的期刊上发表高水平的本专业论文 3 篇以上（第 1 作者），其中 1 篇发表在中文核心期刊。

二、高级工程师要求

（一）担任中级专业技术职务以来，业绩、成果至少具备下列条件之一：

1. 获得省部级科学技术奖（自然科学奖、技术发明奖、科技进步奖）二等奖以上、三等奖（排名前三）；经科技部认定可以推荐国家奖的社会力量科学技术奖最高奖二等奖以上（排名前五）。

2. 享受省政府特殊津贴专家，或省部级有突出贡献中青年专家，或获得省部级先进工作者或劳动模范称号人员。

3. 作为第 1 发明人获得与所从事的专业技术工作相关的国家发明专利 3 项以上，具有显著的经济和社会效益，相关成果转化后创造的直接收益 3 年累计达到 2000 万元人民币以上。

4. 获得中华技能大奖、全国技术能手、省部级技能大师等荣誉，担任国家级技能大师工作室负责人。

（二）担任中级专业技术职务以来，论文、著作至少具备下列条件之一：

1. 公开出版本专业专著、合著（第 1 作者或注明本人牵头编写章节）或译著（独立作者）1 部以上。

2. 在公开出版的期刊上发表较高水平的本专业论文 2 篇以上（第 1 作者），其中 1 篇发表在中文核心期刊。

三、工程师要求

（一）担任初级专业技术职务以来，业绩、成果至少具备下列条件之一：

1. 获得市厅级以上科学技术奖（自然科学奖、技术发明奖、科技进步奖）。

2. 获得省部级技术能手、市厅级技能大师等荣誉，担任省级技能大师工作室负责人。

（二）担任初级专业技术职务以来，论文、著作具备下列条件：在公开出版的期刊上发表本专业论文 1 篇以上（第 1 作者）。

第五章　附　则

第十二条　在国（境）外取得硕士以上学位的专业技术人员，或者在国内取得博士学位后、赴国（境）外从事 2 年以上专业技术工作的专业技术人员，其在回（来）湘后仍从事专业技术工作 的，首次申报职称时，不受资历、原有无职称限制，可比照同类专业技术人员的条件执行。其在国内外取得的工作业绩与成果一并视为专业技术业绩。

第十三条　部队转业干部（专业技术士官）和党政机关调入 企事业单位从事专业技术工作人员，首次申报职称，不受资历、原有无职称限制，可比照我省同类专业技术人员的条件执行。其在 原单位取得的工作业绩与成果一并视为专业技术业绩。经组织选 派援外、援藏、援疆的专业技术人员按有关规定执行。

第十四条　本办法中的"业绩、成果要求"为参评基本要求，各单位可结合本单位实际情况，在不低于本参评基本要求基础上，制定各单位的推荐（申报）要求。对参评人员的最终评审要有体现质量与数量相结合的量化评审标准，量化评审标准由省工程经济系列职改办结合实际另行制订。所有"业绩、成果"要求提供相应的佐证材料。

第十五条　本办法中所称"以上"，均含本级或本数量，如"合格以上"含合格，"2年以上"含 2 年。申报业绩计算时间为任现职 以来至接收申报材料之日止，任职年限截止申报参评年度 12 月 31 日。

第十六条　技工院校中级工班、高级工班、预备技师（技师）班毕业生分别按中专、大专、本科学历人员同等对待（国家另有 规定的除外）。

第十七条　中文核心期刊范围参见下列评价体系之一：北京大学编制的中文核心期刊要目总览，南京大学编制的中文社会科学引文索引（CSSCI）来源期刊，中国社会科学院编制的中国人文 社会科学核心期刊等。公开出版的期刊是指经新闻出版部门批准，在我国境内出版的具有 ISSN 刊号和 CN 刊号的正式学术期刊，不含内刊、增刊。

第十八条　本办法中所称"奖励"是指国家级及省部级以上政府或行业主管部门颁发的本专业综合奖项等。奖励成果认定标准为获奖证书或正式文件。同一业绩成果获多项奖励的只计算最高奖，不重复计算。其中：全国优秀企业家、中国企业 500 强、制造业企业 500 强、服务业企业 500 强由中国企业联合会、中国企业家协会表彰或发布。湖南省优秀企业家、湖南省 100 强企业、制造业 50 强企业、服务业 50 强企业由湖南省企业与工业经济管 理联合会表彰或发布。

所有奖励以个人奖励证书为准。若获得的专业奖项，在无法 提交个人获奖证书的情况下，应同时提供项目获奖证书、获奖项 目申报表，单位对获奖者排名的证明和颁奖主管部门认可获奖排名的证明等。其中，涉及工程类奖项的，还应提交原始任命书、合同协议、竣工验收证明等。

第十九条　本办法由省工程经济系列职称改革工作领导小组 办公室负责解释，自印发之日起实施。

湖南省职称改革工作领导小组办公室

2018 年 10 月 30 日印发

七、贵州省工程系列高级工程师任职资格申报评审条件（试行）

贵州省人力资源和社会保障厅关于印发《贵州省工程系列专业技术职务任职资格申报评审条件（试行）》的通知（黔人社通〔2020〕19 号）2020 年 2 月 27 日发布

第十三条　申报高级工程师任职资格的人员，其学历（学位）、资历须符合下列条件之一：

1. 博士后出站人员。

2. 具备博士学位，取得工程师任职资格后，从事技术工作满 2 年。

3. 具备硕士学位，或第二学士学位，或大学本科学历，或学士学位，取得工程师任职资格后，从事技术工作满 5 年。获得工程类专业学位，可提前 1 年申报相应专业高级工程师任职资格。

第十四条　评审条件

（一）任职条件

1. 系统掌握专业基础理论知识和专业技术知识，具有跟踪本专业科技发展前沿水平的能力，熟练运用本专业技术标准和规程，在相关领域取得重要成果。

2. 长期从事本专业工作，业绩突出，能够独立主持和建设重大工程项目，能够解决复杂工程问题，取得了较高的经济效益和社会效益。

3. 了解本专业国内外最新技术现状、最新科技信息和发展趋势，具有跟踪本专业科技发展前沿水平的能力。

4. 熟悉本专业及相关专业的法律法规、规章。

5. 在指导、培养中青年学术技术骨干方面发挥重要作用，能够指导工程师或研究生的工作和学习。

（二）业绩成果

取得工程师任职资格后，符合下列条件之二：

1. 获省（部）级科技奖三等奖 1 项；或作为主要完成人获市（州）级科技奖一等奖 1 项，或二等奖 2 项，或三等奖 3 项。

2. 作为主要完成人完成的科研项目、工程项目、技改项目、新产品开发等获省级行业主管部门颁发的技术奖（包括经认可的省级行业协会、学会技术奖）一等奖 1 项，或二等奖 2 项，或三等奖 3 项；或获国家行业协会、学会颁发的技术奖二等奖 1 项。

3. 作为项目（技术）负责人主持完成省（部）级项目（科研、工程、技改、新产品开发等）1 项，或市（厅）级项目 2 项；或主持完成大型项目 2 项，或中型项目 3 项，或小型项目 4 项。项目通过市（厅）以上行业主管部门验收。

4. 获得与本专业相关的授权发明专利 1 件以上（限前三发明人、设计人），或授权并实施的与本专业相关实用新型或外观设计专利 3 件以上（限第一发明人、设计人）；或获省知识产权局以上专利奖。

5. 主持完成新产品、新技术、新材料、新设备、新工艺等设计、研制、开发、推广应用，实现成果转化，取得明显经济社会效益，并通过省级行业主管部门验收。

6. 参加编制国家标准、规程、规范、导则 1 项；或作为主要完成人编制已颁布实施的行业（地方）标准、规程、规范、导则 2 项以上；或作为主要完成人编制已备案实施的企业技术标准 4 项以上。

7. 主持完成消化、吸收先进技术成果 2 项，取得明显的经济社会效益，并有创新技术成果，通过省（部）级行业主管部门验收。

8. 担任省级行业协会、学会常务理事 1 届以上，或省级科技创新基地（重点实验室、科技基础条件平台、工程技术研究中心等）主要负责人 3 年以上。

9. 在县以下（含县）工作的专业技术人员，主持完成市（州）、厅级项目（科研、工程、技改、新产品开发等）1 项或县级 3 项。

10. 在县以下（含县）工作的专业技术人员，获市（州）、厅级科技奖、技术奖二等奖 1 项或三等奖 2 项。

11. 因专业技术工作业绩突出，获市（州）以上人民政府或省级以上行业主管部门表彰。

（三）学术成果

取得工程师任职资格后，符合下列条件之一：

1. 在公开出版的学术期刊上发表本专业较高质量的学术论文 2 篇；或在公开出版的学术期刊上发表本专业较高质量的学术论文 1 篇和在内部资料性学术出版物（内刊、论文集）发表本专业较高质量的学术论文 2 篇。

2. 正式出版本专业学术、技术著作或译著，本人撰写 3 万字以上。

3. 撰写由本人参与完成的科研、工程、技改、新产品开发等项目的工程报告、专项报告、可行性研究报告等 4 篇，其创新或成果等得到行业主管部门推广使用。

4. 编写本专业培训教材或技术手册，本人撰写 5 万字以上，并在实际工作中推广应用。

5. 在县以下（含县）工作的专业技术人员在公开出版的学术期刊上发表本专业学术论文 1 篇；或在本专业内部资料性学术出版物（内刊、论文集）、增刊上发表本专业学术论文 2 篇；或正式出版本专业学术、技术著作或译著，本人撰写 2 万字以上。

（四）破格条件

对不具备规定学历（学位）、资历的专业技术人员，取得工程师任职资格后，从事技术工作满两年，可经 2 名本专业或相近专业正高级工程师署名推荐，破格申报高级工程师任职资格。破格申报高级工程师任职资格者，除须具备正常晋升的评审条件外，还应具备下列条件之一：

1. 获省（部）级科技奖二等奖 1 项或三等奖 2 项。

2. 作为项目（技术）负责人主持完成的科研项目、工程项目、技改项目、新产品开发等获省行业主管部门颁发技术奖（包括经认可的省行业协会、学会技术奖）一等奖 2 项；或获国家行业协会、学会颁发的技术奖一等奖 1 项。

3. 作为项目（技术）负责人主持完成国家重点（重大）项目（科研、工程、技改、新产品开发等）1 项，或省（部）级重点（重大）项目 2 项。项目通过省（部）级行业主管部门验收。

4. 作为第一发明人，获得与本专业新技术相关的授权发明专利 2 件以上，并取得显著的经济社会效益；或获国家知识产权局专利奖。

5. 参加编制国家标准、导则、规程、规范、工法 2 项；或作为第一起草人主持完成 2 项省部级以上行业技术标准或技术规范的编写；或主持编制已颁布实施的行业（地方）标准、导则、规程、规范、工法 3 项；或主持编制已备案实施的企业技术标准 6 项。

6. 在公开出版学术期刊上发表本专业较高质量的学术论文 4 篇，其中 2 篇发表在高水平学术期刊上；或正式出版本专业学术、技术专著或译著 1 部，本人撰写 15 万字以上。

7. 因专业技术工作业绩突出，获省（部）级表彰。

8. 在大扶贫、大生态、大数据等战略行动以及十大千亿级工业产业振兴、十二个农业产业发展行动中，深入基层服务 1 年以上，作出突出贡献，获市（厅）级表彰。

附　则

第十九条　本条件中企业类型的确认以国家统计部门的法定统计数据为依据。

本条件中所称"学历（学位）"，指理工类学历（学位）。

本条件中所提到的工作时间，均为取得相应学历（学位）后的专业技术工作时间，计算时间截止申报当年的 12 月 31 日。出现学历（学位）晋升的，原学历（学位）下的工作时间折半计算。

本条件中的业绩成果、学术成果须为现任职资格期间取得，且与申报专业相近相关。

本条件中的"科技奖"包括：科学技术奖、自然科学奖、技术发明奖、科学技术进步奖、国际科学技术合作奖、科学技术成果转化奖。

本条件中的"技术奖"指：由省级以上行业主管部门设立或认可的行业协会、学会技术类奖，具体奖项由省级行业主管部门认定。

本条件中的"主要完成人"在国家级或省级重点（重大）项目中排名前五，其他项目中排名前三的完成人。因项目难度大，周期长，参与人员多的，其主要完成人由省级行业主管部门认定。

本条件中大、中、小型工程项目划分，由各行业主管部门参照原建设部《工程设计资质标准》（建市〔2007〕86 号）确定。

本条件中的专利实施，包括专利转让、许可、质押融资、作价投资或自行实施等各种专利运用形式。专利实施取得的经济效益，需提供财务数据、合同等佐证材料。

本条件中授权发明专利 1 件（限前三发明人）可折抵论文 2 篇，申请并被受理发明专利 1 件（限第一发明人）可折抵论文 1 篇。折抵论文的专利不得同时作为业绩成果。

本条件所称"论文"，若非特别注明，均指独立、第一作者或通讯作者公开发表在具有国内统一刊号（CN）和国际标准刊号（ISSN）的本行业的专业学术期刊上的论文。

本条件中所称的著作、教材是指本专业，且具有国际标准书号 ISBN 并公开出版的著作、教材。

本条件中所称的字数，除注明的外，均指个人独立完成的字数。

本条件中凡冠以"以上"者,均含本级。

本条件"业绩成果"中"符合以下条件之二",是指不同项目(科研、工程、技改、新产品开发等)满足两项业绩条件或满足同一业绩条件两次。

第二十条 本条件由贵州省人力资源和社会保障厅负责解释。

第二十一条 本条件自发布之日起施行。《贵州省工程系列专业技术职务任职资格申报评审条件(试行)》(黔人社厅通〔2014〕753号)同时废止。

八、山东工程技术人才高级职称评价标准条件对照表

表4 山东省工业和信息化领域工程技术人才高级职称评价标准条件对照表

(正高级工程师)

序号	标准条件	符合条件的业绩成果名称	业绩成果批复/颁发机构
1	作为主要完成人,获得市级以上工程技术类技术创新奖励;或作为前5完成人,获得省级科学技术奖以上(或同等次其他科技奖励)。		
2	作为第一完成人,获授权发明专利1件,或作为主要完成人完成2件,并取得较高经济和社会效益。		
3	作为第一完成人,编写国家、行业、地方标准或规范1项以上,或作为主要完成人编写2项以上,经有关部门批准并公布实施。		
4	作为第一完成人,在核心期刊或SCI、EI收录期刊上发表本专业有较高学术价值的论文。		
5	作为第一完成人,公开出版本专业有较高学术价值的著作或教材。		
6	作为前5位完成人,研制开发的新产品、新材料、新设备、新工艺等,列入省级以上重点项目、课题,并已投入生产,可比性技术经济指标处于国内领先水平;市属及以下企事业单位专业技术人员,作为主要完成人,研制开发的新产品、新材料、新设备、新工艺等,列入市级以上重点项目、课题,并已投入生产,可比性技术经济指标处于国内领先水平的,也可申报。		

注:申报人认真对照《山东省工业和信息化领域工程技术人才高级职称评价标准条件》(鲁工信人〔2020〕160号)填写此表,需至少符合2项。

表5　山东省工业和信息化领域工程技术人才高级职称评价标准条件对照表

（高级工程师）

序号	标准条件	符合条件的业绩成果名称	业绩成果批复／颁发机构
1	作为完成人，获得市级以上工程技术类技术创新奖励。		
2	作为完成人获授权发明专利1件，或作为主要完成人获授权实用新型专利2件，并取得较高经济和社会效益。		
3	作为完成人，编写国家、行业、地方标准或规范，经有关部门批准并公布实施。		
4	作为完成人，在核心期刊或SCI、EI收录期刊上发表本专业有较高学术价值的论文1篇以上；或作为主要完成人，在学术期刊上发表本专业有较高学术价值的论文2篇以上。		
5	作为完成人，公开出版本专业有较高学术价值的著作或教材。		
6	作为前5位完成人，研制开发的新产品、新材料、新设备、新工艺等，列入市级以上重点项目、课题，并已投入生产，可比性技术经济指标处于国内较高水平；市属及以下企事业单位专业技术人员，作为主要完成人，研制开发的新产品、新材料、新设备、新工艺等，列入县级重点项目、课题，并已投入生产，可比性技术经济指标处于国内较高水平的，也可申报。		

注：申报人认真对照《山东省工业和信息化领域工程技术人才高级职称评价标准条件》（鲁工信人〔2020〕160号）填写此表，需至少符合2项。

第七章　安全风险与防范

医疗设备作为现代医疗体系的重要支撑，其安全性直接关系到患者的生命健康与医疗质量。随着医疗技术的不断进步，医疗设备日益复杂多样，同时也带来了新的安全风险与挑战。

这些风险不仅可能导致设备故障，还可能引发医疗事故，给患者带来不可逆转的伤害。因此，加强医疗设备的安全风险防范，对于提升医疗质量、保障患者安全具有重要意义，也直接影响医疗机构的信誉与长远发展。

本章聚焦于医疗设备使用中的潜在风险及其防范措施，以及临床工程师面临的职业风险，全面剖析医疗设备安全风险的形成机制，探讨有效的防控策略，旨在通过深入的理论探讨与实践案例分析，为医疗设备的安全管理提供科学依据和实践指导。

第 1 节　临床医学工程师职业安全风险与自我保护

当代临床医学工程师的职责和任务不再仅仅局限于设备的维修维护，而是将工程学和工程管理学的知识与临床医学紧密结合起来，保障与工程设备等有关的一切医疗活动。临床工程师开展检修工作，首先要保护自己的身体健康和人身安全。

一、临床医学工程师 8 种职业安全风险防范

作为医工人员不但需要注意检测设备的漏电流、不带病工作、定期的检测与维护等医疗设备安全隐患的排除，同时还要注意医疗废弃物的安全、维修配件的安全、放射防护安全、生化防护安全等与自身健康甚至生命安全相关的风险防范。特别需要注意以下 8 种职业安全风险。

1. 医用特种设备

维修压力容器或者辐射类医用特种设备时，维修人员要按类别持证上岗，周期性参加院内再培训，知晓服务设备的常见安全隐患，熟悉安全事故应急预案并实际演练，做到防患于未然。

2. 辐射防护

涉及辐射类相关设备的维修必须要求使用科室的操作人员配合，出入口以及总电源箱处挂上明显的维修作业标示，维修过程遵守放射安全制度，经常验证设备的安全联锁装置的有效性。

3. 有毒、易燃及助燃气体泄漏

麻醉机、环氧乙烷、低温等离子等麻醉气体、环氧乙烷气体一旦出现泄漏事件，立即停止使用仪器，估算浓度及时排风，分类别进行强制排风或自然通风。一旦现场人员有异常反应、应及时组织安全撤离，必要时请厂家来排除泄漏故障，确认泄漏点修复完毕。电子焊接、金属焊接时会产生有害气体和局部高温，要注意作业环境整洁，认真清理易燃物品以防火灾，同时必须有通风措施。

4. 水银泄漏处置

临床工程师长期接触水银会导致骨质疏松、头发脱落、白细胞减少等人身伤害。水银应专人专管，注意防止洒落。一旦出现泄漏事件，大颗粒用纸片收集，小汞珠撒硫黄粉后用密闭塑料药瓶收集后，统一交设备科处理。

5. 潜在感染性污染医学仪器

去检验科、病理科、手术室、感染科、ICU、血透室等具备潜在感染性污染医学仪器检修时要树立标准预防的概念，严格按照操作的规范来做，并采取相关的防护措施（隔离衣、手套等），若不慎被扎伤或被感染性液体溅到衣服上受伤，应及时报告并处理，必要时在 24 小时内打免疫球蛋白增加免疫力。

6. 大功率光源

涉及光源工作要事先采取防护措施。紫外线灯光长时间照射会灼伤眼睛，电焊等强光光弧的长时间照射会造成皮肤灼伤、脱皮、眼睛灼痛、流眼泪、视力降低甚至失明，强度激光设备维修时会灼伤眼睛或皮肤。维修各类冷光源时尤其是氙灯发出强光照射时，禁止眼睛直视以防受伤。意外受照或发生意外时应立即上报科内领导，及时到门诊检查，确认伤害程度，进行规范治疗。

7. 高压容器

氧气、氮气、二氧化碳、乙炔、氩气等高压气瓶必须捆绑固定。地震频发区域更应重视高压气瓶捆绑固定。曾有某医院气瓶摔倒导致出气嘴摔掉，发生高压气体打断了临床工程师脚踝的事故。

8. 带支架治疗类设备

激光、微波、熏蒸、TDP 等含支架的治疗类设备若发生关节固定故障，如不及时处理，电源线、功率输出线缆与支臂关节摩擦将增多，致使线缆保护层破损，从而增加电击患者的风险。轻则可能会烧伤或电击病人，引起医疗纠纷；重则在工程师检修时无人值守的情况下，甚至会引发火灾。

通过学会识别工作中的不安全点、强化实际工作中的安全防范意识，提高技术水平及综合素质，将"安全维修"养成一种习惯；确保临床工程师人身健康与生命安全，才能把安全事故的风险降至最低。

第2节　大型医疗设备安全管理

一、降低医疗设备的洪涝损失

医疗设备作为医院核心资产，用于保障临床一线诊疗工作的顺利开展。

在暴雨洪灾来袭时，保障医疗设备的使用安全尤为重要。

1. 提前预防

（1）汛前排查

管理科室应有计划地对配电室、电线电路、危旧房屋、排水系统、重点部位（仓库、放射源等）、消防器材、紧急疏散通道等进行摸底排查，及时发现安全隐患，并注意防潮除湿，确保医院安全度汛。

（2）提前断电

有计划地提前关闭设备，除关断设备自身的电源开关外，还必须关断为设备提供供电的配电柜、配电盘的电源总开关。

（3）防止进水

封闭雨水可能进入机房的各个通道，检查电缆沟槽的密闭性，必要时采取措施封闭各处电缆出入孔及沟槽顶盖以防止电缆沟槽进水。

（4）尽量转移

应将易拆卸转移的设备和附件拆下并放置于安全处保存。

（5）局部防水

对于无法移动或拆卸的设备、部件，需采取必要的措施，尽最大的努力减小损失，如采用垫高主机柜、垫高外置 UPS、套入防水袋、用防水布或防水胶带予以密闭密封等方法避免进水对设备的直接侵害。

2. 设备受潮的紧急处置

（1）尽快除湿

若设备未遭遇洪水浸湿机器，只是受潮，可打开除湿机、空调等环境设备对机房环境进行优化，以建立与设备需求相符合的运行环境。

（2）符合开机条件后再开机

待专业工程师现场确认环境和设备完全符合使用状态时，再行通电、开机、使用，保障人员生命安全的同时确保设备安全运行。

3. 设备浸水后的紧急处置

（1）严防触电

如果设备间已经浸水并且发生跳闸，严禁随意进入设备间，不要触碰任何金属表面，需联系专业人员，逐级断电，防止意外触电。

（2）先断电，后排水

如果设备间已经发生浸水，但是设备仍然供电，要立即联系专业人员，在确定安全的条件下，关闭所有电源，进行排水。

4. 设备浸水后恢复使用的注意事项

（1）设备被水浸泡后，不要立即通电

浸水设备未经干燥处理盲目通电，易造成元器件烧毁或人员触电。为了保证设备和人员的安全，必须由工程师到场检查并评估合格后，方可通电。

（2）恢复电源要慎之又慎

在工程师到场之前，可在保持设备断电的状态下，对设备外部进行初步处理（如清理设备上的污垢、油脂、杂质等），切勿在没有彻底清理设备的情况下，恢复电源。

（3）通风除湿

配置大功率排风设备保持通风，排除室内潮气，降低湿度，通风条件不够的机房应配备除湿机。

（4）重视环境和设备消毒

执行消毒程序，按照国家相关水灾后防疫消毒规程进行环境和设备消毒。

（5）投入使用前要确认符合临床使用要求

设备恢复以后，还需进行全面的调整和校准，并经全面测试确认其性能满足临床应用标准以后，再正式投入使用。

二、大型医疗设备如何预防鼠患

相信大家应该也曾关注过一些报道：老鼠咬坏电线造成短路引起火灾、老鼠咬坏飞机信号线导致飞机事故、老鼠咬坏光纤导致无法通信、老鼠钻入变压器引起燃爆……

就连高端大气上档次的磁共振设备也难逃鼠口，偶有发生老鼠咬坏了失超线（ERDU）导致磁体失超的事故发生，给用户带来了巨大损失。

鼠是哺乳动物，大约有 500 余种，已存在上亿年，分布在世界各地，有田鼠、冠鼠、仓鼠、竹鼠等之分。其中家鼠与人类关系密切，属于有害动物，经常遭受人类打击，故鼠字头顶着一个"臼"，意为"屡遭打击，总是击而不破，打而不尽"。从大型医疗设备维修工程师的角度看，老鼠百害无一利，需要彻底、坚决消灭。这是一个长期艰巨的任务。

1. 小小老鼠如何给大型医疗设备带来巨大损失

（1）咬

老鼠的危害之一便是咬。老鼠门齿发达，无齿根，终生生长，常需要啮物以磨短，所以天性要经常磨牙。特别是它们对电缆外面的橡胶皮情有独钟，因为啃咬橡胶会产生一种吸引它们的气味。即便没有橡胶皮，它们对别的材质的也可以凑合，这老鼠碰见什么都可以咬上一阵。

（2）屎尿

老鼠的智商有，但是没有达到定时定点大小便的程度。尤其是天冷的时候，电器柜里的空气开关的温度比较让它们觉得舒服，因此它们更愿意在那里安家居住。而这样的行为往往会导致意外跳闸的发生。

（3）堆粮食

老鼠食性很杂，爱吃的东西很多，但最爱吃的是谷物类、瓜子、花生和油炸食品。老鼠经常把带壳花生等粮食拖到相对密闭的空间里，由此会产生大量异物，导致莫名其妙的各种电气故障。

（4）繁殖

老鼠的繁殖能力奇强，每年可怀胎多达八次，每胎可诞幼鼠四至七只。诸位小幼崽在窝里到处乱动，对于机器内部线缆也有着天然的杀伤力。

（5）尸体

被毒死的老鼠可能最后会在窝里死亡，留下的遗体会腐烂，产生导电性液体，从而导致周边区域电路板发生意外的短路现象。

2. 如何预防鼠患

（1）日常保洁到位

机房内的垃圾日产日清，安排专人及时打扫卫生，不留食物残渣等给老鼠做口粮。

（2）定期深度清洁

定期认真检查工作区域，不留卫生死角，特别是橱柜、箱体、线槽等重点部位，严防老鼠藏匿。

（3）及时检查修复

对工作区域内的门、窗、墙体、通往户外的孔洞，以及落水管道进行检查，及时查漏补缺，在孔洞处增设防鼠铁丝网等。

（4）适当增设灭鼠设备

一旦发现老鼠踪迹或疑似踪迹，建议联系当地虫控公司，进行专业灭治作业，防止老鼠入室给设备带来安全隐患。常用的灭鼠措施有物理方式和药物方式两种，建议首选物理方式，因为抓住老鼠就能避免老鼠进入大型医疗设备内部，产生不可预测的危害。

（5）御老鼠于机房门之外

不让老鼠有进入机房内的机会是最好的措施，是性价比最高的。

（6）高科技防鼠

大型医疗设备机房内可采用红外线监控及时发现老鼠的活动轨迹，并在角落老鼠行走区域内设置捕鼠笼。

三、磁共振机房人身安全事件防范

1. 磁共振机房安全隐患

磁共振（MRI）是一个强大的磁体，通俗说是一块巨大的磁铁，能吸引一切铁磁体。当有铁磁性的物体，如钢笔、轮椅、氧气罐等被带入高速运转的 MRI 高磁场中可能出现"导弹效应"或抛射伤害。通俗说就是各种铁磁性物体以直线路程高速飞奔向磁共振机器的过程中，会砸中、切割直线上的一切物体，包括机器上的病人，直至最后砸上机器。

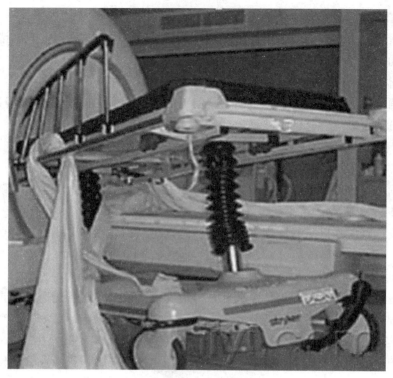

图 27　磁共振机房

如果病人躺在机器上，即使再小的铁磁体，如回形针，大头针，不幸砸中眼球，大血管也是严重伤害。如果病人不在机器上，砸中的只是机器，那只是钱的问题，MRI 的市场价最低档的 500 万起步，高端的上千万……

曾有调查显示，在对美国 100 台磁共振系统的安全性调查中，发现有 20% 的设备曾发生过抛射伤害。2005 年，美国急救医学研究所（ECRI）的医学物理专家 Jason Launders 利用 FAD 的制造商与用户设备数据库（MAUDE）进行了一项长达 10 年的独立研究，分析了 389 例与 MRI 相关的伤害事件，其中 10% 为抛射伤害，并导致 1 例死亡。

2. 磁共振机房分区

为了避免发生抛射伤害，磁共振机房进行了严格的分区。

区域 I：所有普通人可以自由进出，没有磁场干扰。

区域 II：普通区域，是过渡区。患者在此接受金属筛查，病史询问和等待检查。

区域 III：严格控制区，未经筛查的人员或铁磁体、设备禁止进入。

区域 IV：磁体间，只有去除所有铁磁体的被检查者才能进入。

3. 磁共振机房安全原则

首先强化进出磁共振室医护人员的安全意识，建议在磁体室入口处安装可调阈值的金属探测器。

执行标准化的询问，严格禁止没有经过筛选的病人及其他人员停留在控制区域 II。

区域 II 内，磁共振工作人员对患者进行严格的金属筛查，原则如下：

（1）经过培训的工作人员对非紧急状态的患者进行两次筛选，提供两次单独的机会来询问病人是否携带任何金属物品、植入设备、膏药贴以及其他电、磁或机械活动设备。

（2）如果病人处于无意识状态或无法回答问题，则询问病人的家属或委托人。

（3）如果还不能确定，则通过其他方法确定病人是否植入可能对核磁共振扫描带来不良影响的设备（如寻找疤痕或缺损、仔细查看病人病历、平片、使用铁磁探测器辅助筛选等）。

（4）确保核磁共振技术员获得病人完整、准确的病史，以确保病人可以安全地进行扫描。核对植入体的产品标签或制造商印制的特定标识，或期刊数据中提及的有关设备或植入物问题。技术员应易于获得并清楚这些信息。

（5）配备受过培训并了解核磁共振环境的人员一直陪同病人、参观者和其他不熟悉核磁共振环境的工作人员。

（6）只使用经过测试和批准可以在 MRI 扫描中使用的设备（如灭火器、氧气袋、生理监测仪、动脉瘤夹）。

（7）对需要生命监测和连续注入维持生命药物的危重病人进行 MRI 检查时采取积极措施应对。

（8）为每位 MRI 检查者提供听力保护设备（耳塞）。

（9）不要在磁场区域内尝试进行心肺复苏。

事实证明，把铁磁体带入磁共振室具有很高的危险性，需要一切按科学规则办事，毕竟生命第一。

四、磁共振失超后处置

1. 失超时故障现象

一台某品牌 1.5T 磁共振成像系统发生失超故障，当时该设备正在进行盆腔腹部扫描，操作技师突然听到砰的声响，发现扫描室内天花板有异响，设备停机不能工作。

2. 失超故障应急处理

MR 室的工作人员马上放出正在检查的患者，同时安抚并告知设备故障，安排患者到其他设备继续进行检查。

MR 室的工作人员打开了所有通风装置、门和抽风机，检查通向室外的失超管，保证失超管通畅，确认氧检测装置无报警。

MR 室主任马上通知相关科室和院领导，很快院领导、设备科、工程科、保卫科等部门人员到达现场，通知保修工程师来现场检查维修，检查现场环境，排除安全隐患。两小时后保修工程师到现场检修，立即封堵了失超管，保证了磁体处于冷却状态，避免液氦进一步丢失。

3. 失超故障维修恢复

次日保修工程师初步检修确认，目前液氦平面为 7%，失超原因不明，应该属于自然失超，如果没有其他问题，在补充液氦、除冰、励磁、匀场、调试后即可恢复正常。液氦到达医院时间为第三天晚上，液氦到达后马上加注，维修恢复过程需要至少 5 天时间。

（1）加装液氦：这次失超需要补充高纯液氦 1750L。

（2）除冰：由于失超时爆破膜破裂，磁体腔暴露在空气中，腔内会结冰，需要用氦气把冰吹掉，使磁体与外部的连接接口、液氦加装接口、励磁匀场接口等接触良好。

（3）励磁就是给磁体加上电流，产生主磁场。励磁也是高风险操作。①匀场：在主磁场建立以后，对主磁场的均匀度进行细调，使磁场的均匀度指标满足要求。②DQA、涡流校正、EPT、SPT 等各项电子系统参数调试。

确保电子系统的参数与重新建立的主磁场匹配，图像质量到最佳状态。5 天后保修工程师完成失超维修工作，磁共振成像系统 1.5T 恢复正常工作，交付临床使用。

五、失超管规范化设置

当失超发生时，液氦急剧升温并快速由液态转变为气态，体积扩大至原有体积的 700 多倍，因此 MR 系统需安装伸到空旷室外的失超管用来排出失超时的大量氦气。失超管的不正确安装会引起极低温的氦气进入磁体间或相邻区域，若直接接触会造成人员的低温灼伤或窒息。失超管要尽量直的短地伸出室外，失超管管径不能变小或根据需要适当加大管径，以确保整个失超管的正常使用。建议某医院失超管为侧墙水平出口（出口面与地面垂直），高度需 3.65m 以上，失超管出口加装 12.7mm 见方孔径的网板，防止雨、雪、老鼠等异物进入或阻塞管口。

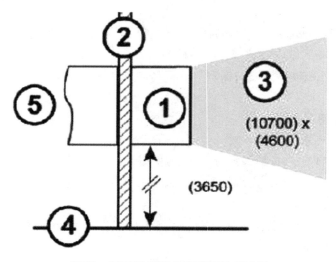

图 28　某医院 MRI 失超管设计尺寸图

第 3 节　特种设备安全管理

一、医用吊塔的维护保养

医院作为人们生活中必不可少的一个领域，需要配备专门的医院器材。吊塔就是医院中较为常见的器材。医用吊塔的使用，丰富了医院的工作，为医院工作提供了诸多便利。但是它作为一种产品，也需要定期的保养。

在保养吊塔的过程中，你必须掌握的细节性知识如下。

第一，吊塔由多个部件组合而成，各个部件都是息息相关的。如果一个部件发生了问题，那么整个吊塔的工作都会受到影响，因此要重视对部件的保养。

第二，吊塔内部的受力部件在长期被使用期间，容易产生疲劳，因此，要重视对这些重要部件的检查，如果出现裂缝以及其他问题，应该及时予以处理。

第三，如果吊塔一次性被使用80小时，应该进行检查，确认无误后，才能继续的使用。

第四，如果吊塔被使用期间，出现的噪声较大，应该及时地检查，解决问题后，方可投入使用。

保养吊塔期间，还要做好吊塔的清洁工作，要及早发现问题，然后快速解决问题，相信吊塔的使用寿命不会受到太大的影响。

二、设备带的安全使用与故障排除

目前，较先进的医用设备带采用电气分离及强弱电分离的设计理念，内有3个腔体，分别安装气体管路、强电管路及弱电管路，安全可靠。

设备带故障包括功能性故障和非功能性故障。设备带在产生操作问题后，应检查问题原因；当故障不能排除时，应立即终止使用设备带，断开电源，关闭各种调节阀门，请专业技术人员检测维修。

（1）在安全使用过程中应注意：为避免在实际使用时接错接头，设备带各出口端标示应明确、清晰；充分告知患者和家属，不可随意使用设备带电源插座，严禁在病房内吸烟；当气体接头没有气压或负压吸引时，应考虑可能是出口被堵等故障，应及时通知专业技术人员检测、排除。

（2）控制装置：包括气源切换装置、减压、稳压装置和相应阀门、压力表等。

（3）供氧管道：可将氧气由控制装置出口，输送至各用氧气终端。

（4）用氧终端：设于病房、手术室和其他用氧部门，通常安装在墙壁设备带中。在用氧终端安装快速插拔式密封插座，使用时只需将供氧设备（氧气湿润器等）接头插入插孔内，即可供氧。

（5）报警装置：安装在护士站。当供氧压力超出使用压力上限或低于使用压力下限时，报警装置即可发出声音、光报警信号，提醒医护人员采取相应措施。

三、医用氧气瓶的安全管理

医用氧气瓶在各级各类医院广泛使用，几乎遍及各科室。随着家庭氧疗逐渐增多，医用氧气瓶也进入百姓家庭。医用氧气瓶属于压力容器，使用中具有一定危险性，被国家列入特种设备进行管理。

1．加强安全培训

据调查统计，各级医院对医用氧气瓶管理的部门各种各样，主要集中在总务、护理、药剂、设备科等部门。医用氧气瓶的操作使用人员的业务素质也是参差不齐，包括医师、护理、技术人员和工人等。

医用氧气瓶属于高压容器（特种设备），又属于药品包装容器。严格来讲，管理和操作人员要了解特种设备和药品的有关知识和行业规定，操作人员必须持证上岗。医用氧气瓶（压力容器）作业证必须向当地质量技术监督管理部门申请，操作人员要通过1~2周的技术安全培训，考试合格后发放证件，而且每满2年还要复审验证，复核时需通过1周的培训考核且合格。

按照药品经营使用要求，操作人员每年要进行健康体检，有传染病的人员不得从事此项工作，并要建立健康档案。由于医用氧气瓶的特殊性，建议管理部门最好放在设备部门和药剂部门进行管理，但到目前国家对于医用氧气瓶的管理部门没有硬性要求。

2. 把好氧气瓶采购质量关

医用氧气瓶主要用于人口密集的医院里。医院气瓶采购部门要更严格地把好质量关，熟悉有关的安全监察规程及氧气瓶的规格、质量、安全要求等规定；除采购普通气瓶（容积38~42L）外，有的医院还采购各种小容积气瓶、家庭供氧器和急救箱。采购氧气瓶前，采购人员应清楚所需氧气瓶的技术参数，如盛装的介质、公称工作压力、公称容积等；签定订货合同前，采购人员应核实气瓶的制造厂是否具有氧气瓶制造许可证。购货合同中应明确氧气瓶的主要技术数据。购置的气瓶应出具完整的厂家制造许可证和产品出厂检验合格证等质量证明文件。建议采购气瓶尽量从大型氧气瓶制造厂购买。

3. 做好氧气瓶检验的各环节

气瓶在使用过程中，由于瓶内的介质腐蚀，受疲劳引起的强度变化，或产生残余变形以及使用环境的影响等，使得氧气瓶的使用寿命有限。为了保证氧气瓶在充装、使用、储存、运输过程中的安全，必须定期对氧气瓶进行技术检验。

根据国家规定医用氧气瓶的检验周期为每3年检验1次。医院必须委托有《无缝气瓶检验》资质的单位进行钢瓶检验。医院操作人员要熟悉刻印在气瓶肩部上钢印标记的内容，应有：①制造厂名称或代号。②气瓶编号。③安全监督部门的监督检验钢印。④试验压力。⑤公称工作压力。⑥实际容积。⑦实际重量。⑧瓶体最小壁厚。⑨制造厂检验标记。⑩制造年、月。

经过定期检验的在用氧气瓶还应打印检验钢印标记：检验单位代号，检验年、月，下次检验年。对使用中的氧气瓶进行检查，发现有严重腐蚀、损伤或对其安全可靠性有怀疑时，应立即停止使用，并报告有关部门进行处理。任何使用单位和个人均不得对充装和检验单位打印、喷涂、安装的单位编号、标识、标签进行人为破坏。

4. 严把氧气瓶使用关

在用气瓶前应进行全面检查，如发现气瓶颜色、钢印等辨别不清、检验超期、气瓶损伤（变形、划伤、腐蚀等）、气体质量与标准规定不符等现象，都拒绝使用，并妥善处理。使用气瓶时，一般立放，不得靠近火源。

气瓶与明火距离、可燃与助燃气体气瓶之间的距离，不得小于10m。气瓶要防止暴晒、雨淋、水浸。禁止敲击、碰撞气瓶。严禁在瓶上焊接、引弧，不准用气瓶做支架、铁砧。

开启瓶阀应轻缓，操作者应站在瓶阀出口的侧面。关闭瓶阀应轻而严，不能用力过大，以免关得太紧、太死。注意保持气瓶及附件清洁、干燥，防止沾染油脂、腐蚀性介质、灰尘等。

气瓶阀结霜、冻结时，不得用火烤。可将气瓶移入室内或气温较高的地方，或用40℃以下的温水冲浇，再缓慢打开瓶阀。

气瓶内气体不得用尽，应留有剩余压力（余压），余压不应低于0.5MPa。

氧气瓶使用完毕，应送回氧气瓶库妥善保管。

氧气瓶使用者不得修理、改造或改装气瓶，不得擅自拆卸气瓶上的瓶阀等附件。

严禁改变气瓶颜色、标记等。医用氧气瓶外表面应为淡酞蓝漆色，"医用氧"黑字标志清晰，表面光滑、无锈屑、氧化皮等机械杂质。

严格执行国务院颁布的《特种设备安全监察条例》和《气瓶安全监察规定》，确保安全工作，规范氧气瓶的安全管理。

对氧气瓶进行动态管理，建立氧气瓶电脑数据库，对氧气瓶收发、储存、使用、定期检验等环节的现场操作数据进行采集登记；对异常的氧气瓶进行报警、提示，实现气瓶安全管理的信息化、自动化。

5. 按氧气瓶储存搬运规范操作

氧气瓶储存时，空瓶与实瓶实行分开储存。氧气瓶库应符合《建筑设计防火规范》的相关要求。氧气瓶库通风、干燥，防止雨（雪）淋、水浸，避免阳光直射，装卸、运输设施完备。

氧气瓶库内照明灯具及电器设备采用防爆型的。

满瓶一般立放储存，并设有栏杆或支架加以固定，以防倾倒；氧气瓶卧放时，头部朝向同一方向，并防止滚动。

氧气瓶排放整齐，固定；数量、号位的标志明显，氧气瓶排间留有通道。

氧气瓶库内有明显的"禁止烟火""当心爆炸"等各类必要的安全标志，备有足够数量的消防器材；实瓶的储存数量适当限制，在满足当天使用量和周转量的情况下，应尽量减少储存量。

设立专人负责氧气瓶管理工作。仓库管理员负责氧气瓶储存、发放、建立并登记台账等工作；并对回收的空瓶进行目测检查，发现氧气瓶有影响安全使用的问题，应及时通知安全管理部门。氧气瓶库要账目清楚、数量准确、按时盘存、账物相符。

氧气瓶在运输和装卸气瓶时，必须配好瓶帽、旋紧，防止瓶阀受力损伤。装卸中轻装轻卸，严禁抛、滑、滚、碰。装运氧气瓶时，应妥善固定；氧气瓶卧放时，头部（瓶阀端）应朝向同一侧，堆放高度应低于车厢高度；同一运输仓内（如车厢、集装箱、货仓）应尽量装运同一种气体气瓶。

严禁将装有易燃、易爆、毒性、腐蚀性和具有危害的异种气体气瓶同仓运输。

夏季加以适当遮盖，防止日光暴晒；车上严禁烟火。

短距离移动气瓶时，使用专用小车；人工搬运气瓶，要求手盘瓶肩，转动瓶底，不得拖曳、滚动或用脚蹬踹。

对运输人员和搬运气瓶的操作人员，应严格按照《气瓶安全监察规程》和《中华人民共和国消防法》内容进行专业安全技术教育，使之掌握有关常识及消防器材使用方法。

四、液氧储槽使用维护标准和操作规程

为确保液氧储槽的安全使用，设备管理员要严格按规程操作，具体如下：

（1）槽车只有得到有关人员同意后，方可进入充灌场所进行充灌；充灌时，操作人员必须在现场。充灌操作应按操作规程进行，槽车在充灌装卸作业时，汽车发动机必须关闭。防止低温液体外溢，充灌液时 5m 内不得有明火。

（2）容器投入使用前，应按《压力容器安全技术检查规程》的规定检查各种阀门、仪表、安全装置是否齐全有效、灵敏可靠，以保证安全使用。所用压力表必须是禁油压力表；安全阀、防爆装置的材质应选用不锈钢、铜或铝。

（3）容器、汽化器及管路系统在使用前，应用无油干燥空气或氮气，吹除水分或潮湿气。

（4）容器在初次充灌时，开始应缓慢充灌（阀门应缓慢打开），然后逐渐加快，以减少对容器的热冲击破坏，减少液体蒸发。

（5）当设备上的阀门和仪表、管道连接接头等处被冻结时，严禁用铁锤敲打或明火加热。宜用 70 ~ 80℃ 干净无油的热空气、热氮气或温水进行融化解冻。

（6）操作人员应熟悉《压力容器安全技术监察规程》的有关规定和低温液体的特性及其危险性。熟悉产品使用说明书、设备工艺流程、设备上各种阀门、仪表及其作用和操作程序；在发生故障和意外事故时必须能独立采取紧急安全措施。

（7）操作人员独立上岗操作前，必须进行安全教育培训，经考核合格，持安全操作证上岗，并严格执行安全使用操作规程。

（8）容器与槽车容器的外壳上大面积结霜、结露或日蒸发量异常大时，应及时进行检修。设备大修理应在产品制造厂或专业修理单位进行。

（9）设备修理前排放液体或气体时，应将排放物排放到通风良好的大气中或专用排放处，必须有专人监护；排放处应设有明显的标志和警告牌，以保证排放安全。排放波及区内严禁明火，必须用无油干燥空气吹除置换，并使设备温度升至常温；动火必须严格执行动火制度的规定。

（10）设备上的阀门、仪表应由专业人员修理；用于氧的阀门、仪表修理后应严格脱脂去油，并用无油干燥空气或氮气吹洗。

（11）液氧的贮存、汽化、充装及使用场所周围 5m 内严禁明火，杜绝一切火源，并应有明显的禁火标志。

（12）操作人员在充灌或处理低温液体时，应戴上干净易脱的皮革、帆布或棉手套。若有产生液体喷射或飞溅可能，应戴上护目镜或面罩。处理大量低温液体或低温液体严重泄漏时，应穿上无钉皮靴，裤脚套在皮靴外面。

（13）操作人员在充灌或处理液氧时，不得穿戴被油脂玷污的工作服和个人防护装备，凡被油脂沾污过的衣服和防护用品必须更换；不得穿着有静电效应的化纤服装；

（14）操作人员的皮肤因接触低温液体或低温气体而被冻伤时，应及时将受伤部位放入温水中浸泡或冲洗，切勿干加热。严重的冻伤应迅速到医院治疗。

（15）容器附近发生火灾，若环境温度有可能加速液体汽化，可使用冷却水喷射到容器外壳上进行降温。

（16）液氧罐内的液位在任何时候，均不得低于 20%，罐内的液体不可长期停放不用，要经常充装及排放，

（17）设专人每天监视该系统，主要是定时记录罐内液位和各压力表读数、系统是否有泄漏，系统有无其他变化。

（18）每年重新试验储罐的各安全泄压阀一次，并对储罐真空度检查一次。液位表是储液量的参考仪表，储罐装液量应以过磅重量为准。

（19）氧气系统附近任何表面，都必须保持清洁无油。

（20）如果发生重大外溢，所有人员远离溢洒区 50m，并处于上风头。

五、医用设备带工程改造规范与技术要求示例

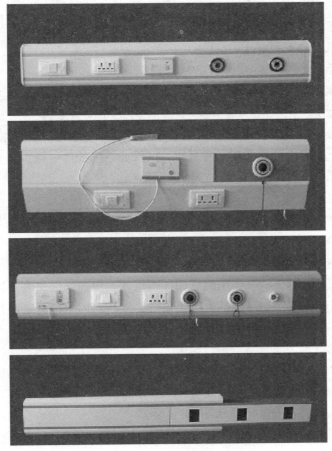

图 29　医用设备带

（一）技术规范设计依据

YY/T0187-94《医用中心供氧系统通用技术条件》。

YY/T0186-94《医用中心吸引系统通用技术条件》。

GB50235-2010《工业金属管道工程施工规范》。

GB50316-2000《工业金属管道设计规范》。

GB50236-2011《现场设备、工业管道焊接工程施工规范》。

GB50016-2014《建筑设计防火规范》（附条文说明）（2018 年版）。

GB/T14976-2012《流体输送用不锈钢无缝钢管》。

GB/T3091-2015《低压流体输送用镀锌焊接钢管》。

GB150-2011《压力容器》（合订本）。

GB8982-2009《医用及航空呼吸用氧》。

GB50254-2014《电气装置安装工程施工及验收规范》。

GB12241-12243《安全阀标准化（GB567 爆破片装置）》。

GB50333-2013《医院洁净手术部建筑技术规范》。

国家及地方颁布的其他相关法律法规。

（二）医用供氧系统技术要求

1. 氧气利用楼层原有氧气管

利用楼层原有氧气管应符合相关要求。

2. 氧气管道设计

氧气病房支管：普通病房 φ8 * 1、304 不锈钢管。

（1）工程供氧管道采用不锈钢管，不锈钢管必须符合 GB/T4976 – 2012《流体输送不锈钢无缝钢管》标准。

（2）管道连接方法技术要求：不锈钢管采用标准不锈钢球头、螺帽、焊咀连接后进行氩弧焊接。整个系统连接均采用金属密封，可保证系统的气密性。为方便维修，走廊横管及设备带内支管均设有维修阀。

3. 病房减压装置设计

（1）技术参数

进口压力 0.8MPa；减压后出口压力 0.4MPa；出口流量 >20m³/h。

（2）减压箱内减压装置

当一路减压阀故障时，打开备用减压阀即可供气，保证病区氧气不停气。当一路减压阀流量不够时，打开减压阀即可保证大流量供气。减压箱内出口管道必须设有安全阀。当出口压力超过 5kg 时，安全阀自动打开卸压，保证病房终端使用的设备不损坏。

4. 病区护士站压力监察装置

病区护士站均设计一套氧气系统测压表，以便护士能直观观察病区氧气系统的工作状态和压力，确保终端用气设备使用的安全。

5. 系统压力试验、吹扫技术要求

（1）系统强度试验

氧气管道安装完毕后必须进行强度试验，试验介质为氮气或无油压缩空气，试验压力为管道设计压力的 1.25 倍，试压时间 10 ~ 30min，试验结果以管道接头、焊缝、管段无肉眼的可见的变形、以发泡剂检验无渗漏为合格。

（2）系统泄漏率试验

氧气管道强度试验合格后必须进行泄漏率试验，试验介质为氮气或无油压缩空气，试验压力为管道设计压力的，试压 24h，试验结果每小时泄漏率不超过 0.2% 为合格。

（3）系统吹扫

氧气管道强度泄漏试验合格后必须进行系统吹扫，吹扫介质为氮气或无油压缩空气，结果以出气口无杂质、干净为合格。

6. 病房设备带设计

（1）病房设备带材质设计为铝合金，规格宽度 190mm，高度 65mm，壁厚 1.8mm；设备带内部结构必须具有强电、弱电、气体管道分槽安装功能。

（2）铝合金设备带表面采用喷塑，设备带上面板采用模块化设计，使安装维修更加方便，并具有良好的防腐和保洁效果。

（3）设备带上各种气体终端、电器等均采用嵌入式安装，使整条设备带表面豪华美观。

（4）设备带上供氧支管均设有维修阀。

（5）设备带上气体终端采用豪华型自封插拔性快速接头，可插入（或连接）氧气湿化瓶、麻醉机和呼吸机等医疗器械的气体插头。氧气终端可区分其他气体终端，且插拔方便、密封可靠、使用寿命大于 10 年，无插头时能自动密封。

（6）病房内设备带采用房间通长布置，设备带中心距地面 1.4m。

（7）设备带上每床位设计要求见表 6。

表 6　设备带上每床位设计要求

病床单元	设备名称	单位	数量
普通病床	氧气终端	个	
	负压终端	个	
	床头日光灯照明	套	
	多功能电源插座（五孔）	个	
	单联单控电源开关（豪华型）控制床头灯	个	
	双位网络插座	个	

注：每条设备带（开孔）主要控制门、灯、弱电等具体尺寸由发包人提供，同时要求对治疗带的取孔排列位置经发包人认可。

7. 中心供氧系统技术参数

（1）供氧最大使用流量：$50m^3/h$。

（2）终端保证气压：$0.2 \sim 0.48MPa$（可调）。

（3）系统小时泄漏率：$\leqslant 0.2\%$。

（4）最大和最小使用流量工况下供氧压力误差：$\leqslant 0.2MPa$。

（5）氧气终端流量：普通床 5L/min；重病床 30L/min。

（6）氧气管道气体流速：$\leqslant 8m/s$。

（7）系统运行方式：各终端连续用气，停电时不停供气。

（8）自动控制要求：氧源、吸引、压缩空气和整个管路系统输出压力低于或高于额定值时自动出现有声光报警信号。报警器设置在门诊消控中心。

（9）所有使用氧气管道中的阀门、密封材料、仪表和设备生产厂必须具有氧气系统生产许可证。

（10）氧气管道需可靠接地，接地电阻为 $<100\Omega$。

（三）医用负压吸引系统技术要求

负压吸引需利用楼层原有的吸引主管。

1. 吸引管道系统设计

按国家医药行业标准要求，吸引管道大楼总管、病区横管均设计为镀锌钢管，进入病房内支管设计为不锈钢管，镀锌钢管符合 GB/T3091 – 2015《低压流体输送用镀锌焊接钢管》。

2. 管道管径设计

YY/T0186 – 94《医用中心吸引系统通用技术条件》标准规定如下。

吸引病房支管：普通病房 φ10 * 1、304 不锈钢管。

3. 管道连接方法技术要求

镀锌钢管连接为保证气密性采用焊接连接，不锈钢连接采用标准的不锈钢管件连接后，再进行氩弧焊焊接连接。

4. 病区护士站压力监察装置

病区护士站均设计一套吸引系统测压表，以便护士能直观观察病区吸引系统的工作状态压力，确保终端用气设备使用的安全。

5. 系统吹扫

吸引管道强度泄漏试验合格后必须进行系统吹扫，吹扫介质为氮气或无油压缩空气，结果以出气口无杂质、干净为合格。

6. 管道接地

吸引管道应按行业标准要求进行接地，接地电阻为 < 100Ω。

（四）医用压缩空气系统技术要求

1. 压缩空气站利用院方原有空气站

本工程空气主管从楼层管道井内接出。

2. 病区装置设计

0.8MPa 的压缩空气经过主管道输送至病区二级减压箱入口，由二级减压箱减压至 0.45MPa（区域可调）输送至各个病房终端，保证了终端设备使用的安全性。二级减压箱内均采用双路设计，一路用于工作，一路留作备用。出口设有安全阀，当减压器压力超过安全阀开启压力值时，安全阀自动开启卸压，这大大提高了使用安全性。（出口流量：≥ 20M³/h）

3. 病区护士站压力监察装置

楼层病区护士站均设计一套空气系统测压表，以便护士能直观观察病区空气系统的工作状态压力，确保终端用气设备使用的安全。

4. 压缩空气管道系统

压缩空气系统管道选用与氧气系统同一材质的不锈钢管，要求规格如下。病房支管：φ12 * 1、不锈钢管。

5. 压缩空气系统技术参数

（1）压缩空气总体每小时泄漏率：保证小于 ≤ 0.2%

（2）压缩空气管道应可靠接地，接地电阻应小于 10Ω。

（3）病房空气终端气压不低于 0.45MPa，每个终端流量不低于 60L/min。

备注：投标人报价时，需按招标人提供的工程量清单报价，如有更加优化的方案，需增加或减少工程量清单的，需告知报价，并计入投标总价中。

表7　主要设备材料备选品牌一览表

设备材料名称	品牌1	品牌2	品牌3
不锈钢管	义乌永生	宁波三象	上海水晶宫
镀锌钢管	天津利达	衡水华歧	湖州金洲
不锈钢维修阀	上海气体阀门总厂	慈溪华康	余姚宇峰
气体快速插座	余姚宇峰	慈溪华康	宁海天医
病房设备带	吴江东方铝业	广东大洋铝业	湖州栋梁铝业
电源插座（3＋2）孔电源开关	鸿雁电器	正泰电器	飞雕电器
床头灯（嵌入式日光灯）	广东雷活照明	佛山照明	雷士照明

（五）生物安全柜检测

1. 高效过滤器完整性

（1）运行安全柜的风机和灯，去掉过滤器的散流装置和保护盖。安放气溶胶发生器，将气溶胶导入安全柜，产生均匀分布的高效过滤器上游气流。

（2）打开气溶胶光度计，进行调整；对含有气溶胶的高效过滤器上游气流进行测试，至少应有20ug/L PAO。

（3）光度计探头在过滤器下游距过滤器表面不超过25mm，以小于50mm/s的扫描速率移动，使探头扫测过滤器的整个下游一侧和每个组合过滤片的边缘，扫测路线应略微重叠。

2. 噪声

（1）打开安全柜的风机和照明灯，在安全柜前面中心水平向外300mm、工作台面上方380mm处测量噪声。

（2）关闭安全柜的风机和照明灯，如果有室外排气风机，让其继续运行，在相同位置测量背景噪声。

3. 照度

（1）在工作台面上，沿工作台面两内侧壁中心连线设置照度测量点，测量点之间的距离不超过300mm，与侧壁最小距离为150mm。

（2）关掉安全柜的灯，从一侧起依次在测量点进行背景照度测量。平均背景照度应在110lx±50lx。

4. 下降气流流速

在工作区上方高于前窗操作口上沿100mm的水平面上确定测量点位置，多点测量穿过该平面的下降气流流速。

（1）测量点等距分布，形成的正方形栅格不大于150mm×150mm，测试点最少应有3

排，每排最少应有 7 个测量点。

（2）测试区域边界与安全柜的内壁及前窗操作口的距离应为 150mm。

5. 流入气流流速

测量排气气流流速确定流入气流流速（适于 Ⅱ 级 A1、A2 型安全柜）

（1）用热式风速仪多点测量穿过排气过滤器面的气流流速，测量点为不大于 100mm ×100mm 的栅格点，边界点距过滤器边缘 100mm，测量面与过滤器面的距离约 100mm。

（2）计算各测点排气流速平均值即为平均排气流速（m/s），平均排气流速乘以排气面积（m^2），得到排气流量（m^3/s）。

（3）排气流量（m^3/s）除以前窗操作口面积（m^2），得到平均流入气流流速（m/s）。

6. 工作窗口气流模式

（1）下降气流测试

烟雾沿着工作台面的中心线，在前窗操作口顶端以上 100mm 的高度，从安全柜的一端到另一端。

（2）观察窗气流测试

烟在观察屏后 25mm、前窗操作口顶端以上 150mm 高度从安全柜的一端到另一端。

（3）前窗操作口边缘气流测试

烟在安全柜外大约 38mm 处沿着整个前窗操作口的周边经过，特别应注意角落和垂直边缘。

（六）重视执行《放射诊疗管理规定》

《放射诊疗管理规定》是一项重要的规定，旨在保证人民群众在接受放射诊疗过程中的安全和健康。

首先，我们需要了解什么是放射诊疗。放射诊疗是一种利用 X 射线、伽马射线等电离辐射来诊断和治疗疾病的过程。这种技术在医学、齿科学和兽医学等领域中被广泛应用。然而，放射诊疗的运用也存在一定的风险。不当的使用或缺乏必要的管理可能会导致电离辐射的过度暴露，从而对人们的健康造成潜在的危害。因此，《放射诊疗管理规定》的出现显得尤为重要。这项规定的主要目的是确保放射诊疗过程中的安全性和有效性。它涵盖了一系列关键要素，包括放射诊疗的设施要求、操作规程、辐射防护措施以及相关人员的资质要求等。

让我们来详细了解一下其中的一些关键点。

（1）设施要求确保了放射诊疗设备的安全性和可靠性。规定中明确了设备的标准，包括其设计、制造、安装和使用等各个环节。此外，规定还强调了对放射诊疗设备的定期检查和维护，以确保设备的正常运行。

（2）操作规程明确了放射诊疗过程中应遵循的步骤和程序。这包括对操作人员的培训和资格认证、对患者的放射防护以及放射诊疗过程的记录和报告等。通过这些规程的执行，可以确保放射诊疗过程的一致性，同时也能降低误差和意外事件的发生概率。

（3）辐射防护措施是《放射诊疗管理规定》中的另一个重要方面。规定中详细描述了如何减少和避免电离辐射对操作人员和患者的潜在伤害。这包括使用防护设备和材料、制定辐射安全计划和政策等。通过这些措施，我们可以最大程度地减少放射诊疗过程中可能产生的风险。

（4）人员资质要求确保了从事放射诊疗工作的人员具备相应的能力和素质。《放射诊疗管理规定》中明确规定了从事放射诊疗工作的人员需要具备相应的教育背景、培训经历和专业技能。此外，规定还强调了对这些人员进行定期评估和考核，以确保他们能够持续地提供高质量的放射诊疗服务。

（5）除了上述提到的设施要求、操作规程、辐射防护措施和人员资质要求外，《放射诊疗管理规定》还涵盖了一系列监督和保障机制。这包括对放射诊疗设备和操作过程的定期检查和评估、对放射诊疗服务的质量监控及相关违规行为的处罚措施等。这些机制的设置旨在确保规定的严格执行，并为放射诊疗的安全性和可靠性提供保障。

总之，《放射诊疗管理规定》的出现是为了确保人民群众在接受放射诊疗过程中的安全和健康。通过规范设施要求、操作规程、辐射防护措施和人员资质要求，以及建立监督和保障机制，我们可以最大程度地减少放射诊疗过程中可能产生的风险，并确保放射诊疗服务的高质量和高标准。

在这个过程中，我们每个人都有责任推动规定的实施和落实。无论是医疗机构、从事放射诊疗的工作人员还是普通公众，我们都可以通过自己的行动来共同维护放射诊疗的安全性和有效性。

（七）做好计量、检定和质控检测

1. 计量的定义

以技术和法制手段保证单位的统一的测量、量值的准确可靠。在计量过程中，需要使用标准的器具和仪器来校准、检定受检量具和仪器设备，从而衡量和保证测量结果的可靠性。计量不仅关注计量器具的精度和准确性，还涉及计量单位的定义和转换、量值的传递和保证量值统一所必须采取的措施、规程和法制等方面。

2. 检定的定义

检定是一种法定程序，旨在查明和确认计量器具是否符合法定要求。这一过程涉及对计量器具的检查、加标记，并出具相应的检定证书或结果通知书。检定的核心在于对计量器具的精度指标进行确认，以确保其量值准确可靠，并与国家计量基准保持一致。检定的结果具有法律效力，是衡量计量器具能否用于法定测量的重要依据。

3. 质控检测的定义

计量、检定和检测在实际应用中可能相互关联，有时一个设备可能需要进行计量、检定和检测等多个环节，以确保其性能和质量符合规定要求。同时，不同的设备可能还有其特定的计量、检定和检测要求和方法。

4. 三者区别

表8 计量、检定和检测的区别

类别	计量	检定	检测
检测目的	确保量值的统一和准确可靠	评定计量器具的计量性能是否符合法定要求	参照计量相关标准结合各类设备的检测项目开展检测以降低设备故障率，提高使用质量，降低诊疗风险
检测内容	设备检测精度	《中华人民共和国依法管理的计量器具目录》中强制检定的计量器具	设备的精度、报警功能、电气安全、设备完好性等
检测方法	使用标准量具和仪器进行校准、检定	检查、加标记、出具检定证书	观察、测量、实验等
强制性	非强制性	强制性，属于法制计量管理范畴	非强制性
检测标识	检定合格标识、检定证书		质控标识、质控检测记录
被测设备	强检设备，如血压计、心电监护、心电图机、放射设备等		按风险等级进行质控，如输注泵、心电监护、血液透析机、保暖箱等
检测人员	计量检定测试院、第三方检测及机构或设备厂商为主		受过培训的医工人员
检测周期	根据设备类型分为半年度、年度进行检定		根据使用情况可时刻开展、定期开展、检修后指控等
检测标准	计量检定标准，基本不变		根据情况进行，适时改进

5. 强制检定目录

表9 强制检定目录

一级序号	二级序号	一级目录	二级目录	监管方式	强检方式	强检范围及说明
1	（1）	体温计	体温计	型式批准强制检定	玻璃体温计只做型式批准和首次强制检定，失准报废，其他体温计周期检定	用于医疗卫生：医疗机构对人体温度的测量
2	（2）	热能表	热能表 DN15DN50	型式批准强制检定	周期检定	用于贸易结算：用于热量的测量

一级序号	二级序号	一级目录	二级目录	监管方式	强检方式	强检范围及说明
3	（3）	流量计	流量计（口径范围DN300及以下）	型式批准强制检定	周期检定	用于贸易结算：液体、气体、蒸汽流量的测量
4	（4）	血压计（表）	无创自动测量血压计	型式批准强制检定	周期检定	用于医疗卫生：医疗机构对人体血压的测量
	（5）		无创非自动测量血压计	型式批准强制检定	周期检定	用于医疗卫生：医疗机构对人体血压的测量
5	（6）	眼压计	眼压计	型式批准强制检定	周期检定	用于医疗卫生：医疗机构对人体眼压的测量
6	（7）	听力计	纯音听力计	型式批准强制检定	周期检定	用于医疗卫生：医疗机构对人体听力的测量
	（8）		阻抗听力计	型式批准强制检定	周期检定	用于医疗卫生：医疗机构对人体听力的测量
7	（9）	焦度计	焦度计	型式批准强制检定	周期检定	用于医疗卫生：医疗机构、眼镜制配场所对眼镜镜片焦度的测量
8	（10）	验光仪器	验光仪、综合验光仪	型式批准强制检定	周期检定	用于医疗卫生：医疗机构、眼镜制配场所验光使用
	（11）		验光镜片箱	型式批准强制检定	周期检定	用于医疗卫生：医疗机构、眼镜制配场所验光使用
	（12）		角膜曲率计	型式批准强制检定	周期检定	用于医疗卫生：医疗机构、眼镜制配场所测量角膜曲率使用

一级序号	二级序号	一级目录	二级目录	监管方式	强检方式	强检范围及说明
9	(13)	放射治疗用电离室剂量计	放射治疗用电离室剂量计	强制检定	周期检定	用于医疗卫生：医疗机构对人体放射剂量的测量
10	(14)	心脑电监测仪器	心电图仪	强制检定	周期检定	用于医疗卫生：医疗机构对人体心电位的测量
	(15)		脑电图仪	强制检定	周期检定	用于医疗卫生：医疗机构对人体脑电位的测量
	(16)		多参数监护仪	强制检定	周期检定	用于医疗卫生：医疗机构对人体心电、脉搏、血氧饱和度等测量
11	(17)	压力仪表	指示类压力表、显示表压力表	型式批准强制检定	周期检定	用于安全防护：1. 电站锅炉主气包和给水压力的测量；2. 固定式空压机风仓及总管压力的测量；3. 发电机、气轮机油压及机车压力的测量；4. 带报警装置压力的测量；5. 密封增压容器压力的测量；6. 有害、有毒、腐蚀性严重介质压力的测量

第八章　医疗设备规范化维护保养

医疗设备作为现代医疗体系的重要基石，其性能的稳定与持久，直接关系到医疗服务的效率与质量。然而，设备在长期运行过程中，难免会受到各种因素的影响，导致性能下降、故障频发。因此，医疗设备的规范化维护保养显得尤为重要。

本书从设备的日常清洁、定期检查、故障排查与修复等多个方面，全面解析医疗设备维护保养的规范化流程，旨在通过科学的维护保养策略，延长设备使用寿命，提升设备性能，确保医疗设备始终处于最佳工作状态。

第 1 节　做好医疗设备预防性维护管理

设备预防性维护可以提高设备安全运行效率，延长设备使用寿命，是大家一直都在关注的热点。《医疗器械日常使用安全管理规范》第二十四条里面提到"预防性维护方案的内容与程序、技术与方法、时间间隔与频率，应按照相关规范和医疗机构实际情况制订"。那如何做好医学装备的预防性维护呢？

一、医疗设备预防性维护管理原则

我们都知道 PM 主要涉及方法、内容、技术、标准、检测设备、人员资质等方面。我们到底应该怎么做？包括哪些内容？用什么方法去做？技术问题怎么解决？标准怎么执行？同时，医疗设备预防性维护管理还涉及检测设备及人员的资质问题。

1. 预防性维护的周期确定及其包括的内容

依据风险评估与医疗设备风险管理原则，按风险评估的分值确定设备的风险等级和 PM 的检测周期，总分在 13 分及以上的设备为高风险，每半年检测 1 次；8 到 12 分的设备为中风险，每年检测 1 次；7 分以下（含 7 分）的设备为低风险，每 2 年检测 1 次。

预防性维护的基本内容包括：电气安全性测试；医疗设备功能测试；医疗设备获取数据的准确性测试。

2. 医疗设备预防性维护内容和标准

第一，按设备说明书维护保养内容；

第二，按所使用的检测设备规定的内容（可以有减项）；

第三，相应的国标（或外标）；

第四，特定要求（预防性措施、潜在问题防范手段）；

第五，故障率统计资料；

第六，医院实际情况进行；

第七，医学装备管理部门负责具体管理、监督和建立档案。

3. 预防性维护的方式

第一，强化强检设备的法定计量检定。每年进行一次计量。

第二，生产厂家承担。尤其是购买设备时要求厂家按约定的内容等完成预防性维护。

第三，本院工程师承担。考虑实际情况不太适应大型三甲医院。

第四，社会第三方或联合体承担。随着社会发展，原厂垄断被打破，第三方介入。

第五，强化常规质控的监管，厂家质控要求、专业学会、政府主导的室间质控、日常质控等。

结合上述内容：目前大家对于开展医学装备的质量控制的必要性，其实已经形成共识；政府已经从法律法规的层面提出要求，医疗机构的 PM 工作已经积累了一定的经验，正在逐步完善和规范；检测设备已经具备一定的基础；但现在市场中还没有统一的规范和技术标准。

二、如何做好预防性维护工作

需要我们以"在服务中落实管理，在管理中体现服务"的工作理念面对我们的工作。同时也要求医工人员不光需要具备医疗仪器的维修能力，还需要掌握与医疗及医疗仪器相关的法律法规，了解一定的财务知识、管理知识、医疗仪器操作知识及具备良好的文字办公能力等。

维修的根本目的不在于将眼前故障设备修好，而是找到发生问题的根源，举一反三，做好预防性维护尽可能地避免故障发生，提高设备使用率，降低隐性风险，在设备维修上减少医院的支出，从而提高医院的效益。以一个年收入 5 亿元，利润率 8% 的三级甲等医院为例，平均一天收入约 137 万元，纯利润 10.96 万元。这 10.96 万元可以做什么呢？这些利润支付一次进口医疗设备的工程师维修服务费和买一到两块电路板。

如果我们稍微用一用心，多掌握一些维修技能，很可能我们用几个小时的付出就创造了全医院一千多人共同努力一天才创造的效益。所以，请医工人员自己重视自己，因为只有这样医院才能重视我们，才能提升我们在医院的地位。

1. 重视预防性维护

近年来，随着时代的发展和科学技术的进步，大量先进的医疗设备进入医院，极大地促进了临床医学工程部门的建设和发展，在医疗、教学、科研等方面起到了不可估量的积极作用。

作为医学工程技术人员，预防性维护是最主要工作之一。预防性维护就是周期性地对仪器设备进行一系列的科学保养工作，目标是确保仪器设备安全、准确，并随时可以投入使用，设备的质量保证亦是通过对设备的定期检查、保养而实现的。同时为保障医疗设备的安全和有效性，医学工程技术人员应积极参与医疗设备的质量控制工作，积极地开展仪器设备的性能验证检查，对关键指标进行单项测试或静态测试等，排除仪器设备的大部分安全隐患，提高医院医疗设备的质量和医疗水平，这将是医学工程技术人员未来工作的重点方向。

在维修时，首先要熟悉仪器设备的工作原理及正常运转状态；遇到问题时，要详细查看设备情况，做好充分的准备再动手；拆机器过程中，要认真做好记录，方便维修完成后恢复原状。需要强调的是：在维修过程中要多观察，有充足的把握再动手；不能因维修造成更大的问题，也就是宁肯不修，也不可乱修。医疗设备关系到患者的生命安全，小小的一个差错有可能危及他人的生命，因此一个好工程师必须有足够的责任感。

医疗设备种类繁多，原理和构造也不尽相同，使医疗设备的维修工作具有独特性。医学工程技术人员不仅需要有良好的动手能力，还要掌握丰富的理论知识，如生命科学、电子、机械、化工、计算机信息等等。日常工作中就应注意知识的积累。通过各种方式，如看书、阅读专业期刊、上网查询等多种手段来学习和提高自己的业务水平，了解业内的各项活动和学科的发展情况。当有合适的专业培训、继续教育、展销会和学术年会等学术活动时，要尽量创造条件参加，以便于开阔视野。

2. 建立预防性维修（PM）体系

医疗设备维修工作是一个综合性的系统工程。现阶段，建立预防性维修（PM）体系是医疗设备维修管理的方向。由于医疗设备尤其是手术麻醉科设备维修专业性非常强，自行维修难度非常大，因此预防性维修就显得格外重要。在日常的维护保养工作中，制定好医疗设备的预防性维修重点，建立起医疗设备预防性维修的标准与流程，力争变被动式维修为科学的主动维护，提高在用医疗仪器设备的开机率和使用率，使医疗仪器设备始终保持最佳的技术状态。

在遇到棘手的故障时，医工人员不要盲目拆机，应从设备的操作以及原理入手进行逐步分析，进而做出正确的判断。建立医疗设备会诊制度，对于医疗设备疑难故障，组织由高级工程师参加的故障解析讨论，这既能解决设备故障，又能提高年轻工程师的技术水平。临床工程师通过不断实践、积累经验，更好地发挥工程师在医院中的作用，使医疗设备维修工作更加规范化、科学化。

3. 科学实施预防性维护维修

早期的预防性维修，当时推荐的做法就是内部除尘，因为灰尘在空气干燥时会导致静电，而在潮湿时则可能造成短路。那时，由于机房内空调没有普及，这种维护方式尤为重要。现在，预防性维修可能仍被视为一种新思想。

（1）预防性保养维护可以，预防性维修很难

尽管一直强调预防性维护的重要性，但实际问题就是有时候机器坏了都不舍得花钱修。如果现在提出机器没故障，但是要进行预防性维修并更换配件，这种作法很难实行。更减少机器的故障率，预防性维修维护确实能解决问题，但费用却是个难题。

（2）实施分级维护

分级维护技师负责一级维护。设备科工程师负责二级维护。而厂家维修工程师则负责三级维护。这样的三段维护可以及时发现解决问题。

（3）不能盲干，重视风险

预防性检查是可以的，但在选择维护时必须谨慎。科室的人员通常认为，通过预防性维护，设备永远不会出现故障，但实际上，许多设备在刚保养完第二天就出现了故障。对于一些老旧的机器，绝对不能随意乱动，因为影响仪器结果的因素太多了，如污染、机械

位置、线路接触以及偶发性干扰等。

（4）要发现并解决常见易发故障的环境因素

有工程师描述说，医生办公室等地就像一个小食堂，吃的食物和水果等都会吸引蟑螂入住，并扩大家族群体。在隔壁机房打开机器的机盖时，发现有无数蟑螂飞出。如果在预防性维护中打开机盖，就会发现这种容易导致故障的因素，及时处理就能减少必然发生的故障，起到事半功倍的作用。

（5）多管齐下，科学管理

再比如机房的温湿度控制，如果能保证空调的温度适宜，对潮湿的地方注意除湿，将除湿机的外接管道通入下水道或者及时倒掉积满的水槽，都能在很大程度上减少故障的发生。

三、努力实现医疗设备"零故障"运转

医院里使用的大型设备经常"小毛病"不断，自己作为设备科负责人一方面疲于应付，另一方面年底工作总结时经常被领导责难，想找出根本原因却毫无头绪！请问是否有破解之法？

想要回答这个问题，还是要总结经验，整理出设备故障到底是如何造成的。想要实现设备"零故障"，只需要做好以下几点。

1. 具备基本条件

所谓具备基本条件，就是指清扫、加油、紧固等基础维护工作得当。故障是由设备的劣化引起的，而大多数劣化是由于未满足基本维护三要素引起的。

2. 严守使用要求

机器设备在设计时就确定了使用条件。严格按照使用条件使用，设备就很少产生故障。比如，电压、转速、温湿度及安装条件等，都是根据设备的特点而决定的。

3. 使设备恢复正常

一台设备，即使具备了基本条件，保证使用条件，由于很难做到十全十美，设备仍会逐渐劣化并产生故障。所以，关键在于使潜在的劣化现象显示现化，并采取有效措施处理。这意味着我们应经常地对设备进行正确的检查和预防修理。

4. 改进设计中的不足

有些故障即使采取了上述对策后仍无法消除，这往往是由于设备在设计、制造、安装过程中的不足或差错造成的。对这类故障应认真分析并加以改善。

5. 提高人的素质

所有的对策都要由人来实施，在实现零故障的过程中人是最根本的。首先，每个人都要有认真的态度、敬业的精神；其次，要对故障有一个正确的认识；最后，要不断提升操作和维修人员的专业技能。

四、大型医疗设备日常保养的注意事项

如夏季为了确保医用直线加速器的正常运行，我们要共同关注以下几点。

1. 温湿度控制

机房和控制室的温度控制在26℃±1℃。机房相对湿度控制在40%～50%，如遇湿度增加，请及时使用除湿机并24小时运行，确保湿度满足要求。除湿期间，相关人员应将除湿机风口朝向加速器辐射头方向。

2. 定期检查水冷机室外机

检查是否有杨柳絮、杂草等附着物或其他影响散热效果的遮挡物，如有，请及时清理，并观察水冷机运行情况。

3. 定期消毒

加速器和加速器机房需要定期消毒。消杀时，请不要直接用酒精或其他消毒试剂向机器表面直接喷洒，用75%浓度酒精擦拭病人可能触及的表面即可。

4. 不间断供电

高能加速器确保24小时不间断供电。

五、空气消毒机维护保养管理规定

使用科室须有专人负责空气消毒机（简称消毒机）的日常运行及维护。

消毒机每次维护后，设备科、维护人员、使用科室都要在空气消毒机维护保养记录表上签名。设备科、维护人员应自觉接受使用科室的监督。

消毒机每次维护完毕，设备科在每台机器上贴封条，写明维护日期及下次维护日期。

使用科室自行记录消毒机维护日期。

消毒机每六个月做一次维护。具体维护项目及间隔时间见表10。

有特殊污染及其他特殊情况需要临时维护的，由使用科室报告设备科。设备科按需进行临时维护。

消毒机维护应在使用科室业务较少时进行。维护时，可把空气消毒机拆到室外除尘。吸顶式空气消毒机及其他不能拆卸的，须采用湿毛巾擦拭等不扬尘的方式进行除尘。

消毒机除尘要求为滤网除尘、风扇除尘、内部除尘。

消毒机外观的擦拭等简单保养由使用科室自行完成。

使用科室应定期检查消毒机，遇到故障及时通知设备科进行处理。

表10　空气消毒机维护保养记录表

科室	机型	除尘时间	更换耗材时间	更换滤网时间	维护人员签名	科室签名	设备科签名	备注

说明：

1. 每6个月除尘一次；

2. 耗材是指紫外线灯管（一年更换一次或者坏了就更换）、等离子发生器（2年更换或者坏了就更换）、其他；

3. 更换滤网时间为1年或者损坏。

第2节　医疗设备应用安全控制问题及对策

伴随我国医疗事业的快速发展，人们对于医疗卫生事业及自身健康的需求越来越强烈。在此发展背景之下，医疗设备在医院中得到了广泛的应用，不仅可以用于临床诊治、疾病检测，还能用于患者的康复、医学教学工作中。由于医疗设备应用比较广泛，且其质量的好坏对患者健康及生命安全有重要影响，对于医院的医护工作也有重要意义，因此，需要医院保证医疗设备的应用安全。

一、医疗设备应用的安全问题

1. 设备质量差

在已经发生的医疗设备应用的安全问题中，至少有20%是由于设备本身的质量较差而引起的。一些生产厂家在具体的生产过程中没有进行规范化生产，也没有应用新兴技术。与此同时，有些医院为了控制成本，没有认真对待医疗设备的采购工作，忽视设备质量，导致设备在应用时给医护工作带来了严重威胁。

2. 运行环境较差、维护工作不力

由这两类原因引发的医疗设备应用安全问题，一般会占总体的20%。某些特殊性质的医疗设备对于运行环境有较高要求，如需要无尘、无菌环境或恒温、恒湿环境。但是，一些医院规模较小，资金短缺，无法满足设备的运行环境质量。此外，一些医疗设备在长期使用的过程中会出现一些故障，但是很多医院没有及时对其进行维护，导致其在超负荷运行的状态下出现了应用安全问题。

3. 错误操作

由于医护人员错误操作而造成的医疗设备安全问题，要占到总比例的60%。目前，很多医疗设备科学化程度较高，操作起来具有一定的难度。很多医院没有重视设备应用方面的培训工作，造成医护人员不会使用或乱使用医疗设备，不仅无法发挥设备的应有价值，还会带来严重的安全问题。

二、如何保证医疗设备应用的安全性

1. 保证设备质量

要想真正解决医疗设备应用的安全问题，首先就需要医院做好设备的质量控制工作，以此保证所应用的医疗设备质量符合相关标准。要想真正保证医疗设备的质量，还需要医院加强对设备采购环节的管理。

某医院在购买医疗设备的过程中，为了保证设备质量，对采购环节进行了严格管理，真正做到了从源头上对医疗设备的质量进行控制，保证进入该医院的所有医疗设备的质量都是合格的。该医院明确提出要求，在医疗设备采购之前，要进行充分的论证，所要采购的医疗设备必须具备较强的实用性、稳定性和先进性，还要保证其给医院带来较好的效益。此外，该医院在进行医疗设备采购之前，针对医院的具体需要进行采购，并根据不同科室的需要下达采购指标。该医院的采购人员在购买设备时，首先要看医疗设备是否具有合格证明，出售医疗设备的商家是否有资质证明。在此基础上，采购人员还要对设备进行

质量检测，只有检测达标的设备才会进行购买。在严格控制与管理之下，该医院的医疗设备的质量得到了有效保证，使设备产生使用问题的概率大幅下降，也合理保障了医院的医护工作。

2. 保证运行环境质量

医疗设备不同于一般的机械设备，通常对运行环境有较高的要求。医院在采购设备之后，操作人员应当仔细阅读设备的有关说明，看说明中是否对设备的运行环境提出了针对性要求。如果设备说明要求医疗设备只能在无菌环境或恒温、恒湿环境下运行，那么操作人员就必须将设备放置于说明中规定的环境。如果设备说明中并没有对其运行环境的明确说明，那操作人员就需要将医疗设备放置于干燥、通风情况较好的位置，避免将其放置于潮湿、阴冷的环境中，以免影响其使用质量。

3. 加强设备维护

医院想要保证医疗设备的应用安全，还需要加强设备的日常维护工作。医院应当安排专业的维修人员，定期对医疗设备进行维护，根据医疗设备自身的性能与使用要求对设备进行除尘、去湿、润滑、加固等。维修人员还应当定期对医疗设备中的主要构件进行检查，发现构件出现破损就要及时进行更换，还要将每一次的维护情况进行登记备案，方便以后进行查找，也为日后的维护工作提供相应的依据与分析。与此同时，医院还应当对医疗设备进行科学化程度较高的预防维护，主要对医疗设备的各项指标进行实时调整，以随时掌握设备的性能，降低维护人员的工作强度。

4. 进行规范化操作

医院还应当在医疗设备的应用过程中，对医护人员进行规范化操作方面的培训，以保证医护人员可以熟练、正确地应用医疗设备。某医院为了保证医疗设备的应用安全，定期对医护人员进行针对性较强的培训，让其在培训过程中掌握正确的操作方法，从思想上树立规范操作的风险意识。此外，对于较专业的医疗设备，如高压氧舱、透析机等，该医院明确要求只有持有相关设备上岗合格证的医护人员，才可以进行实际操作。该医院除了要求医护人员掌握医疗设备的操作技能，还要求他们明确医疗设备自身的使用原理，在使用设备的过程中把握其主要性能。该院的医护人员在长期的培训之后，熟练掌握了医疗设备的规范化操作技能，不仅保证了医疗设备的应用安全，也提高了自身医护工作的整体效率。

医疗设备的应用会受到不同因素的影响，是一项复杂程度较高的工作。一旦医疗设备的应用安全得不到有效保障，就会给医院、医护人员、患者带来不可避免的损失。医院应当认识到医疗设备应用安全的重要性，树立风险意识，保证医护人员操作的准确性，加强设备的维护与管理。这就能保证医疗设备的应用安全，使其发挥出自身的最大功效。

第 3 节　大型医疗设备（MRI）预防性维护保养

一、MRI 磁体监视器读取与维护要点

及时监控 MR 磁体状态，防范液氦损失甚至失超风险，对医院来说至关重要。

通过日常记录磁体监视器上的磁体压力和液氦水平，可以第一时间发现磁体冷却系统故障，及时采取措施，预防液氦的消耗和磁体的意外失超。

1. 磁体监视器的读取方法

（1）观察和记录磁体监视器数据

正常情况下磁体监视器数据会自动翻滚显示，观察显示时间是否正确，同时只需每天记录磁体压力和液氦数值。

（2）手动调取磁体监视器数据

可手动按 Data 键，使用 Up 和 Down 切换读数，也只需记录磁体压力和液氦数值。

（3）重启磁体监视器获取数据

若发现无论是自动还是手动，显示界面无变化，说明磁体监视器死机了，需要把监视器电源插头拔掉，等几秒后重新插上电源，等磁体监视器恢复正常后再重新记录。

（4）磁体监视器数据无变化

若发现连续三天以上读到的磁体压力和液氦数值都完全相同，请联系 GE 客户服务中心做进一步检查。

注意：如果液氦液面在 60% 左右，需要安排加装液氦；如果液氦液面低于 40%，需要立即停止扫描，以免发生失超，损坏磁体超导线圈。

正常磁体压力范围在 0.9 ~ 4.5PSIG，但每天的变化不应超过 0.5PSIG。如果压力过高，而且有氦气泄漏，导致液面下降，首先需查看水冷机是否工作正常和开机，检查水冷机水温和流量与前几天的记录是否有明显变化。如果水冷机显示正常，也能正常工作，则需要及时查找其他原因，并寻求厂家维护，以免损耗大量液氦，甚至引起失超。

2. 常见故障

（1）冷头停止工作，没有鸟鸣声

检查室外水冷机的水温是否正常（17 ~ 22℃）。

如果水温异常，则按照如下步骤操作：① 尝试重新开关室外水冷机电源；②仍然不正常，水冷机故障；③ 临时解决方案：切换自来水循环，重新开关氦压机；④水冷机故障报修。

如果水温正常，则按照如下步骤操作：① 检查氦压机是否工作正常；②重新开关氦压机；③报修。

（2）冷头声音异常

检查磁体压力和液面是否在正常范围内。

1）如果压力和液面正常，可做如下尝试：①尝试重新开关氦压机；②仍然声音异常，报修。

2）如果压力和液面异常：报修。

（3）室外水冷机水温不正常或停机

尝试重新开关室外水冷机的电源。

如果仍然不正常，水冷机故障报修。

切换自来水循环，重新开关氦压机。

（4）磁体间/设备间温湿度是否超出指标范围

磁体间/设备间温湿度范围如下：18～22℃；湿度：35%～65%RH。

如磁体间/设备间温湿度出现问题，可联系空调厂家解决。

3. 日常维护

（1）日常维护的重要性

日常记录磁体制冷系统的数据，可以第一时间发现磁体冷却系统故障，及时采取措施，预防液氦的消耗和磁体的意外失超。记录设备间和磁体间的温湿度，能及时发现空调的故障或其他原因造成温湿度异常，以便快速处理。温湿度控制在指标范围内，可以有效降低机器故障率和减少宕机的概率。春天柳絮纷飞，夏天高温和冬天超低温的环境，是室外水冷机出现故障的高发季节，需要特别关注室外水冷机的工作状态。

（2）日常需要记录的数据

磁体制冷系统的数据：磁体压力、磁体液面和变化率、冷头的工作状态、氦压机的工作状态。室外水冷机的温度和周围环境检查的数据：设备间和磁体间的温湿度。推荐记录方法：科室制定磁共振系统日常数据记录的制度，养成每天检查机器状态的习惯。每天早/晚各记录1次，填写数据，参照指标核实记录数据是否达标。如果不正常，需要及时通知相关人员采取措施。记录人应在日常记录处签名，方便后期维修咨询。

二、如何做好磁共振（MRI）维修保养工作

每季度的第一个月进行一次常规维护，维护记录要齐全。加强机房的维修保养，针对MRI设备的用电必须使用专线专用变压器，并且保证电源稳定、不间断，注意关注使用配电的各种指示灯的工作情况和报警装置，检查梯度、谱仪、射频部分的电源线的大电流接头有无松动，检查线路板的开口有无松动情况。

降低MRI故障发生率还需要保证机房具有良好的散热条件，因此维修人员必须做好机房的防尘净化工作，定期清洁线路板表面和空气过滤网上沉积的尘土，检查散热扇工作情况，保证机柜中产生的热量及时被排出。除此之外，还应该保证检修检测方法的正确，因为检测检修方法不当会影响MRI设备的诊断结果。

以某型号SIEMENS 1.5T磁共振成像扫描仪为例，在具体维护管理过程中，保养时间通常为半年1次，保养的内容主要包含床、水冷机组、控制网络等基本情况，从而保证MRI稳定运行。

1. 重点维修保养项目

（1）清理风冷机滤网

检测系统风冷机滤网，从而判断风扇的运行状态是否稳定，进而保证MRI散热效果良好。

（2）检测水循环系统

检测系统的水冷部件，检验水循环系统，控制好系统的水平，确保系统的稳定性。

（3）扫描床检测

加强扫描床的检测，运用多种检测方法分析床的运行情况，并根据检测结果确定床的位置，除此之外清理MRI线圈插口，提高图像质量。

（4）数据的保存与备份

重建系统和操作系统的故障一般为计算机死机或连接故障。定期进行磁盘清理及删除

硬盘中过期的病程记录，可以减少死机现象。磁盘清理一般为每周一次，硬盘存储量不宜超过60%，定期进行系统拷贝可以在系统出现严重故障时对系统加以恢复。拷贝周期以扫描例数确定，一般为一年或半年拷贝一次。定期对重要数据进行保存和备份，及时清除多余信息，提高 MRI 运行效率。

2. 每日开机前检查

检查扫描房及计算机房内的空调工作是否正常，确认正常后再开机。为了保证 MR 图像质量真实、准确，除了对 MR 设备各部分硬件系统的监测，还需要定期测量图像固定区域的信噪比、分辨力、低对比分辨力，并对所获得的数据进行记录及分析。

测试工作可以分为日测、周测、月测及年度测试，有条件的医院可以采用厂家提供的专用测试体模，若没有也可以使用系统装机附带的常规体模。

我们推荐每日测试，即在早上系统开机以后，使用系统装机附带的常规体模，采用由厂家和医院相关技术人员共同参与制定的扫描参数实施测试，采集数据、审查并记录结果，整个过程所需时间并不长。

3. 每日开关机时注意机器状态

发现问题后应及时解决；不能自行解决的，需记录故障情况和计算机报出的错误码并及时通知工程师。

1. MR 制冷系统自行保养

（1）BRM 型号水冷机的自行保养

①检查面板上的温度显示是否正确，正常值为20℃或68 ℉。检查水冷机底部和后方接头处是否漏液，如果漏液，请检查管路接头及水箱和管路的漏点，及时保修或自行处理。②检查水冷液的液面是否在最小和最大的刻度线之间，如液面过低，需要及时补液。③建议使用原厂配备型号的制冷液，防止因制冷液成分问题损坏梯度线圈。④拆下水冷机前面下方的栅格外罩，检查热交换器表面，发现热交换器表面灰尘过大。建议在关机状态下，使用毛刷清除表面灰尘，因为灰尘过大会直接影响水冷机的制冷效率。

（2）MCS 型号水冷机的自行保养

系统扫描状态下，检查前面板指示灯是否亮，上方四个风扇是否转动。如果指示灯正常，风扇不转，可以尝试调换供电的相位。检查水冷机底部和后方接头处是否漏液，如果漏液，请检查管路接头及水箱和管路的漏点，及时报修或自行处理；检查水冷液的液面是否在最小和最大的刻度线之间，如液面过低，需要及时补液；拆下水冷机左右两侧的盖板，检查热交换器表面。如果热交换器表面灰尘过大，建议在关机状态下，使用毛刷清除表面灰尘，因为灰尘过大会直接影响水冷机的制冷效率。

（3）HEC 型号水冷机的自行保养

检查水泵和风机是否存在异常噪声，如存在异常噪声，可以尝试关机后重启。如果故障没有解决，请及时报修。

检查系统的报错日志，如果存在液位到达第一级报警液面或系统液位过低报错信息提示，请检查梯度线圈和系统柜水箱的液位，如果液面过低，请及时补液。建议使用原厂配备型号的制冷液，防止制冷液成分问题导致梯度线圈和大备件的损坏。

检查 HEC 底部或接头处是否存在漏液的情况，如发现异常，可以尝试自行处理或及时报修。

（4）ICC 型号水冷机的自行保养

①检查水泵和风机是否存在异常噪声，如存在异常噪声，可以尝试关机后重启。如果故障没有解决，请及时报修。②检查梯度线圈和系统柜水冷水箱的液位是否在正常刻度范围内，如果液面过低，需要及时补液。③检查 HEC 底部或接头处是否存在漏液的情况，如发现异常，请及时报修或自行处理。

（5）室外水冷机的自行保养

检查室外水冷机水控制上显示的温度，正常范围为 17～22℃。如温度显示异常，请检查室外水冷机的工作状态。水冷机过滤网经常会因为室外环境的恶化造成堵塞，影响水冷机的散热，导致水冷机停机。检查水冷机过滤网，如果发现有脏的现象，及时用自来水进行清理。在清理的过程中要控制水压，水压过高会导致散热片变形，导致散热效果下降。

（6）磁体间风机的自行保养

检查风机是否存在异常噪声，如存在异常噪声，可以尝试断电重启。如果故障没有解决，请及时报修。检查风机滤网是否被灰尘阻塞，如果滤网很脏，可以使用水洗或吸尘器清洁，因为滤网过脏会影响风机的正常运转。

2. 磁共振设备日常维护要点

（1）每日开机前环境检查与测试

检查扫描房及计算机房内的空调工作是否正常，确认正常后再开机。

（2）每日开关机时机器状态检查

发现问题后应及时解决，不能自行解决的，需记录故障情况和计算机报出的错误码并及时通知工程师。

（3）机器运行前性能测试

为了保证 MR 图像质量真实、准确，除了对 MR 设备各部分硬件系统的监测，还需要定期测量图像固定区域的信噪比、分辨力、低对比分辨力，并对所获得的数据进行记录及分析。

测试工作可以分为日测、周测、月测及年度测试。有条件的医院可以采用厂家提供的专用测试体模，若没有也可以使用系统装机附带的常规体模。

我们推荐每日测试，即在早上系统开机以后，使用系统装机附带的常规体模，采用由厂家和医院相关技术人员共同参与制定的扫描参数实施测试，采集数据、审查并记录结果，整个过程所需时间并不长。

（4）机器发生故障处置

机器一旦出现故障，第一时间保证检查者及医护人员的生命安全，同时及时通知工程师进行修理。要有科室人员在现场陪同，向工程师详细报告故障情况，并提供协助。故障排除要填写维修记录单，双方签字。

（5）每日清晨清洁机器和机房

保持室内洁净，确保 MRI 设备运行环境的温度。要想提高 MRI 图像的质量，还必须保证 MRI 运行环境的稳定性。机房应该远离停车场等铁磁性强的建筑环境和有高频变压器、输电线等会产生大功率电磁辐射的设备。当安装调试好 MRI 设备后，磁体周围 15m 以内的任何一点发生改变均会影响磁场的均匀度，从而影响 MRI 扫描的图像质量。因此在安装调试好 MRI 设备后，应该尽量保持其原样，从而保证 MRI 运行环境的稳定。

（6）MRI 维修保养做到专人负责

每季度的第一个月进行一次常规维护，维护记录要齐全。加强机房的维修保养，针对 MRI 设备的用电必须使用专线专用变压器，并且保证电源稳定、不间断，注意关注使用配电的各种指示灯的工作情况和报警装置，检查梯度、谱仪、射频部分的电源线的大电流接头有无松动，检查线路板的开口因为受到温度或者长时间关机有无松动情况。

降低 MRI 故障发生率还需要保证机房具有良好的散热条件，因此维修人员必须做好机房的防尘净化工作，定期清洁线路板表面和空气过滤网上沉积的尘土，检查散热扇工作情况，保证机柜中产生的热量及时被排出。除此之外，还应该保证检修检测方法的正确，因为检测检修方法不当时会影响 MRI 设备的诊断结果。

以某型号磁共振成像扫描仪为例，在具体维护管理过程中，保养时间通常为半年 1 次，保养的内容主要包含床、水冷机组、控制网络等基本情况，从而保证 MRI 稳定运行。

除此之外，还应该加强以下几个方面的维修保养：

①清理风冷机滤网

检测系统风冷机滤网，判断风扇运行状态是否稳定，从而保证 MRI 散热效果良好。

②检测水循环系统

检测系统的水冷部件，检验水循环系统，控制好系统的水平，确保系统的稳定性。

③扫描床检测

加强扫描床的检测，运用多种检测方法分析床的运行情况，并根据检测结果确定床的位置，除此之外清理 MRI 线圈插口，提高图像质量。

④数据的保存与备份

重建系统和操作系统的故障一般为计算机死机或连接故障。定期进行磁盘清理及删除硬盘中过期的病程记录，可以减少死机现象。

磁盘清理一般为每周一次，硬盘存储量不宜超过 60%，定期进行系统拷贝可以在系统出现严重故障时对系统加以恢复。

拷贝周期以扫描例数确定，一般为一年或半年拷贝一次。

定期对重要数据进行保存和备份，及时清除多余信息，提高 MRI 的运行效率。

3. 超导 MRI 日常维护要点

超导型磁共振机在如今的医用影像中是很具有权威性的医疗设备，设备设计精密且构造复杂，所以它的价格比较昂贵。磁体和制冷系统是超导磁共振中体积最大的子系统。磁场线圈只有在临界温度下才能维持超导状态，因此必须时刻浸泡在液氦中。为了保持液氦腔（也就是磁体）压力的稳定和减少液氦挥发，必须不间断地对液氦制冷，带走传导进入绝热层的热量。磁体的低温系统主要由冷头和氦压机两个部分组成。

磁共振的磁体冷头是维持超低温超导环境的关键。冷头的使用寿命一般在 5 年左右，很多用户使用 2~3 年就需要更换了。与保养好的设备相比，寿命相差 2 倍左右。如果按一个冷头 20 万的售价来算（实际更换加上人工、液氦消耗等可能更高），加强保养维护能带来的成本节约效果十分明显!

那么,我们怎样保养超导型磁共振冷头呢?主要有以下几点。

要点一:值班人员做好日常监测工作

值班人员应每天记录液氦面值,用以计算一段时期的液氦挥发率。如发现有上升趋势应及时采取相应措施。工作人员注意监听冷头工作鸣音是否正常。如发生意外停电,如果稳压电源不能自动恢复,来电后应及时人工恢复电力并开启氦压缩机。长时间停电,冷头两级要恢复正常温度需要 1~2 天时间,因此要尽量避免夜间无人值班,防止瞬间停电时不能及时恢复电力的情况发生。技术人员还要注意观察氦压机的压力值以及冷水机的工作状态,做好冷水机组室外机的清洁工作。

要点二:做好水冷机的定期清洁和维护

水冷机是磁共振设备冷却系统的一部分,负责借助热交换为氦压机提供冷却,使氦压机保持在一个稳定的温度范围内,保证氦压机和整个冷却系统正常工作。水冷机的日常维护需要重点关注水冷液、热交换器、滤网等。

管道的水循环,因使用的是自来水,就不可避免会有杂质沉积,就需要定期清理供水管道和机组内部管道,以保证其畅通。相关人员应定期检查并及时更换老旧的部件。为保证机组良好的散热,需要定期对风机风罩进行清理。尤其是春末夏初,杨柳絮较多的季节和冬季雾霾天气较多的时节,更要注意。若使用水箱储水,水应定期更换,尤其是北方水质较硬,易结垢和堵塞管道,影响制冷正常工作。

要点三:定期更换氦压机中的吸附器

冷头的制冷介质是高纯氦气。随着时间的推移,上游压缩机的极细污染物可能进入冷头影响工作性能,必须定时更换吸附器。吸附器是过滤氦气中油雾的重要部件,它的好坏关系到冷头的使用寿命。这是因为氦气经压缩机压缩后,气里面带有油雾(压缩需油润滑),经过油滤器过滤掉大部分,剩下的完全依靠吸附器吸附掉。吸附器的主要成分是活性炭,一定时间后就会饱和,失去吸附作用,油就会跟随氦气污染管道,进入冷头中冻结,造成活塞的急剧磨损。因此,吸附器应定期更换,有利于延长冷头的使用寿命。

三、Skyra 3.0T 磁共振日常维护注意事项

1. 日常维护注意事项

(1)注意场地周边环境

场地周边环境如需发生改变(如拆建装修楼房/新装其他机器等),请提前告知并咨询工程师,以免产生干扰或破坏磁场均匀性,影响图像质量。

(2)时刻关注天气变化

做好机房的防涝以及设备供电的防雷措施。

(3)开关机管理

日常应按标准步骤开/关机,仅在紧急情况下使用紧急断电按钮断电关机。

(4)每日水模扫描

开机后,建议先用水模扫描,确认系统运行正常后再安排病人检查。

(5)金属植入病人检查

严禁心脏起搏器病人/金属植入病人/携带金属异物的病人等进入或靠近检查室,更严

禁做磁共振检查。

（6）病人及其家属铁磁性物品检查

检查前务必提醒和要求病人及其家属严格遵照警示牌提示，进入检查室前取下任何金属异物；严禁任何磁性金属物体（如除湿机/紫外线灯等）进入检查室；万一有金属物体吸上磁体，请尽快向工程师报修。

（7）失超应急预案制定与演练

强烈建议制定磁共振失超应急预案，万一发生磁体失超，应立即疏散所有人员到安全区域，并尽快向工程师报修。

（8）图像及时存档

关机前，请确保图像已存档（如刻录到光盘/打印胶片或成功传送到网络服务器等）。

（9）定期保养和及时升级

严格按照系统要求预留时间完成定期保养，及时按照厂家的要求进行系统升级。定期保养要按照具体部位有针对性地制定保养流程。如对于 Skyra 3.0T 的检查床，因为其上有对应各检查部位的线圈插座，每周需要用毛刷清理各插座。特别是头颈线圈的专用插座，该插座保护盖跟其他插座不同，为半封闭状态，所以更容易有灰尘或是杂物进入。如有可能，用无源塑料吹风筒吹走异物。

另外，需每天对床面轨道进行清理，以免毛发等杂物卷入滑轮中，导致检查床滑动阻力增大，甚至卡死。磁体腔选择脱脂棉蘸 75% 乙醇擦拭，而病床经过轮轨可以选择纱布蘸水擦拭，病床轮子以纱布蘸 75% 乙醇擦拭和清洗，病床控制面板也要定期清洁，控制面板中电子线路避免受潮和脏污，可以选择干纱布进行擦拭。

（10）紧急预案编制与演练

由于系统的复杂性，在检查过程中不可能完全避免系统功能出现故障，因此，请务必设立相应的紧急预案，并定期进行认真演练。

2. 应急预案

某医院针对停电紧急状况，为 Skyra 3.0T 机型制定以下应急预案。因 Skyra 3.0T 冷却系统十分成熟，在停电少于 2h 的情况下，只需要在恢复供电时，确认精密空调和第三方水冷机正常工作，然后重新开启液氦压缩机即可，液氦无损失。但是如果停电时间较长，甚至超过 12h，为保证 MRI 冷头以及磁体不受影响，并且液氦无损失，需要功率为 30KW 以上的三相发电机在停电期间维持冷交换隔离机、液氦压缩机以及冷头工作。具体的切换流程以及操作注意事项如下：

（1）改成自来水循环

切换第三方水冷机供水线路，把制冷水循环改成自来水循环，并观察流量计，确保自来水压稳定可靠。

（2）切换备用电源

切断 MRI 供电柜主供电线路与备用线路，把发电机供电线路接到供电柜备用线路，并用仪表测量三相电压，确认电压稳定并且无乱相、缺相问题，然后关闭精密空调和第三方水冷机电源，关闭液氦压缩机开关。

（3）重启氦压机

接通 MRI 供电柜备用线路，打开液氦压缩机开关，观察确认压缩机无报错，如某型号 MRI 机器氦压机液氦压力表指针应在合理范围之间跳动，并且冷头发出鸟叫似的鸣叫声，以上信息确认后，就可以安全等待医院恢复供电。

（4）恢复供电

确认供电恢复后，关掉液氦压缩机开关，切断 MRI 供电柜备用线路，开启供电柜主线路，开启精密空调，开启第三方冷水机并把循环水路切回制冷水循环，观察并确认精密空调和水冷机工作正常，然后开启液氦压缩机，并重复确认氦压机液氦压力表指针摆动范围和冷头发出鸟叫似的鸣叫声等步骤。

自此，MRI 可重新开机启用，停电应急处理完满结束。

第 4 节　大型医疗设备（CT）预防性维护保养

一、GE BRIVO CT 维护保养建议

目前，国内各级医院在用 GE CT 有低端 BRIVO 系列、中端 Bright 系列、中高端 Optima 系列、高端 Discovery 系列和 Revolution 系列等，其中 Brivo 系列、Bright 系列和 Optima 系列市场占有量很大，各机型保养项目都比较类似。

保养工具 GE Brivo 系列 CT PM 保养工具有万用表、常规螺丝刀、内六方扳手、套筒、吸尘器、吹风机等；保养耗材有医用酒精、纱布；电气防护及安全工具有静电手套、口罩，特殊工具有地阻仪。

机房环境检测与干预 CT 设备零部件精密复杂集成化程度高，对于电源供应、温度、湿度、空气净化程度、电源接地、防雷措施等机房环境要求较高。供电电压波动会造成电路板损坏。湿度过低会产生静电放电导致设备故障。湿度过高产生打火风险。空气中腐蚀气体浓度过高会导致电路板腐蚀加重。所以，每次 PM 保养工作首先要进行机房环境因素确认，不达标时要及时采取干预措施以保证符合要求。

机械与电气参数确认认真检测高压系统部件电气参数漂移，激光定位灯精度变差后及时改善，扫描床定位精度偏差较大时及时调整或更换，发现电源柜内接触器触点老化、重建系统能力降低、数据存储部件如图像硬盘阵列效能下降等异常情况要采取跟进措施，能避免设备部分功能缺失甚至停机情况发生。

探测器数据采集系统加热功能状态检测，应确认 Cooling 风扇、机架滤网、扫描架顶部风扇运转状况良好，特别是传感器检测单元模块一致性功能检测对于图像质量有着至关重要的作用。针对原始数据库、图像数据库的清理重整能消除重建系统里面产生的垃圾数据，使操作系统和应用软件中的冗余文档数据得以清理，释放大量系统资源，增加存储空间和效能，使 CT 设备整体运行更流畅更高效，有助于影像检查效率提升。综上所述，我们按照厂家技术手册要求制作 BRIVO CT PM 检查表（如下表），便于在执行维护保养工作时参照填写。

另外，Brivo 系列 CT 由于滑环（SR）设计缺陷，机架静止部分和旋转部分通信会频

医学工程学科建设指南

繁报错，原因是滑环材料的问题。解决这个问题的关键是做好每次保养滑环（SR）的清洁。

表 11　BRIVO CT PM 检查记录表

部位	检测项目 PM Check	检测目的	结果及状态
系统	系统紧急关机开关确认 Gantry/Console/PDU	安全要求	
	警示标签检查 Caution Label Check	安全要求	
	错误信息检查 Check Error Logs	检测	
图像质量	系统图像确认 Image Check	检测	
操作台	检查/清洁风扇 Check/Clean Fan	清洁检测	
	声音通信检查 Verify Audio Function	检测	
	鼠标工作检查 Mouse Check	检测	
	检查/清洁操作台外观及监视器	检测	
	电缆接线端子检查 Check Cables	安全检查	
扫描架	清洁外盖 Gantry Cover cleaning	清洁	
	定位灯检查 Check Positioning Lights	检测及调试	
	Tube 曝光次数	检测	共＿＿＿＿次
	滑环（Slip Ring）检查清洁（重点）	清洁	
	视野环清洁 Gantry Mylar ring cover cleaning	清洁	
数据采集系统	确认 Detector 加热控制	检测	
	检查/清洁风扇 Check/Clean Fan	清洁检测	
	DAS/Detector 检查/表面清洁	清洁	
扫描床	清洁 Table	清洁	
	头托检查 Check Head Holder	安全要求	
	外盖检查 Check Table Cover	安全要求	
	外盖与床板间隙检查	安全要求	
	床板轨迹检查 Check Cradle Rail	安全要求	
	托架稳定性检查 Holder Stability Check	安全要求	
	Unlatch 功能确认 Verify Unlatch Function	安全要求	
电源高压部分	XG Tube 检查/清洁风扇 Check/Clean Fan	清洁检测	
	TUBE 高压电缆头及漏油检查	系统性能	

204

二、如何定期维护 CT 的滑环结构

滑环（Slip Ring）是 CT 扫描架的重要组成部分，为扫描架旋转部分和静止部分的电能和信号传输架起一座桥梁，也为螺旋扫描和高转速高时间分辨率的心脏扫描等一系列高级应用铺平了道路。滑环主要有以下几点作用：将工作电压输送至扫描架旋转部分，供高压发生器、数据采集系统和旋转部分的控制单元使用。在扫描架旋转部分和静止部分之间传输控制信号。将采集的扫描数据从扫描架旋转部分传送至扫描架静止部分。

滑环的构成 以 64 排 CT 为例，滑环组件由以下主要功能单元组成：

滑环盘面，分为电源环、信号环和数据环。电源环，包含直流高压环道和交流工作电压环道；信号环，提供静止部分和旋转部分的双向控制信号通信；数据环，用以传输扫描数据。刷组由电源刷、信号刷、固定座、电源接线端子和信号接口构成。

扫描数据传输模块，由旋转部分的发送模块和静止部分的接收模块构成，通过非接触耦合模式实现扫描数据的高速传送。

对于 GSI 能谱 CT，扫描数据传输速率达到 10GB/s；对于非 GSI 能谱 CT，速率也高达 5GB/s。

1. 滑环的常见故障

（1）通信故障

扫描架旋转部分和静止部分的控制信号通信中断，造成扫描架复位失败或扫描停止。这种故障通常是因为滑环未能定期维护保养或保养不到位，使得信号刷与信号环面的接触不良。

（2）滑环打火

电源环碳粉积累，环面未能定期检查清理，以及滑环刷组碳粉累积、刷头过度磨损等会造成打火，有时连带造成高压部件和其他电路部件的损坏。

（3）扫描数据传输通路通信故障

扫描数据传输通路通信故障会造成扫描停止。

这些故障中，有些是因为电路器件意外失效所导致，但更常见的是由于滑环环面及刷组没有定期检查清理、碳粉积累严重、环面和刷头磨损过重所导致。滑环的定期保养和维护 CT 滑环组件是通过刷头和环面的接触来传输电能和控制信号的。由于用弹簧压紧的刷头与转动的环面之间存在摩擦，使用过程中刷头磨损产生的碳粉碎屑在环面越积越多。所以，滑环的定期清理和检查、及时更换磨损到标记线的刷头，对 CT 机的稳定运行非常重要。

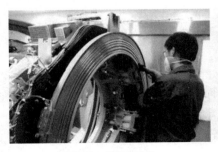 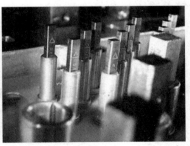

图 30　滑环环面　　　　　　　　图 31　刷组

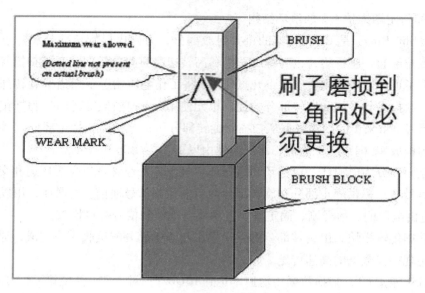

图32　磨损与刷子更换的关系

2. 滑环保养的项目

滑环保养的项目包括：清理刷子粉末，包含环面清理和刷组清理；滑环轨道检查，包含电源环道和信号环道；刷头磨损检查，包含电源刷和信号刷。规范的滑环定期保养，可以防止碳粉积累，做到定期检查刷头的磨损程度和及时进行必要的更换，保证环面的整洁和刷头与环面良好的接触，防止通信故障和滑环打火，降低相关故障发生频率，延长相关部件的使用寿命。

三、CT 系统停电应对指南

CT 设备在日常工作过程中难免遇到计划性的停电和诸如水灾、地震等不可抗力造成的突发停电，如处理不当有可能造成设备损坏，对后续恢复设备正常工作造成影响。CT 日常使用中如遇系统供电中断的情况该如何妥善处置呢？

以下以 Revolution CT/Revolution ACT 机型为例介绍相关的应对方法，其余型号具体操作步骤请参见对应机型的操作手册。

1. 计划性停电

（1）接到停电通知

接到停电通知，需提前进行断电准备，并在系统整体供电中断前留有足够的时间使系统（特别是球管）冷却。

（2）执行系统关机程序

遵照设备操作手册及产品技术参考手册中启动和关闭章节描述的关机步骤，执行系统关机程序。

（3）关闭操作台电源

待关机程序结束，屏幕出现可关闭电源提示后，通过 OC 电源开关关闭操作台电源。

（4）中止设备供电

待球管充分冷却后，按下医院 CT 设备配电箱（PDB）的"关"或"停止"按钮，中止设备整体供电。

注意：配电箱的相关操作需要由经专业培训或者有电工资质的人员完成！

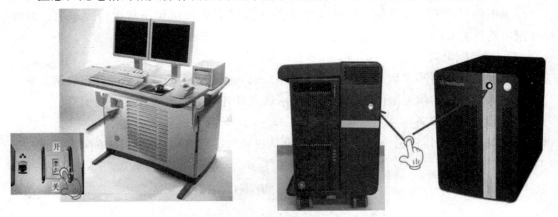

图 33　医院 CT 设备配电箱及开关位置

2. 意外停电

（1）立即关闭 OC 电源开关

如遇非计划的意外停电，要在第一时间确认操作台的电源开关状态处于"关"的位置，对于不在"关"状态的，要立即将 OC 的电源开关置于"关"的状态。

（2）检查系统配电箱开关状态

检查确认医院 CT 系统配电箱（PDB）的开关处于关断状态，可以通过按压 PDB 的"关"或"停止"按钮确认。

注意：配电箱的相关操作需要由经专业培训或者有电工资质的人员完成！

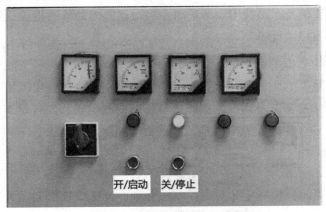

图 34　医院 CT 系统配电箱的开关状态

注意：如意外停电时，尚有患者在扫描床上，应首先帮助患者离开扫描床。如床板处于扫描架中，则需要握住床板边缘或床板手柄，向外拉出床板，此时由于断电，床板会自动释放，以便轻松完成紧急移出。在此过程中，操作人员要特别留意患者的肢体位置，避免移出时与床体或扫描架发生磕碰。

3. 系统上电开机

（1）确认供电稳定

医院供电恢复后，不要急于为设备加电，需先与供电保障部门联系确认供电恢复正常，且供电恢复稳定。

（2）确认环境状态后恢复设备供电

待供电恢复稳定，且设备运行的环境状态（温湿度等）恢复正常运行要求后，方可操作配电箱恢复 CT 的整体供电。

（3）开启配电箱

按下医院配电箱的"启动"或"开"按钮，确认配电箱上的绿灯亮，且扫描架上电。

注意：配电箱的相关操作需要由经专业培训或者有电工资质的人员完成！

（4）设备启动准备

按下扫描架控制面板上的 Reset 按键，确认对应的绿色 Reset 指示灯由闪动转为恒亮。

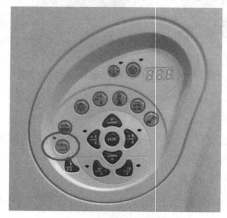

图35　扫描架控制面板上的 Reset 按键

（5）按规范启动设备

遵照设备操作手册及产品技术参考手册中启动和关闭章节的指导，开启操作台的电源开关，确认设备进入启动程序。

（6）等待设备正常启动

等待系统完全启动，各子系统完成开机自检，系统进入正常操作界面，且信息栏显示"扫描硬件复位成功（Scanning hardware reset successful）"提示后，即告设备正常开启。

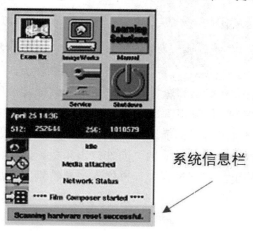

系统信息栏

图36　系统信息栏

注意：如停电导致探测器温度过低，则需要启用系统并等待系统信息栏中出现探测器温度恢复正常的提示后，再进行射线管预热及扫描。

第 5 节　SRM - IV 良性阵发性位置性
眩晕诊疗系统日常维护指南

　　SRM - IV 良性阵发性位置性眩晕诊疗系统分为两部分，外观如同"太空椅"的患者端，以及专业医生操作的控制台。它是全自动、三维数字化控制的眩晕诊疗平台。系统内预装了经数万病例验证的安全、有效、患者不适感最小的诊疗方案。

　　这台仪器诊疗优势明显。首先，患者坐在座椅上，通过三个转轴的协调，精确定位、定量、定速，使病因的诊断和治疗更准确；同时，全自动化的诊断与复位，可带动患者全身整体运动，亦可按照半规管实际走向，进行更合理的 360 度复位。而且，仪器还采取了三维动画和高清显示技术，配备了带红外摄像头且有百倍放大功能的专业眼罩，可让医生对患者眼震及曲线的观察更为精细，辅助判断病因。一次诊疗时间基本在 15 分钟内，效率大大高于手法诊断和治疗。且患者和座椅一起做整体转动，避免了受伤的风险，对颈部不适、腰椎病等患者亦无特殊限制。

　　SRM - IV 良性阵发性位置性眩晕诊疗系统日常维护指南如下。

　　（1）每次开机前确认设备所有安全织带未见断裂和破损，安全杠未见断裂痕迹和异常晃动，转椅未见损坏和异常晃动，确保设备安全启动和运转。

　　（2）每日诊断结束后要及时关闭设备电源，关机后要清除设备表面的灰尘和杂物，清理地面时注意不要碰触设备的连接线缆。

　　（3）根据实际使用情况更换眼罩海绵和头位海绵，预防因间接接触造成的感染，每隔 3~7 天或诊疗病例 3~50 例，检查海绵的表面和破损程度，如有问题，及时更换。

　　（4）每隔 7~10 天对主机的主轴、辅轴进行复位。

　　（5）主轴的复位步骤：当主轴不在初始原点位置时，用鼠标单击诊疗软件【工具】、【调试与检测设备】，进入调试与检测设备界面，单击【复位主轴】，这时主轴会缓慢旋转回到初始原点位置，主轴复位步骤完成。

　　（6）辅轴的复位步骤：当辅轴不在初始原点位置时，用鼠标单击诊疗软件【工具】、【调试与检测设备】，进入调试与检测设备界面，单击【复位辅轴】，这时辅轴会缓慢旋转回到初始原点位置，辅轴复位步骤完成。

　　（7）如果主轴、辅轴复位原点偏离原始位置，可对主轴、辅轴进行零点重设，或者每隔 30~60 天进行一次。

　　（8）主轴的零点重设步骤：鼠标单击【工具】、【调试与检测设备】，单击【解锁主轴】，进入主机平台，抓紧主机上悬臂/下悬臂，推动主轴旋转直至下悬臂根部对齐主轴原点线，离开主机平台，单击【锁住主轴】，单击主轴控制区域【重设复位点】，主轴顺时针旋转 360°（大约 36s）回到原点位置，主轴零点重设步骤完成。

　　（9）辅轴的零点重设步骤：鼠标单击【工具】、【调试与检测设备】，单击【解锁辅轴】，进入主机平台，抓紧弓形臂安全杠/扶手/座椅，推动辅轴旋转直至弓形臂底端对齐辅轴原点线，离开主机平台，单击【锁住辅轴】，单击辅轴控制区域【重设复位点】，辅轴顺时针旋转360°（大约36s）回到原点位置，辅轴零点重设步骤完成。

（10）检查：每周检查一次设备表面的螺钉是否紧固，打印机纸张、粉盒是否充足，定期检查计算机系统储存的病历，及时做好备份。

第6节　电子胃肠镜的预防性维护保养

电子胃肠镜系精密、昂贵的光学和电子仪器，正确的使用和保养可延长内镜的使用寿命，最大限度地提高仪器的使用效能。现将内镜的保养体会及常见故障的排除方法介绍如下。

一、胃肠镜的保养

胃肠镜是一类精密、贵重的光学和电子仪器，使用过程中须严格遵守操作规程，切实执行其保养维护制度，具体做到严、查、细、净、冲、存。

1. 严

即严格的管理制度。建立仪器的操作规程，建立仪器的使用维修登记档案，并实行专人负责；禁止不熟悉仪器性能者使用仪器。

2. 查

即术前须对电路各部分及仪器各部件依次细致检查，查电路、导线接触是否良好，电压是否合乎要求，仪器各部件性能是否正常，内镜是否有渗漏现象。使用中要严格按仪器操作规程使用；使用后要依次关掉各电源开关，最后加盖仪器防尘罩。

3. 细

即细致。在进行安装、操作、洗涤内镜时须轻拿、轻放、轻取、轻操作；洗涤内镜时要稳当，切勿让内镜受到碰撞或过度扭曲，以免损坏内镜。

4. 净

即洁净。内镜及其附件要严格按照卫生部2004版清洗消毒规范要求清洗消毒。

5. 冲

即冲洗。内镜及附件在"净"的基础上，为了防止气水堵塞，要尽可能多冲洗送气、送水管道。对做完胃潴留、肠道清洁不良、消化道出血、组织活检患者和内镜检诊时间较长者，务必彻底进行冲洗。做完一般病人后，也要尽可能多冲洗胃肠镜。

6. 存

即保存。内镜使用后要规范保存。要求当天使用后，内镜均要在彻底清洁、消毒、干燥、保养（测漏、头端无水酒精擦拭、镜身无水酒精擦拭、按钮上油等）后储存于专用内镜柜（悬挂、稳妥），并定时开启紫外线消毒。

二、常见内镜故障排除方法

1. 气堵或送气不畅

①先端部不小心与硬物碰撞致喷嘴变形，喷嘴堵塞（不适当的内镜保养是造成堵塞的主要原因）；②使用内镜后没有立即清洗，导致脏物凝固在喷嘴里，发生喷嘴堵塞；③

消毒前没有用洗涤剂彻底洗净内镜，导致消毒液使黏液、蛋白质凝固而堵塞喷嘴；④擦拭镜面时方向错误，棉纱塞进喷嘴里，发生喷嘴堵塞；⑤喷嘴堵塞后用针挑或将喷嘴自行拆除导致喷嘴损坏或导致内部管更易堵塞；⑥其他，如气泵产气不良、内镜连接部与主机连接不良、储水瓶连接不良等。

防堵措施：①操作内镜时要轻巧稳当，防止先端部发生碰撞损伤喷嘴；②内镜使用中要适时送气，适当多注水，可避免腔内液体逆行进入送气送水管道；③内镜用后应立即清洗，严格按规范清洗、消毒与干燥；④擦拭镜面时应顺着喷嘴的方向；⑤发生喷嘴堵塞后可将内镜置于温水酶洗液中浸泡，然后行全管道加压灌洗，切勿自行用针挑或将喷嘴自行拆除，以免发生内镜渗漏；⑥正确连接内镜各部分。

2. 送水不畅

①水瓶接口里的 O 型环损坏→水灌到送气管里→送水、送气不畅和导致送水/气按钮漏水；②水瓶盖里的 O 型环损坏/遗失/变形/安装不良→气体从水瓶漏出→不能送水；③不适当的清洗保养使内管道堵塞或喷嘴堵塞→送水、送气不畅；④使用内镜后没有立即清洗→脏物凝固在送水送气管内→送水、送气不畅；⑤消毒前没有彻底洗净内镜→消毒液使蛋白质凝固→送水/气管与喷嘴堵塞。

预防措施：

①操作内镜时要轻巧稳当，防止先端部发生碰撞损伤喷嘴；②内镜使用中要适时送气，适当多注水，可避免腔内液体逆行进入送气送水管道；③内镜用后应立即清洗，严格按规范清洗与消毒与干燥；④擦拭镜面时应顺着喷嘴的方向；⑤发生喷嘴堵塞后可将内镜置于温水酶洗液中浸泡，然后行全管道加压灌洗，不要轻易自行用针挑或将喷嘴自行拆除，以免发生内镜渗漏；⑥正确连接内镜各部，接储水瓶应认真检查其密封性。

3. 吸引不畅

原因：吸引器故障；吸引管道堵塞，吸引按钮及按钮底座磨损致吸引不良。

排除方法：确认吸引器正常后，用 50mL 注射器注水或注气畅通吸引管道即可；刷洗时，清洗刷应保持平直，避免与按钮安装座产生摩擦。

4. 角度旋扭虚位或完全松脱

原因：内镜角度调节旋钮使用日久后产生部分松脱或完全滑脱或角度钮牵引钢丝断裂的现象。

预防措施：平时使用内镜角度调节旋钮要轻柔，不能拉锯式，也不要过度使用，以延长其使用寿命。一旦出现，尽早请专业人员进行调试。

5. 附件插入困难

如活检钳插入困难。

原因：①内镜打弯的角度太大导致治疗附件的柔软性被其先端硬质部分所限制，使附件插入困难；②内镜被折，导致钳子管道变形，使附件插入困难；③不正确的清洗消毒程序，导致脏物凝固和结晶凝结在管道里，使附件插入困难；④使用损坏的附件在管道里打结，使附件插入困难。

排除措施：必须正确地清洗消毒内镜；使用前应认真检查附件；插入附件时要小心；尽可能让内镜在不过分弯曲的状态下插入与拔出附件，以免损伤内镜。

6. 内镜漏水

内镜漏水是最严重的故障，如不及时发现，可致光电耦合元件（CCD）的微型摄像系统的损坏。

漏水位置：最常见的部位依次为内镜可曲部橡皮、内镜头端、内镜镜身、操作部、内镜连部。

原因：①内镜使用日久，或保养不良，使弯曲橡皮老化、容易破裂，进而造成内镜漏水；②活检钳或其他附件通过内镜活检道不顺，而强行通过，导致活检管道损伤；③内镜与尖锐工具一起清洗或清洗槽中有锐利棱角，使弯曲橡皮被划破，导致内镜漏水；④敲击或碰撞先端部，使内镜头端漏水。⑤镜身不慎被病人咬伤。

排除措施：操作内镜时要小心；正确活检；内镜的清洗消毒程序必须正确；提倡高质量的维护保养；内镜清洗前一定要通过漏水检测。

7. 内镜图像模糊

多可能是内镜头端接物镜粘有污物所致，一般用无水酒精擦拭后，图像即可清晰；内镜图像出现彩虹现象多为内镜CCD故障，宜立即停用，并请专业人员检修。

第7节　BK Flex Focus 彩超日常维护保养

医疗设备维护保养工作是医疗质量与安全的重要组成部分，而预防性维护的目的是确保机器的性能和稳定性，并延长机器寿命。

以下以 BK Flex Focus 系列超声为例，手把手教你超声设备日常的维护保养。

一、工作环境要求

①防尘；②工作温度：10 ~ 40℃。工作/存储湿度：最高 80% RH；工作大气压力：700 ~ 1060 hPa（正常大气压）。③确保输入电压稳定和输入电源符合标准的接地措施。

二、准备用品

无磨损性的无绒软布、通用型、非磨损性清洁液、浓度不低于 70% 的乙醇或者异丙醇、回形针、棉签、牙签。

三、日常维护步骤

1. 关闭系统，拔掉电源线。

2. 清洁显示器或触摸屏

使用无磨损性的软布或此类湿巾蘸温和的通用型、非磨损性清洁液擦拭清洁显示器背部及其支撑附属件。

LCD 屏幕建议处理方法：①使用无绒软布/湿巾擦拭屏幕（例如，净室湿巾类别：级别 100/ISO5）；②从外侧朝向屏幕中心擦拭屏幕；③必要时，使用柔软的无绒布/湿巾，蘸少量批准使用的清洁剂/消毒剂擦拭屏幕；④用乙醇擦拭屏幕上的任何残留痕迹，并在屏幕仍潮湿时用干燥无绒的软布将其擦干。

注意：轻轻擦拭显示器表面/触摸屏。一定不要划伤显示器/触摸屏，并避免液体从屏幕下方进入。

3. 键盘面板

①使用无磨损性的软布或此类湿巾蘸温和的通用型、非磨损性清洁液擦拭清洁键盘面板。②使用棉签清洁键或控件。使用牙签轻轻地清除面板表面的固体。

注意：清洁键盘面板时，一定不要将任何液体溅到或洒到面板上。

4. 轨迹球

轨迹球按照以下步骤进行清洁和消毒。

①使用回形针工具逆时针旋转轨迹球周围的环并将其拉出。②使用无磨损性的软布或此类湿巾蘸温和的通用型、非磨损性清洁液擦拭清洁球体、环及凹槽。③晾干后放回轨迹球后，放回环并顺时针旋转拧紧。

5. 探头支架及附属件

使用无磨损性的软布或此类湿巾蘸温和的通用型、非磨损性清洁液擦拭清洁支架表面。

6. 清洁系统柜、移动滑轮：

使用无磨损性的软布或此类湿巾蘸温和的通用型、非磨损性清洁液擦拭清洁系统仓和移动滑轮。

注意：避免液体进入电池箱内部。

7. 探头

①理顺探头线缆，不缠绕。②使用无磨损性的软布或此类湿巾蘸温和的通用型、非磨损性清洁液擦拭清洁探头线，擦拭干净探头表面的超声耦合剂和残留物。

注意：不要敲打探头或将其丢落到硬表面上，否则会造成探头无法修理；切勿踩到线或让系统轮子压到线。

8. 确认系统工作正常

开启系统，确认系统时间日期正确，图像正常，功能正常。

9. 术中使用机器

术中使用机器和探头，请务必参照相关要求，对整机和探头做相应的进一步消毒灭菌处理。

第8节　眼科 B 超探头日常使用保养

眼科超声影像设备广泛用于临床检查和诊断，具有实时性好、无损伤、无电离辐射以及成本低等独特优点，备受眼科医生和患者的青睐。

下面为大家介绍 B 超探头日常维护保养以及常见故障处理。

一、探头清洁

（1）每次超声检查使用后，务必清除探头表面的耦合剂，否则残留的耦合剂会影响超声图像。

（2）清洁时戴上无菌手套防止传染，用浸湿的绒布擦拭外壳及各线缆，可用肥皂水，不要把水留在探头上，也可以使用氨基甲酸乙酯海绵来擦拭探头。

（3）禁止使用刷子擦拭，可能会磨损探头前膜。

（4）禁止使用加热的方式烘干探头，清洁后可以使用无纺布或纱布清除探头的水分。

（5）不可以使用酒精对探头进行消毒。

二、探头的使用和维护

（1）轻拿轻放：避免探头跌落地面，导致破损无法使用。探头前膜的厚度大约1mm，在无外力破坏的情况下，可以终生正常使用。

（2）消毒：仪器的外壳及附件、探头线缆等可用75%酒精擦拭，注意不要让残液留在机器及附件的任何表面。

（3）用紫外线或臭氧消毒房间时，避免机器及附件受到直射，不然会降低使用寿命。

（4）日常维护包括每日检查系统及电缆、探头用后清洗；维修后按照维修手册进行全面的功能检测、校准。

（5）设备科常规检查项目

1）探头：目视，探头声头无裂纹或膨胀；线缆无老化或脱皮；探头连接器无弯曲、损坏或脱落的针脚。

2）电源线及插头：检查电源线无折皱、裂纹或老化；手动操作，检查电源插头连接可靠，无松动或断裂现象出现，电源线防脱钩有效。

3）断路器：手动操作，检查断路器能否正常合上或断开。

（6）环境要求

电源：单向220V三线（有接地线），配置稳压电源。

环境：远离干扰源，使用温度10℃~35℃，相对湿度30%~80%。如有环境异常将导致安全问题，应立即停止使用。

三、B超图像常见故障及处理

1. 超声图像显示界面不清

可能是机器对比度、亮度调节不合适，也有可能放大系数及图像深度调节不合适。

2. 超声图像出现干扰伪迹

可能是受某种时间、气候、环境等因素影响（如附近有装修等干扰原因），可采用远离或屏蔽法及另接良好地线法等措施排除干扰。

三、眼科B超探头故障排行榜

1. 眼科B超探头漏油

声透镜是探头上部接触人体的圆柱状专用物质，长期使用会产生自然磨损、划痕等问题，不仅会造成伪影、盲区，更严重的是损伤探头晶体。因此，如果出现该种情况应及时维修，保证安全以避免更大的损失。

2. 眼科B超探头根部断线

故障现象：晃动探头时，图像时有时无。

故障原因：探头根部的线似断非断。

解决方案：剪掉根部有问题的线缆，重新焊接校准。

探头所采用的电缆是质量要求很高的多芯高屏蔽电缆，做工十分精细，目前多采用进口材质，电缆内导线严密，似发丝粗细，因此，若在使用时长期折压，会造成断开。

出现此种情况时，请务必送维修中心进行专业维修。

3. 眼科 B 超探头图像问题

故障现象：B 超图像问题。

故障原因：①换能器故障；②控制板故障。

解决方案：①更换换能器；②更换或维修控制板。

探头内部使用的是换能器（压电晶体）。晶体长期使用会造成自然老化。不正确地使用或摔、碰等外击会造成晶体损伤。晶体损伤后，图像就会出现衰减、黑影、黑条、干扰、缺失、盲区，严重时图像"失明"，造成无法诊断，此时必须更换晶体，否则会出现误诊，影响诊断质量。

四、眼科超声探头使用注意事项

1. 禁止撞击

探头容易因机械冲击而受损，尤其是与身体表面接触的面特别容易受损，因此，绝不能掉落在地上或碰撞。

2. 过度弯曲

或扭曲探头线缆会出现仪器和探头的操作错误或内部短路。

3. 探头清洁

探头使用后，将超声耦合剂擦拭干净。清洁探头时，可用较温和的洗涤剂和湿润的抹布清洁。不可用硬纸等擦洗，否则易损坏探头的声透镜。

4. 避免在强电磁干扰的地方使用

有的信号处理板集成在探头组件里，当在强电磁干扰的环境里使用时，会造成显示图像干扰。

5. 断电插拔

连接探头应在断电关机的条件下进行；当其从主机上插拔探头前，也必须先把主机电源切断。

假如该操作在开机通电的情况下进行，探头的插拔会因为反复接触导通与断开而快速老化而影响寿命，甚至会因电流的多次瞬间导通而产生强大的电流而烧坏探头内的线材或者芯片等。

第9节　电动呼吸机的维护与管理

一、呼吸机维护与管理中常见的问题

在临床工作中我们可能经常会遇到下列情况。

1. 紧急使用

呼吸机多数是在紧急抢救情况下使用的，医护人员要在抢救病人的同时，进行呼吸机使用前的各项准备，往往容易"手忙脚乱"，所以应注意呼吸机的定时检查。

2. 应急调配

不可能每个科室均配备呼吸机，有时一个科室需要多台呼吸机，因而存在着较多临时借用的情况。

3. 存放位置不佳

多数科室呼吸机的存放位置不佳，造成机器故障或故障隐患。

4. 消毒不规范

临床科室对呼吸机的消毒及管道的消毒工作不太重视。

5. 管道寿命短

很多临床科室将呼吸机管道长期连接在呼吸机上，使部分管道长期弯曲，容易断裂，造成浪费。

6. 消毒不规范

临床科室的医护人员在繁忙的日常医疗工作中，常常为使用呼吸机及日常的保养、呼吸机管道的清洗与消毒而发愁。

呼吸机使用一定时间后须做保养。好的呼吸机管理模式，将有利于提高呼吸机的使用率，保证呼吸机时刻处于良好的性能状态或完好的备用状态。

二、呼吸机管理原则

呼吸机的保养与维护是指由专职人员负责对呼吸机各部分进行清洁、消毒、调试和校正，以便于及时排除故障，确保呼吸机正常运转，并延长呼吸机的使用寿命。

1. "工程师负责制"下的"专管共用"制度

目前，国内一般由临床护士（师）和技术人员承担专职人员的职责。但有些医院已采用"工程师负责制"下的"专管共用"制度，或由呼吸治疗师负责建立中心仪器室集中管理呼吸机。

要加强对操作呼吸机的人员进行专业培训，考核合格者才能单独操作仪器。

2. 专业管理人员应具备素质

（1）熟悉呼吸机的结构、性能，尤其是对于各零部件，如呼气阀、测压管、主机内外气道管路的拆卸、安装方法和要求应详细掌握。

（2）建立方便的维修联系方式，可将维修公司或厂家的联系方式如电话号码抄写在呼吸机上，以便其他人发现问题时能及时联系、维修。

（3）详细了解呼吸机的消毒要求，妥善保管呼吸机，保证呼吸机各部件消毒后能备用。

（4）详细阅读说明书，掌握各类呼吸机的检测方法。

（5）能正确识别并排除呼吸机的一般故障，以便正常使用呼吸机。

（6）做好使用记录，将各种维修、更换、校正记录详细备案。消耗品需定期更换，主机也要定期保养。做好详细的使用记录以便检查，是十分必要的。一般呼吸机的消耗品，如氧电池、活瓣、细菌过滤器有效寿命在 1000h（工作时间）或 6~12 个月左右。

三、呼吸机的消毒方法

1. 呼吸机消毒的原则

只有严格对呼吸机进行消毒，才能减少和避免交叉感染。呼吸机的消毒应先彻底清洗，尤其是对接触病人的呼出气体部分，如管道、加温湿化器和呼气阀等（部分呼吸机带细菌过滤器）。相关人员可先用清洗剂冲洗呼吸机，将其中的分泌物、痰痂、血渍和其他残留物彻底清除，然后消毒。消毒后经蒸馏水冲洗晾干备用。整个消毒处理过程中要避免物品的再次污染。

消毒时各种连接部件应脱开，以达到充分消毒的目的。用化学消毒剂消毒后的呼吸机管路应用蒸馏水清洗，以免造成不必要的污染。

2. 呼吸机的清洁和消毒方法

呼吸机消毒主要指对呼吸机的气道管路系统进行消毒。目前，常见的呼吸机的气路结构大致可分为三种类型：

第一种：是主机内部气路，病人吸气及呼吸管路，均可以在拆卸后进行清洁和消毒的呼吸机，如 Siemens Servo900B 或 C 型呼吸机。这类呼吸机结构的优点是可被彻底消毒不留死角。

第二种：呼吸机主机内部气路系统不能拆下，只有病人吸气和呼气回路的管路可被拆下进行清洗和消毒，不能消毒的部位可能残留污物及细菌。为防止感染，设计人员在呼吸机气路出口装有细菌过滤器，例如瑞士 Hamilton 的 Galileo 呼吸机。

第三种：类似于第二种，所不同的是只有病人吸入管路，没有呼气管路。呼气管路被呼气阀替代，例如伟康无创呼吸机。

1. 清洁

（1）管路清洁：要仔细检查管道内有无痰痂、血渍、油污及其他脏物残留，若不冲洗干净则难以达到彻底消毒的目的。

（2）传感器的清洗：由于传感器属于精密的电子产品，价格昂贵，并且有各自的性能特点，必须根据各自呼吸机的说明书或操作指南进行清洗。

（3）呼吸机内部主机的清洁：呼吸机内部主机多为电子元件，不能使用常规方法清洁，需由工程师定期保养。

（4）呼吸机外壳的清洁：呼吸机外壳可用温水纱布轻轻擦净。

2. 消毒

呼吸机管路的常用消毒方法为药物浸泡消毒方法。

药物浸泡消毒方法是呼吸机管路消毒中最常用的方法，其特点是方法简单，不需特别设备。消毒时只需要一个大的容器，配制好药液，即可进行操作。

使用药物浸泡消毒方法时，应注意被消毒器材必须去净痰痂、血渍、油污等。

四、如何定期检测呼吸机的功能

1. 漏气检测

检查呼吸机的气路系统，各管道、湿化罐、接水瓶接口有无漏气。

由于呼吸机的型号及工作原理不同，检测的方法也不同。

通常情况下可采用潮气量测定、压力表检测和耳听手摸等方法检测。

（1）潮气量测定

首先预调呼吸机潮气量，接模拟肺，分别测定吸入管道和呼出管道内的潮气量。如果二者所检测出的潮气量相同，说明无漏气。如果潮气量下降，说明有漏气现象。

（2）压力检测

主要是检查呼吸机的工作压和气道压。如果工作压低于设定水平，说明供气压力不足或呼吸机主机内部管路漏气。如气道压力低于正常，说明外部管路漏气。

2. 报警系统的检测

通常对气道压力报警、分钟通气量（或潮气量）报警、吸入氧浓度报警、窒息报警及气源报警等几项功能进行检查。

（1）压力报警上下限

根据设置的通气参数，呼吸回路中将产生最大气道压力（峰值压力），调节报警上限高于峰压 0.98KPa（10 cmH$_2$O）报警下限低于峰压 0.2KPa ~ 0.29KPa（2 ~ 3 cmH$_2$O）左右，采用报警有声响、灯闪，同时呼吸机的呼出阀门打开，可说明此项功能正常。

（2）分钟通气量报警

分钟通气量是衡量病人吸气是否充分的重要指标，设置的报警范围不能过宽，否则将失去意义。

通常将上、下限设在实际分钟通气量的 ±25% 左右。分钟通气量多点分别检查，应有报警。

（3）开机自检

大多数高、中档呼吸机有呼吸回路密封性、呼出流量传感器、氧浓度、电磁阀等一系列自检功能，自检通过，说明机器基本完好。

对那些无自检功能的呼吸机，可采用如下方法进行大致判断：流量取每分钟 24L，吸气时间取 1 s 或潮气量取 400mL，呼吸频率取 15 次/min，氧浓度取 60%，此时最大气道压力约 2.45KPa（25cmH$_2$O），分钟通气量约每分钟 6L 左右，可以说明机器基本正常。

此方法对有自检功能的机型同样适用。

（4）吸入氧浓度检查

病人吸入氧浓度也是治疗的重要参数。氧浓度的大小一般采用氧传感器（俗称氧电池）来测定。氧电池是消耗品，即使不用，随时间的推移能量也会自然损耗，通常为寿命 6 ~ 12 个月。

氧电池直接影响氧浓度监测的准确性，因此要经常进行氧浓度的检查。

大多数高、中档机具有氧浓度自检，对无自检功能机型而又没有外接的氧浓度表，可用下述方法简单判断：分别用纯氧和压缩空气通气，观察潮气量大小，若无明显变化，基本判定氧浓度正常。

（5）窒息报警

窒息报警是呼吸机的重要指标，可将呼吸机的模式设置在自主呼吸，待十几秒后（有些机型窒息时间可调）应有窒息报警提示。

较高档机型会将开始设置的自主呼吸模式自动切换到指令通气模式。

（6）气源报警

将氧气或压缩空气去掉一路，此时应有相应的报警指示。

3. 辅助功能检查

（1）触发灵敏度检查

由于是模拟肺，因此只能检查压力触发灵敏度。将工作模式设置在辅助通气模式，触发灵敏度置于最灵敏处。当呼吸机在触发窗时，用手挤压模拟肺，呼吸机应能被触发。

（2）PEEP 检查

PEEP 分别多点设置检查，让呼吸机工作几个周期，稳定后观察压力波形或压力表的呼气末压力值（有些机型具有数据大小的显示），设置值与测量值的误差应小于 10%。

（3）吸入、呼出潮气量检查

大多数的呼吸机有两个流量传感器，一个在吸入端，用于测量呼吸参数的设定值；另一个在呼出端，用于监测实际值，改变呼吸机的潮气量进行多点观察，二者误差在 10% 以内。

五、呼吸机如何清洁和消毒

需要清洁的呼吸机部件可按呼吸机说明书的要求进行清洁和消毒。有些部件仅需清洁，而有的允许消毒，这些部件主要包括以下几种。

1. 主机和压缩泵的外表面

主机和压缩泵的外表面用清洁的软湿擦布轻轻擦净即可，每日 1 次或隔日 1 次。必要时用消毒液如含氯制剂消毒液浸泡过的软布擦洗。

2. 气源过滤网

气源过滤网包括空气压缩泵和有些呼吸机主机中可清洗的空气滤网。该零件在气路的进气端，如不及时清洗，过滤网会被灰尘堵塞，引起呼吸机进出气不畅，增加负载，影响压缩泵寿命。

具体清洁方法为：将过滤网从机器中取出，用清水洗净表面尘埃后，再用力甩干或烘干；或者用吸尘器吸尽灰尘，然后放回原位。一般每 48 ~ 72 小时清洁 1 次，无须常规消毒。

3. 呼吸机内部电子器件

呼吸机内部电子器件表面的灰尘可用小功率吸尘器轻轻吸除或用专用吸球轻轻吹气去除，也可以用干净的软毛刷轻轻扫除。电子器件不能用消毒液浸泡，也不能接触水和油。

4. 传感器

流量、压力等各种传感器为呼吸机的敏感电子零件，不能用水冲洗，也不能用消毒液浸泡，以免损坏其性能，如有必要可使用气体消毒方法消毒，表面只能用 70% 的酒精棉球十分小心地轻轻擦干净，有的传感器只能轻轻浸放在清水中，即刻取出，并自然晾干，切忌用力甩干或烘干。

5. 湿化器

湿化器电子加温部分和温控传感器探头的金属部分用清洁的软湿擦布轻轻擦净，不能用消毒液浸泡，以免影响加热功能和降低其感温的准确性。

6. 气体管路

气体管路是需要消毒的呼吸机部件，凡是联接于患者与呼吸机之间的各螺纹管、联接管、接头、湿化器、雾化器和呼气瓣等均应彻底消毒，可先用清水冲去管路中的污物，然后将管路浸入规定的消毒液中约 1 h，取出后用清水冲去管路内外的消毒液，阴凉处晾干后再次使用。

7. 空气过滤器

空气过滤器安装在呼吸机前面板上或是在病人呼吸气体管路中，以便于进行拆卸和更换。空气过滤器一般为一次性使用部件。空气过滤器的作用是滤除呼吸机气体通路中的细菌，保证进出患者的气体的洁净。空气过滤器要根据呼吸机使用手册的相关要求定期更换。

8. 机身与台面

机身与台面主要以软布及时去除表面的污物与灰尘。当需要推至层流无菌病房时，还需要用消毒液清洁表面。机架滚轮部分的污垢也要仔细清除。

9. 呼吸管路

呼吸机使用一次后，无论时间长短，为了避免交叉感染，都要对管路进行严格消毒。常用的消毒方法有药物浸泡、气体熏蒸和高压蒸汽等。按规定的比例将冲洗干净的管路浸泡 1~2h，再用清水洗净。环氧乙烷熏蒸可穿透橡胶、塑料等，无腐蚀、无破坏性。一次消毒后，需一周时间环氧乙烷才能挥发完，有过程长、价格高、易燃等缺点，不常使用。

高压蒸汽消毒法仅适用于金属及耐高温的部件，不可用于硅胶等材料的呼吸管道的消毒。特别需要注意的是呼出流量传感器大多为铂金丝制作，比发丝还细几十倍，极易损坏，价格也非常昂贵，切不可用上述方法消毒，必须按说明书介绍的方法进行。

第 10 节　苏邦数字化多功能心肺复苏机注意事项和维护保养

一、使用注意事项

1. 气源管道的连接

检查各接口连接紧密无漏气现象。如有漏气严禁使用。

2. 急停开关

设备出现异常时应立即关闭主机电源开关。

3. 按压位置的调整

按压头必须紧密的贴附在患者胸骨中下部 1/3 处，调整时先逆时针松开锁紧扳手，待调整到正确位置后，顺时针旋紧锁紧扳手。位置不对时禁止使用。

4. 主机的电池充电

使用专用充电器连接 220V 电源与主机充电接口给电池充电，建议充电时间为 6 小时。电量不足时禁止使用。

5. 开关机通电通气的顺序

开机时打开电源开关，再通氧气；关机时先切断电源，再关闭氧气开关。

6. 避免强电磁干扰

避免在有强烈的电磁干扰的环境下工作。

7. 及时拔下电源适配器

充电结束后，请立即拔下电源适配器，以防损坏。

8. 适当气源压力

压深设置超过 50mm 后应调节气源压力。气源压力必须 ≥0.45MPa。

9. 清除口鼻内异物

装入面罩前，必须清除口鼻内的分泌物和呕吐物。

10. 机内防止进液体

若有液体溢入主机，应马上断电，待其自然干涸后方能再次开机。

11. 参数不能随便调节

本产品各部件的实际使用参数已调好锁定，有特殊要求的部件在产品出厂时予以密封。用户不得随意启封、拆卸、调节和改动已锁定的参数，否则所造成的后果由用户自行负责。

12. 先培训后操作

本机是集机、电于一体的精密仪器。因此，操作人员必须培训合格。其他人员一概不得使用。

13. 防范医疗事故

使用本仪器前应详细阅读本说明书，因为未详细阅读说明书或违反规程使用仪器可能会造成医疗事故与纠纷。

二、维护与保养

1. 简要维护

①每次使用完毕，必须用纱布或棉签蘸75%的医用酒精反复擦拭按压头、复苏板和呼吸面罩；②每次使用后必须及时充电，待充满电后再将设备空载运行10分钟。

2. 定期保养

① 无论使用与否，每月必须对电池进行充电，以防锂电池容量衰减；

② 注意防尘防震防潮。

3. 不正常现象判断及维修

表12　不正常现象判断及维修

不正常现象	原因	处理方法
按压头不工作	气源压力低	调整气源压力至0.35~0.6MPa范围内
	误操作，设置为连续通气模式	更改设置为按压通气比模式
显示器黑屏	电池电量低	低电压保护，请充电
	过载，保险管熔断	更换保险柜插座内的保险管
有"滴滴"报警声	低电压报警	请立即充电
升降管无法被锁紧	锁紧方向错误	顺时针旋紧把手
无通气输出	误操作，设置为单独连续按压	更改工作模式为单独通气
	通气量调节阀被关闭	逆时针旋转流量调节阀至所需的刻度位置

第 11 节　数字化影像医疗设备管理与维护措施

数字化影像医疗设备在各大医院得到了广泛应用，其属于核心医疗设备，在医院所有设备中占据极大的比例，有助于提升医院的工作效率。正因为该设备为医院创造了较大的经济收益，因此加强对其管理与维护也显得尤为关键。

一、培养专业人才

针对数字化影像设备，要想做好其管理与维护工作，就必须依靠专业人才。他们不仅要具备扎实的影像专业知识，同时还需对设备维护知识有所涉猎，这样才能保障该设备正常运作，发挥真正的效益。除此之外，这类人才还必须对熟练应用以下知识，比如医学知识、计算机知识及网络知识，熟练使用各项软件，了解设备经常出现的硬件或软件问题的基本解决方法，了解设备的常规维护。数字化影像设备只有在维持正常作业状态下才能发挥真正的功能，一旦出现故障或是年久失修，将会影响医院的正常工作。因此，需要知识技能全面的复合型人才对其进行管理与维护。

针对所有设备，必须做好详细的存档工作，记录好工作日志，并严格执行以下制度：交接班制度需安排专人进行设备的管理，特别是针对重要数据和信息资料的管理。非本科室人员严禁上机操作，且不可以拷贝资料以及程序。教学中使用的影像资料，除管理员之外，不能随意拷贝复制。对于维护与操作人员而言，他们必须对设备进行管理，定期进行维护。即使出现极小的故障，也必须及时处理，以免造成更严重的后果，并做好相应记录。如若该设备出现硬件或软件问题，维修工程必须及时对其进行排除，非专业人员不得私自拆卸设备。除此之外，医技人员、工程人员要经常进行交流沟通，共同探讨如何合理有效使用设备，做好其管理与维护工作。

二、做好存档、传输以及管理

数字化影像医疗设备需要定期进行管理与维护，以保障其正常运行。除此之外，还必须对设备进行优化管理，包含其网络存档、传输与管理，这在某种程度上可以创造显著的社会效益，并且获得良好的经济收益。

对于数字化影像而言，其主要是通过 PACS 系统实现影像信息的变化，实现数字化。这相较于传统医疗模式有所创新，突破了时空限制，以无胶片方式开展影像资料采集、阅读、存储以及管理等活动。这不仅为临床医学带来了极大的便利，同时也在某种程度上推动了教学与科研工作的顺利开展。数字化图像高清晰度高等优势，可以帮助医生直观了解早期病变，及时发现一些比较细微的病症。从一定意义上讲，影像诊断水平大幅提升，而且其准确率与效率也有所提高。

在医院网络中，数字化影像的存档、传输以及管理工序看似简单，实则程序极其复杂，是一项巨大的工程。它涵盖了先进计算机技术、数字影像以及医院信息管理。因此，优化该项工程具有现实意义，可以在某种程度上实现数字影像及其数据收集、影像管理、显示与处理以及硬件拷贝与输出等功能。

因此，针对数字化影像来说，其在医院网络中的存档、传输以及管理方面是紧密相连的。这对于医院的医疗工作起到了极大的帮助，因此，数字化影像拥有良好的发展前景。

三、开展预防性维护

数字化影像医疗设备对于医院而言可谓是一个重要助手，一旦出现故障，将会影响到医疗工作的正常开展，因此必须加强其管理与维护，其中预防性维护非常关键，它可以保障该设备发挥最大功能性。

预防性维护属于一种超前意识，是在故障未发生之前就对其进行维护，以修代养，化被动为主动。医院必须拥有一支高素质的队伍，以便对数字化影像设备进行维护。他们不仅要具备医学常识，懂得机械相关知识，也要涉猎电子专业。同时，对专业人员进行有效培训，使其具备上述知识储备，以此应对预防性维修，从而保障数字化影像设备的功能性得到最大发挥。

预防性维护在模式上实现了创新，做到了防患于未然，实现了良性循环机制。通过主动对设备进行保养，可以延长设备的使用年限，提高设备使用效率。

在日常工作中，设备维修人员可以定期对设备进行检查维修，主要针对以下方面：如参数的检测、校正与调整、将机房的温湿度维持在正常标准，做好设备的保养工作，防止机件发热受潮，并进行清洁处理，去除灰尘沉积，避免发生静电现象，进而防止击穿设备零件。

相关调查显示，数字化影像设备发生故障的原因多种多样，其中设备电源和运行环境引起的故障占到了45%，人为操作不当比例为15%，自然损害占40%。由上述数据可以得知，对设备进行预防性维护具有重要意义，可以在某种程度上减少故障发生的频率。

综上所述，数字化影像医疗设备在医院的实际医疗过程中发挥了极大的功效。为了使该设备可以持久的为医院医疗工作出力，就必须做好相关的管理与维护工作，提高数字化影像设备的工作效率以及使用年限。这些工作具有重要的实际意义。

第九章　医用耗材管理

在医疗领域，医用耗材的管理是确保医疗质量和安全的重要环节，也是综合医院医学工程学科不可或缺的一部分。随着医疗技术的不断进步和医疗需求的日益增长，医用耗材的种类和数量急剧增加，对其管理的科学性和规范性提出了更高要求。

本章旨在系统阐述医用耗材管理的核心理念、基本原则和实践方法。

深入理解医用耗材管理的重要性和复杂性，掌握科学的管理方法，有助于提升医院的管理水平和医疗服务质量，进而为患者提供更加安全、有效的医疗服务。

第1节　医用耗材、试剂采购遴选

医用耗材管理，是指医疗机构以病人为中心，以医学科学为基础，对医用耗材的采购、储存、使用、追溯、监测、评价、监督等全过程进行有效组织实施与管理，以促进临床科学、合理使用医用耗材的专业技术服务和相关的医用耗材管理工作，是医疗管理工作的重要组成部分。

一、遴选机构设置

1. 遴选原则

医用耗材遴选办法适用于在用医用耗材或临床所申请首次使用的医用耗材。医用耗材遴选遵循公开、透明的原则，坚持做到科学遴选、集体决策。优先考虑临床常用规格，兼顾特殊人群（老、少、孕）的安全性，最大限度地满足临床科室的需求。遵循"质量保证、价格合理、品牌优先、考虑习惯"的原则。涉及同类或同种医用耗材比较时，应综合考虑医用耗材的安全质量、生产企业规模、价格、品牌等因素。

2. 机构设置

建议成立医院"医用耗材管理委员会"，委员会主任由院长担任，委员由具有高级技术职务任职资格的相关临床科室、药学、护理、医技科室人员以及医院感染管理、医用耗材管理、医务、财务、医保物价、公立医院改革办、信息、纪检监察、审计等部门负责人组成。建立医用耗材管理委员会专家库，审核科室或部门提出的新购入医用耗材、调整医用耗材品种或者配送企业等申请，并组织相关部门对医务人员进行有关医用耗材管理法律法规、规章制度和合理使用医用耗材知识教育培训，向患者宣传合理使用医用耗材知识的理念。

二、明确部门职责

医务科牵头负责医用耗材的临床使用、监测、评价等专业技术服务日常管理工作；医保物价科牵头负责医用耗材收费、报销等问题解释及耗材使用监督工作；设备科牵头负责医用耗材的论证、遴选、采购、验收、存储、发放等日常管理工作。

三、遴选步骤

1. 阳光采购

医院常规使用耗材及试剂，设备科根据国家药监局印发的《医疗器械分类目录》，严格按照合法、安全、有效、适宜、经济的原则报耗材管理委员会讨论，按流程公开招标采购。同时按阳光平台挂网要求，如果《医用耗材集中采购交易系统》中有的项目，均按要求在阳光平台采购挂网产品，将招标价格及平台"半年最低采购价"实时对比（价格实时变动），按"就低不就高"的原则，执行线上议价、下单结算。

2. 规范流程

针对科室新增及更换挂网医用耗材，由科室根据业务需要提交采购申请（科室盖章和负责人签字）→医务科临床使用评价（是否需要提交伦理委员会讨论）→医保物价科审核（耗材是否除外内容、如何收费、如何报销等）→设备科审核（证件资质是否完备、国码是否齐全、是否需要提交耗材管理委员会讨论等）→报请主管院领导审签及抄送医务、财务、医保物价、公立医院改革办、纪检监察、审计等部门→配送企业提供优惠报价、组织相关部门谈价→库房按议价结果在阳光平台采购。

3. 平台目录外遴选

确需从平台采购目录之外进行遴选的耗材及试剂，应充分考虑医用耗材的成本，遴选出本机构需要的医用耗材，组织供应商提供报价，按照院内相关流程议价，确定最优惠价格，备案后执行采购。医用耗材的采购相关事务由采购部门实行统一管理，其他科室或者部门不得私自从事医用耗材的采购活动。

4. 带量采购

已纳入国家或省市医用耗材集中带量采购的医用耗材及试剂，使用科室根据历史采购量及业务需求，确定需求量（规格型号和数量），上报医保部门审核，严格按照联采办相关要求及最终分配任务量执行耗材带量采购，畅通中选产品进院渠道，不以费用控制、产品规格数量、配送企业开户等为由影响中选产品进院。

5. 特殊情况处置

如遇有重大急救任务、突发公共卫生事件等紧急情况，以及需要紧急救治但缺乏必要医用耗材时，可以不受供应目录及临时采购的限制，采购部门根据医用耗材使用科室或部门提出的采购申请，按照相关法律、行政法规和国务院有关规定，采用适当的采购方式。

第2节 耗材超常预警和评价制度

为保障医院医疗质量与安全，规范医疗耗材的合理使用，降低浪费和成本，遏制医疗服务过程中的不正之风，特制定本制度。本制度旨在建立健全的医疗耗材使用动态监测及超常预警机制，通过实时监控、及时预警、有效控制，规范医疗耗材的采购、使用、库存管理，确保耗材使用的合理性和安全性，规范耗材使用，降低医疗成本，提高医院运营效率。

一、预警指标

1. 耗材使用量异常增长预警

对单品种或某类别的医疗耗材使用量进行实时监控，设备科负责定期对使用数量、金额前 10 位的高值耗材以及国考指标 18 类重点监控耗材进行排序统计，上报耗材管理委员会，同时耗材管理委员会进行使用点评、预警。

2. 高价耗材使用比例预警

对高价耗材的使用比例进行监控，尤其是非集采产品采购占比，在有低价同性能集采产品可替代的情况下，临床科室要求使用高价非集采产品。如果这个比例过高，科室无合理使用理由，则及时预警。

3. 采购频率预警

对科室频繁申购耗材进行监控，当申购频率过高，同一时间有多个科室申购的耗材进行预警。

4. 外请专家手术使用高值耗材评价

外请专家手术，由医务科协助伦理委员会讨论院内会诊或外请专家；专家手术指定使用的新耗材，由设备科及使用临床科室协助耗材管理委员会讨论院内是否有可替代耗材，评价之后再按流程申购。

二、制定措施

1. 预警

对近三个月内使用数量及金额异常增长耗材及院内相关使用的科室，医院将在耗材管理委员会上提出口头警告并进一步密切监测，同时对供货企业予以警示。

2. 限制使用

对三个月内耗材使用量增长幅度过大，但临床又经常申购的品种，经耗材管理委员会讨论，报分管院领导批准，限制该产品的采购量。

3. 暂停使用

对有投诉举报、频繁出现可疑医疗器械不良事件报告产生医疗纠纷的耗材进行调查期间暂停使用；耗材管理委员会通过讨论分析，对近几个月使用耗材连续超常增长，有可疑促销行为的品种，上报分管院领导批准，向纪检监察室及医保物价科报备，对耗材供货企业进行严重警告、约谈，并暂停使用。

4. 停用

对违规使用的耗材，一经发现及时停用并退货，及时调整耗材供应目录，采取重新招标、议价等干预措施，同时将违规行为上报医院领导及纪检监察室，并根据部门有关规定进行处理。

5. 病例监控

医务科及耗材管理委员会，以抽查的方式对病历中使用的耗材进行定期点评及统计分析，对违规使用的医生及科室进行通报。

三、责任与分工

1. 医疗主管部门

负责对超常使用耗材的原因进行分析，并提出改进措施。

2. 耗材管理部门

负责医疗耗材的采购、库存管理和发放工作，提供医疗耗材的进、销存数据，根据预警信息调整采购计划和库存管理策略。

3. 财务部门

负责监督医疗耗材的成本核算和费用控制，确保医疗耗材的合理使用和成本控制。

4. 医保物价部门

负责对医疗耗材医保编码进行维护与推送，对耗材是否可收费及报销进行审核。

5. 审计部门、纪检监察部门

对各相关部门职责进行监督、提醒，规范采购、使用行为。

四、监督与考核

定期组织医护人员和物资管理人员进行医疗耗材管理培训，增强大家的节约意识和规范操作水平。定期对医疗耗材的使用情况进行监督检查，对采取的措施进行跟踪和反馈，确保制度的有效执行。对执行情况进行考核，将评价结果作为科室和医务人员的绩效考核、评优评先挂钩，对表现优秀的部门和个人给予表彰和奖励，对未按照制度执行的部门和个人进行督促和整改，确保制度有效执行。

第3节　医用耗材动态管理和监测

为了进一步加强本医院医用耗材临床应用监测，促进临床合理使用医用耗材，提高医疗质量，减轻患者经济负担，预防过度使用，控制医用耗材费用的异常增长，需要进行医用耗材使用的动态监测与超常预警。

一、医用耗材使用动态监测

每月对本医院使用的医用耗材出入库情况进行录入登记。针对每年重点监测的医用耗材品种的使用数量、金额、质量进行跟踪对比，每个季度进行一次汇总。对名录内的医用耗材，在季度汇总比对时，若发现使用数量、金额中的任意一项增长超过上一批同期的30%即视为增长异常。对比监测耗材使用情况的统计和评价分析会议原则上每季度组织一次，特殊情况可随时对个别病例医用耗材使用情况进行评价，对发现的严重问题须及时反馈至医务科。

二、医用耗材使用超常用量预警

对名录内增长异常的前3名的医用耗材及其他不合理情况，由设备科进行调查和评价，并将不合理应用的评价结果在下一季度的第一个月10日前统一上报给医务部。由医务部对评价结果进行分析判断，并纳入医院评价管理体系。

设备科会同监察室对前3名的医用耗材中连续三个季度出现增长异常的医用耗材供应

商予以警示。对违规行为一经发现，并经核实后立即停用该医用耗材，库存医用耗材一律退货，并按"廉政保证书"的规定执行。

第4节　医用耗材存储管理

医用耗材用于医院的诊疗，直接作用于病人，甚至须植入人体。为保证其安全有效，其存储、管理应符合以下要求。

一、仓库存储环境

须按照各类耗材的不同储存要求储存。

1. 温湿度控制

应达到干燥、通风、避光、恒温、冷藏等相关要求。耗材入库后全部摆上货架，杜绝地气对耗材的浸湿，冬夏两季使用空调调节室内的温湿库存材料，一般产品温度控制在 0 ~30℃，相对温度在 45% ~65% 之间；体外诊断试剂 2 ~10℃冷藏保存。

对温度有特殊要求的物品须按产品说明书中要求的温度存放在冷藏柜中，并做好记录。

2. 存储区域控制

库房分合格区和待处理区，并严格按照区域进行摆放。货架与货架之间的设计应保证一定的宽度，便于空气流通和耗材的取放。为避免医用耗材摆放过期，耗材摆放时应按入库时间的先后顺序进行。先入库的放在上面或前面，后入库的放在后面或下面，确保先进先出、效期近的先出、效期远的后出，推陈出新。

二、库房管理

库房管理人员负责制定库房耗材的养护工作计划，处理养护过程中出现的质量问题，防止耗材变质失效，确保储存质量的安全和有效。

1. 库房数据记录

做好库房温湿度监测和调控工作，根据库房温湿度状况，采取相应的通风、降温、增温、除湿、加湿等调控措施，并做好记录。每周三次，每次分别在上午 12 点、下午 4 点时记录一次库房内的温湿度。

2. 使用期限控制

对标注明确有效使用期限的耗材，尤其是一次性耗材，进行控制管理。对临近失效期的耗材，提前（三个月）填写有效期产品催办单并及时上报，以便及时进行调整，确保临床应用的安全可靠。

3. 消防管理

严格按照消防安全管理制度，做好消防安全工作，切实做到防火、防水、防盗、防爆。仓库应配备有效的消防器材，门窗加固并随时加锁，不得存放易燃易爆物品。应经常性定期进行安全检查工作，并做好记录。

4. 人员变动

仓库保管人员变动时，必须在主管部门领导和有关人员的监督下办理好移交手续。

5. 记录数据保存

根据库存流转情况进行质量的养护检查、重点养护品种按月进行养护并做好养护记录，养护记录应保存至超过有效期一年。

附　录

附录1：放射工作人员综合能力考试题

姓名：＿＿＿＿＿＿＿＿＿＿＿＿＿

工作单位：＿＿＿＿＿＿＿＿＿＿＿＿＿＿＿

一、填空题：（每空2分，共50分）

1. 电离辐射的特殊性＿＿＿＿＿＿、＿＿＿＿＿＿、＿＿＿＿＿＿，长久以来人们没有感觉到它的存在。

2. 电离辐射分为：＿＿＿＿＿＿和＿＿＿＿＿＿。

3. 电离辐射的其他照射条件相同时，机体受照面积愈大，生物效应愈＿＿＿＿＿＿。

4. 外照射防护的基本原则是＿＿＿＿＿＿、＿＿＿＿＿＿、＿＿＿＿＿＿。

5. 电离辐射对人体的有害效应分为＿＿＿＿＿＿和＿＿＿＿＿＿。

6. 按其照射的性质，分为＿＿＿＿＿＿、＿＿＿＿＿＿、＿＿＿＿＿＿三种照射。

7. 射线装置从高到低分为＿＿＿＿＿＿类，放射源分为＿＿＿＿＿＿类。

8. 辐射工作场所分为＿＿＿＿＿＿区和＿＿＿＿＿＿。

9. 防护的目的是防止对健康有害的＿＿＿＿＿＿发生，限制＿＿＿＿＿＿发生率，消除各种不必要的＿＿＿＿＿＿。

10. 放射工作人员的健康检查包括＿＿＿＿＿＿、＿＿＿＿＿＿和＿＿＿＿＿＿的健康检查。

11. 放射工作人员在岗期间职业健康检查的周期为＿＿＿＿＿＿。

二、选择题：（每题2分，共20分）

1. 不同的器官、组织和细胞其放射敏感性不同，下列属于高度敏感的是：＿＿＿＿＿＿。

A. 淋巴组织、骨髓、性腺　　　　　B. 眼晶体、皮肤上皮细胞、血管内皮细胞

C. 中枢神经系统、内分泌腺、心脏　　D. 肌肉组织、软骨和骨组织、结缔组织

2. 对确定性效应下列描述不正确的是：＿＿＿＿＿＿。

A. 诱发机制是大量细胞集体受损伤或死亡　B. 没有剂量阈值

C. 严重程度取决于剂量　　　　　　　D. 损伤效应在受照个体中显示

230

3. 放射工作人员、公众、16～18 岁涉及辐射照射的学生和学徒工，其全身均匀照射年剂量限值分别是：_____。

　　A. 50mSv　20 mSv　10 mSv　　　　　B. 20 mSv　10 mSv　1 mSv

　　C. 20 mSv　1 mSv　6mSv　　　　　　D. 20 mSv　6 mSv　1 mSv

4. χ、γ 射线外照射防护措施中，在无屏蔽或屏蔽防护不能满足要求的情况下，增加一倍距离，则照射量：_____。

　　A. 减少到原来的 1/2　　　　　　　　B. 增加到原来的 2 倍

　　C. 减少到原来的 1/4　　　　　　　　D. 增加到原来的 4 倍

5. 能量相同的 α、β、γ 射线在空气中的射程和相同行程上的电离密度，下列描述正确的是：_____。

　　A. α 射线电离密度最大，β 射线射程最远。

　　B. α 射线电离密度最小，β 射线射程最短。

　　C. α 射线电离密度最大，γ 射线射程最短。

　　D. α 射线电离密度最大，γ 射线射程最远。

6. 放射工作人员的职业健康档案和个人剂量监测档案保存期为多长时间？

　　A. 20 年　　　　B. 70 年　　　　C. 至退休时　　　　D. 终生

7. 放射工作人员进入放射工作岗位前，必须履行的手续不包括：_____。

　　A. 接受放射防护知识和有关法规、标准的培训教育，并参加培训后考试

　　B. 体格健康检查　　　C. 接受个人剂量监测　　　D. 领取《放射工作人员证》

8. 放射工作人员佩戴个人剂量计的监测周期最长不得超过多少天？

　　A. 30 天　　B. 60 天　　C. 90 天　　D. 120 天

9. 当辐射主要来自前方时，个人剂量计一般情况下应佩戴于哪一部位以代表全身所受剂量：_____。

　　A. 左胸　　　B. 右胸　　　C. 腹部　　　D. 任意部位

10. 在岗期间放射工作人员外周血白细胞数低于下列哪个值者，应减少射线接触。

　　A. $3.5 \times 10^9/L$　　　B. $4.0 \times 10^9/L$　　　C. $4.5 \times 10^9/L$　　　D. $4.8 \times 10^9/L$

三、问答题（按本人从事专业选答 2 题，每题 15 分，共 30 分）

1. 简述放射防护的基本原则。

2. 简述放射工作人员个人剂量监测的内容、周期和监测记录保存。

3. 简述监督区和控制区的划分。

附录2：医学装备管理与安全培训试题

医学装备管理与安全培训试题（一）

一、单项选择

1. 宝莱特 Q5 型监护仪用的血氧饱和度探头插座为（　　）针。

A. 7　　　　　　B. 9　　　　　　C. 5

2. 我院在用迈瑞各型号监护仪血氧饱和度探头插座为（　　）针。

A. 7　　　　　　B. 9　　　　　　C. 5

3. 产品注册号：国食药监械（准）字 2009 第 3210690 号（更）的"准"字说明

A. 产地为境内　　　　B. 产地为进口　　　　C. 产地为港澳台

二、多项选择题

1. 下列关于水银的叙述哪些是正确的（　　）

A. 水银（汞 Hg）为液态，泄露后常温易挥发，从而被吸入

B. 水银不溶于水，水封可防止其挥发

C. 硫黄与汞反应生成硫化汞，不溶于水

D. 水银有毒，需要高度重视

2. 医院的应急调配分为哪几种？（　　）

A. 科内调配

B. 科室间调配

C. 医学装备部调配

3. 医疗设备使用科室精准报修需要做到（　　）

A. 确认哪台设备，不要张冠李戴

B. 提前排除关键外部因素如停电、插座、停水、停氧气、停压缩空气、停蒸汽等

C. 了解故障现象，伴随的异响、异味、振动

D. 提供故障出现前的操作、异常外部条件、出现规律

三、判断正误题

1. 发现病房内气体终端发生泄漏，首先关闭病房内设备带上的气体开关，并通知医学装备部工程师进行维修。（　　）

2. 各科室应每日安排人员巡检气体管道井。（　　）

3. 各科室应无条件执行应急调配。（　　）

4. 医疗设备使用科室精准报修能节省工时，尽快恢复诊疗秩序。（　　）

四、填空题

1. 医疗器械是指直接或者间接用于人体的仪器、设备、器具、体外诊断试剂及校准物、材料以及其他类似或者相关的物品，包括＿＿＿＿＿＿＿＿。

2. 医疗器械包括＿＿＿＿＿＿＿和＿＿＿＿＿＿＿。

3. 报修医学装备故障，拨打电话号码是＿＿＿＿＿＿＿或＿＿＿＿＿＿＿＿＿号。

4. 下述医学装备的检测周期是?

水银血压计、氧气表检测周期为____。

监护仪、除颤仪、输液泵、微量泵等周期为____。

5. 应急调配有哪几种?

(1) _____

(2) _____

(3) _____

医学装备管理与安全培训试题 (二)

一、选择题 (每题 10 分,共 70 分)

1. 何谓医学装备的三级管理?

A. 院领导

B. 医学装备部

C. 使用科室

2. 哪些医学装备属于急救类生命支持类医学装备?

A. 呼吸机、微量注射泵

B. 心电监护仪、自动除颤仪

C. 心肺复苏机

D. 洗胃机

3. 如何做好急救类生命支持类医学装备的安全使用?

A. 时刻保持待用状态

B. 完好率 100%

4. 我院医学装备应急调配有几种方式?

A. 科内调配

B. 科室间调配

C. 医学装备部调配

5. 一级保养的内容有哪些?

A. 表面清洁

B. 基本功能检查

C. 内部除尘

D. 技术指标确认

6. 医学装备操作人员培训与再培训制度包括什么?

A. 装机培训

B. 新进员工培训

C. 定期再培训

D. 不定期再培训

7. 影响心电信号质量的因素有哪些?

A. 皮肤处理

B. 心电电极片没有安置好

C. 使用过期的或重复使用一次性电极片

D. 受干扰时未设置滤波模式

E. 心电导联线有损坏或使用劣质导联线

二、判断题（每题 3 分，共 10 题）

1. 我院现行医学装备一级保养周期为急救与生命支持类、大型设备、精密贵重每天进行，其余一般设备每周。（　　）

2. 科室可以自行处置报废医学装备。（　　）

3. 除颤时必须使用导电膏，禁止使用耦合剂。（　　）

4. 自动除颤仪每天自检后需要打印出自检结果签字后粘贴在使用记录本上。（　　）

5. 血氧饱和度指夹要避免与无创血压计袖带同侧放置。（　　）

6. 微量注射泵设置的注射器序号对应不同品牌注射器。（　　）

7. TDP 神灯要注意理顺电线，避免脚轮碾压电线，用后即关闭电源。（　　）

8. 除颤时必须使用导电膏，禁止使用耦合剂。（　　）

9. 大型医疗设备都是计量设备。（　　）

10. 迈瑞监护仪使用的血氧饱和度指夹为 7 针接口，而宝莱特监护仪使用 9 针接口。（　　）

附录3：55种常用医学影像设备质控标准文件号对照表

1. 超声多普勒胎心仪超声源

JJG893《超声多普勒胎心仪超声源?》

2. 超声经颅多普勒超声源诊断仪

JJF（冀）077 – 2005《超声经颅多普勒诊断仪超声源校准规范》

3. 彩色多普勒超声诊断仪

JJF1438《彩色多普勒超声诊断仪（血流测量部分）校准规范》

4. 超声骨密度仪

JJF1649 – 2017《超声骨密度仪校准规范》

5. 医用电子加速器辐射源

JJG589 – 2008《医用电子加速器辐射源检定规程》

6. 模拟定位机

JJG1028 – 2024《放射治疗模拟定位X射线辐射源检定规程》

7. 头部立体定向放射外科γ辐射治疗源

JJG1013 – 2006《头部立体定向放射外科γ辐射治疗源》

8. γ放射免疫计数器

JJG969 – 2002《γ放射免疫计数器》

9. 单光子发射计算机断层成像装置

JJG（苏）81 – 2009《单光子发射计算机断层成像装置（SPECT）检定规程》

10. 正电子发射计算机断层显像装置

JJG（苏）81 – 2009《单光子发射计算机断层成像装置（SPECT）检定规程》；
JJG961 – 2017《医用诊断螺旋计算机断层摄影装置（CT）X射线辐射源》

11. X、γ射线骨密度仪

JJG1050 – 2009《X、γ射线骨密度仪X射线辐射源》

12. 医用γ射线后装近距离治疗辐射源

JJG773 – 2013《医用γ射线后装近距离治疗辐射源》

13. 医用磁共振成像（MRI）系统

JJG（鲁）73 – 2016《医用磁共振成像系统》

14. 个人剂量监测

GBZ128 – 2019《职业性外照射个人剂量监测规范》

15. 超声经颅多普勒血流分析仪

YY/T0593 – 2015《超声经颅多普勒血流分析仪》

16. X射线计算机体层摄影装置质量控制检测

WS519 – 2019《X射线计算机体层摄影装置质量控制检测规范》

17. 伽玛照相机、单光子发射断层成像设备（SPECT）质量控制检测

WS523 –2019《伽玛照相机、单光子发射断层成像设备（SPECT）质量控制检测规范》

18. 正电子发射断层成像装置质量控制检测

GB/T18988.1 –2013《放射性核素成像设备 性能和试验规则 第1部分：正电子发射断层成像装置》

19. 螺旋断层治疗装置质量控制检测

WS531 –2017《螺旋断层治疗装置质量控制检测规范》

20. 医用电子加速器验收试验和周期检验

GB/T19046 –2013《医用电子加速器验收试验和周期检验规程》

21. 医用数字减影血管造影（DSA）X 射线设备成像性能检测

GB/T19042.3 –2005《医用成像部门的评价及例行试验 第3 –3 部分：数字减影血管造影（DSA）X 射线设备成像性能验收试验》

22. X 射线透视设备质量控制检测

WS76 –2020《医用 X 射线诊断设备质量控制检测规范》

23. 直接荧光屏透视设备质量控制检测

WS76 –2020《医用 X 射线诊断设备质量控制检测规范》

24. DSA 设备质量控制检测

WS76 –2020《医用 X 射线诊断设备质量控制检测规范》

25. X 射线摄影设备质量控制检测

WS76 –2020《医用 X 射线诊断设备质量控制检测规范》

26. 屏片 X 射线摄影系统质量控制检测

WS76 –2020《医用 X 射线诊断设备质量控制检测规范》

27. 数字 X 射线摄影（DR）设备质量控制检测

WS76 –2020《医用 X 射线诊断设备质量控制检测规范》

28. 计算机 X 射线摄影（CR）设备质量控制检测

WS76 –2020《医用 X 射线诊断设备质量控制检测规范》

29. 牙科 X 射线机质量控制检测

WS76 –2020《医用 X 射线诊断设备质量控制检测规范》

30. 乳腺 X 射线摄影设备质量控制检测

WS76 –2020《医用 X 射线诊断设备质量控制检测规范》

31. 乳腺 X 射线屏片摄影系统质量控制检测

WS518 –2017《乳腺 X 射线屏片摄影系统质量控制检测规范》

32. 医用电子直线加速器

WS674 –2020《医用电子直线加速器质量控制检测规范》

33. X 射线计算机体层摄影装置质量保证检测

GB17589 –2011《X 射线计算机断层摄影装置质量保证检测规范》

34. 单光子放射断层成像设备（SPECT）质量控制检测

GB/T18988.2 –2013《放射性核素成像、设备 性能和试验规则 第2部分：单光子发

射计算机断层装置》；JJG（苏）81－2009《单光子发射计算机断层成像装置（SPECT）检定规程》

35．γ射线立体定向放射治疗系统

WS582－2017《X、γ立体定向放射治疗系统质量控制检测规范》

36．X射线立体定向放射治疗系统

WS582－2017《X、γ立体定向放射治疗系统质量控制检测规范》

37．放射治疗模拟机

GB/T17856－1999《放射治疗模拟机　性能和试验方法》

38．医用电子加速器性能和试验检测

GB15213－2016《医用电子加速器　性能和试验方法》

39．医用核磁共振成像（MRI）设备影像质量检测

WS/T263－2006《医用磁共振成像（MRI）设备影像质量检测与评价规范》

40．γ空气吸收剂量率

GB/T14583－193《环境地表γ辐射剂量率测定规范》；HJ/T61－2001《辐射环境监测技术规范》

41．X辐射水平辐射防护检测

HJ/T61－2001《辐射环境监测技术规范》

42．个人和环境X－γ辐射累积剂量

GBZ128－2019《职业性外照射个人监测规范》；GB/T10264－2014《个人和环境监测用热释光剂量测量系统》

43．α、β表面污染

GB/T14056.1－2008《表面污染测定　第1部分：β发射体（Eβmax＞0.15MeV）和α发射体》；HJ/T61－2001《辐射环境监测技术规范》

44．中子周围剂量当量率

GB12379－1990《环境核辐射监测规定》；HJ/T61－2001《辐射环境监测技术规范》

45．X－γ辐射剂量率

HJ1157－2021《环境γ辐射剂量率测量技术规范》

46．放射治疗工作场所

GBZ121－2020《放射治疗放射防护要求》

47．核医学放射工作场所（含敷贴治疗、粒子植入）

GBZ120－2020《核医学放射防护要求》

48．医用诊断X射线工作场所

GBZ130－2020《放射诊断放射防护要求》

49．医用诊断X射线辐射源

JJG744－2004《医用诊断X射线辐射源》

50．医用乳腺X射线辐射源

JJG1145－2017《医用乳腺X射线辐射源》

51．医用诊断螺旋计算机断层摄影装置（CT）X射线辐射源

JJG961 – 2017《医用诊断螺旋计算机断层摄影装置（CT）X 射线辐射源》

52. 医用数字摄影（CR、DR）系统 X 射线辐射源

JJG1078 – 2012《医用数字摄影（CR、DR）系统 X 射线辐射源》

53. 医用诊断数字减影血管造影（DSA）系统 X 射线辐射源

JJG1067 – 2011《医用诊断数字减影血管造影（DSA）系统 X 射线辐射源》

54. 医用诊断全景牙科 X 射线辐射源

JJG1101 – 2014《医用诊断全景牙科 X 射线辐射源》

55. 放射性活度计

JJG377 – 2019《放射性活度计》

附录4：《医疗装备》使用与
维修栏目投稿须知（2022年10月）

　　《医疗装备》杂志立足"学术交流"，关注"行业领袖"，记录总结着中国医疗装备行业的学术前沿领袖、行业内的领袖企业所代表的学术趋势和企业管理智慧，与医疗装备行业共同成长。

　　《医疗装备》是由北京市药监局主管、北京市医疗器械检验所主办的综合性医疗装备行业的中文学术期刊，登载未曾公开发表的具有原创性的医疗装备相关的研究论文，前沿领域综述等。

　　本刊为半月刊，国内外公开发行，被中国知网、万方数据库、维普网、《中国核心期刊（遴选）数据库》等收录。

　　1. 一般性要求

　　注意：除学术水平外，论文的写作水平也是衡量文章质量高低的一个重要指标，写作质量太差的文章将被直接退稿。

　　版权：作者投稿须同时转让论文版权（含各种介质、媒体的版权）给《医疗装备》，作者必须遵守学术规范和准则，切勿一稿多投，杜绝抄袭、剽窃等行为，保证做到遵守《医疗装备》有关版权转让协议与学术规范承诺中的规定；请在本文末尾下载附件（版权协议和学术规范承诺），并按要求上传投稿系统。

　　字符数：使用与维修≥3000字符，所有栏目字符数原则上均不超过8000字符。

　　学术不端：本刊采用万方及知网平台进行学术不端核查，要求重复率均低于15%。

　　创新点：作者投稿时请在"题名"之前填写文章创新点介绍，简明扼要地说明文章主要的创新之处，以方便编辑和审稿人能对论文内容做出正确评判。

　　2. 正文主体部分

　　题目：

　　中文题名一般不宜超过20个汉字；应简明、准确，使用能充分反映论文主题内容的短语；不能有标点、尽量避免使用非公知公认的缩略语、字符、代号等，也不应将原形词和缩略语同时列出。英文题名应与中文题名含义一致。

　　作者署名：

　　所有论文署名作者均应对论文工作做出过实质性贡献，并对文章负责，严禁与论文无关的人员挂名；应保证所有作者都知情，同意作者的署名排序，且所有署名作者均须对稿件的全部研究内容进行审查，确保结果准确可靠；投稿后一般不得改动，故请作者投稿前慎重考虑作者署名问题；多位作者的署名之间用逗号","隔开；通信作者应在署名后用括号注明。

作者单位：

中文必须写出全称和邮政编码，不同工作单位的作者，应在姓名右上角加注不同的上标形式阿拉伯数字序号，并在其工作单位名称之前加与作者姓名序号相同的数字；英文摘要中的作者单位著录项目应与中文一致，并应在邮政编码后加注国名"China"。

摘要：

使用与维修栏目无摘要，需有关键词。

关键词：

关键词是为了便于编制文献索引、检索和阅读而选取的能反映文章主题概念的词或词组，一般 3~8 个关键词，各关键词之间以分号"；"隔开；

关键词尽量从美国 NLM 的 MeSH 数据库（http：//www. ncbi. nlm. nih. gov/entrez/que-ry. fcgi. db = mesh）中选取，其中文译名可参照中国医学科学院信息研究所编译的《医学主题词注释字顺表》，未被词表收录的新出现的专业术语（自由词）可直接作为关键词使用，中医药关键词应从中国中医研究院中医药信息研究所编写的《中医药主题词表》中选取。

基金项目：

获得基金资助产出的文章应在文章首页地脚以"基金项目："作为标识注明基金项目名称，并在圆括号内注明其项目编号。

基金项目名称应按国家有关部门规定的正式名称填写，多项基金应依次列出，其间以分号"；"隔开。

前言：

字数 300~500 字，应概述研究的背景、目的、研究思路、理论依据、研究方法、预期结果和意义等；仅需提供与研究主题紧密相关的参考文献，切忌写成文献综述，不要涉及本研究中的数据或结论，不要与摘要雷同。

缩略词、符号和法定计量单位：

文中应使用国际标准的缩略词、符号和法定计量单位，应保持全文一致，正文中的缩略词在首次出现时应给出中英文全称，后附缩略词，并用括号括起，之后可直接用缩略词，不再写全称。

标题的层次：

一般不超过 3 级，各层次的标题应简短明确，同一层次的标题的词组结构应尽可能相同；文内接排的序号可用"(1)"。

图：

按出现的先后次序顺序编号，并在正文相应位置处直接插入图片，在图下面标注图题、图注；有分图时分图用（a），（b），（c）等标号，并在总图题后给出（a），（b），（c）等分图题；图的内容不应与正文文字及表格内容重复；坐标图纵、横标目的量和单位符号应齐全，置于纵、横坐标轴的外侧居中排列；横坐标标目的著录自左至右；纵坐标标目的著录自下而上、顶左底右。

右侧纵坐标标目的著录方式与左侧相同；图中的量、单位、符号、缩略语等必须与正文中所写一致；图题、图例及图内其他文字说明可以只使用中文，也可以中、英文对照，不宜仅使用英文。

表：

均采用三线表格式（必要时可加辅线），全表的单位一致时，单位放在表的右上角；图和表里的文字用中文，出现的物理量名称和符号须与正文一致，不要出现正文中没有交代或与正文内容无关的文字、数字或符号。

参考文献：

本着"最新、重要、必要"的原则列出相关文献，文献应是正式出版物，未正式发表的资料不能作为文献引用。

（1）70% 为 5 年以内文献；

（2）论著、综述栏目 20 条以上，其他栏目（不含使用与维修）8 条以上；

（3）参考文献作者、文献名、期刊名、年、卷、期、页码无缺项且著录格式正确；

（4）文中有参考文献标引位置，并确定标引内容与文献内容相符；

（5）参考文献内容与正文引用位置内容相符。

3. 审稿和出版周期

文章从投稿到录用一般需经过编辑部初审、同行评议、编委会终审等环节，审稿周期一般为 1 个月左右。

文章从投稿到出版的周期一般为 4—6 个月，录用后文章可申请加急。

4. 其他

凡在本刊发表的文章，作者文责自负；本刊有权对所投文稿进行编辑、删改，如不同意删改，请在投稿时注明；凡录用文章，本刊有权入编数据库；切勿一稿多投，3 个月内未收到我刊回复，作者即可自行处理；采用与否，均不退稿，请自留底稿。

附录5:《中国医疗设备》征稿启事(2024年6月26日)

《中国医疗设备》是中国医学工程学科最具影响力的杂志之一。为更好地强调学术性,推动医疗行业与信息互联网领域的科技创新,实现医疗设备科学领域新理论、新技术、新进展的交流目的,根据医学工程领域学术的发展情况和相关科研发展方向,本刊将于2025年第40卷第1期开始对原有栏目进行调整,新增"监管与法规"栏目,将研究论著细分为"技术创新与转化""医学工程技术""应用和质控""放疗技术与应用""医院数字化管理""医学影像技术",原有"综述""设备维修"栏目不变。

现对以下栏目进行征稿,欢迎广大医学工程专业人员根据本刊所设栏目收稿范围及要求踊跃投稿。

1. 监管与法规

对医疗设备行业及医工领域相关政策法规进行解读,对医疗设备、医用耗材等监管政策趋势进行解析,对医疗设备行业标准科学/标准进行分析的相关研究。

2. 技术创新与转化

医工领域的相关设计、研发、改造、改进等技术的革新和发明转化,包括设备、器械、医疗系统等的设计。文章重点为设计方法的创新和数据性效果的验证。

3. 医学工程技术

医疗设备领域或生物医学工程学科相关的理论、技术和方法研究。包括机器学习等各类算法在医工领域的应用研究、医疗设备有关方法在临床上的应用研究等。

4. 应用和质控

各类医疗设备和耗材等医疗器材的评价(可用性评价、总结性评价)、质量控制方法研究、质量检测方法分析、计量检测技术相关的创新经验等。

5. 放疗技术与应用

放射物理、放疗技术、放疗设备、放疗剂量学的相关研究。包括某种技术或设备在放疗中的应用和对放疗质量的影响、放疗方式的分析与改进及相关剂量学分析等。

6. 医院数字化管理

计算机软硬件在医院数字化管理中的创建、开发、应用、升级和维护技术,以及医疗仪器设备和医用耗材管理中的新方法、新体系的构建和应用。

7. 医学影像技术

医学影像技术的开发、应用、创新,影像设备图像后处理方法的改进、图像质量提升方法等。稿件应重点强调技术方面的创新与改进(不接收纯临床诊断类的文章)。

8. 综述

对医疗设备领域新技术的发展过程进行综述,对新技术在各方面的应用进行综述。

经过栏目调整和完善,《中国医疗设备》杂志将继续发挥医疗设备领域学术交流平台的强大作用,为医工同行提供更多优秀、专业的学术论文。

附录6：辐射工作人员试题

说明：

（1）闭卷考试，考核时长60分钟；

（2）试题总分100分。考生得分达到试卷总分的3/4及以上视为通过考核。

一、填空题（40题每题1分，共40分）

1. 外照射防护的三要素是_____。

2. 公众照射的剂量约束是公众成员从一个受控源的计划运行中接受的年剂量的_____。

3. 为了避免发生辐射的确定性效应，并把随机性效应发生率降至可接受的水平，必须对个人剂量加以限制。职业人员所受到的照射剂量限值中，由审管部门决定的连续5年的年平均有效剂量是_____。

4. 为了避免发生辐射的确定性效应，并把随机性效应发生率降至可接受的水平，必须对个人剂量加以限制。公众成员所受到的照射剂量限值中，年有效剂量是_____。

5. 外照射个人剂量常规监测周期一般为1个月，最长不得超过_____。

6. 乳腺属于软组织，乳腺X射线摄影使用_____，一般X射线管电压的调节范围为20KV至35KV，对患者的照射剂量会很高，需要有严格的质量控制。

7. CT机房屏蔽防护铅当量厚度要求为：有用线束方向和非有用线束方向分别均不小于_____ mm铅当量。

8. CT机房（照射室）内最小有效使用面积和最小单边长度分别是_____。

9. 医学上放射诊断学是利用_____探查研究人体的解剖结构和功能。

10. 医学放射工作人员工作中所受职业照射在连续_____年平均（但不可作任何追溯性平均）不应超过20mSv（其中任何一年又可达50mSv）。

11. 辐射致癌属于_____效应。

12. 辐射的本质是_____。

13. 当辐射源为点源时，剂量率与点源距离的关系为_____，因此控制距离是一种控制外照射的有效方法。

14. 生产、销售、使用放射性同位素和射线装置的单位，应当根据可能发生的辐射事故的风险，制定单位的_____方案，做好应急准备。

15. 生产、销售、使用、贮存放射性同位素和射线装置的场所，应当按照国家有关规定设置明显的_____标志。

16. 国家对放射源和射线装置实行_____管理。

17. 国家将射线装置分为_____、_____、_____类。

18. 发证机关应当自受理辐射安全许可证延续申请之日起，在许可证有效期届满前完成审查，符合条件的，予以延续，换发许可证，并＿＿＿＿＿＿＿＿＿＿＿＿＿＿＿＿＿＿＿＿原许可证的编号；不符合条件的，书面通知申请单位并说明理由。

19. 辐射安全许可证有效期为＿＿＿＿＿＿＿＿＿＿＿＿＿＿＿＿＿＿年。

20. 申请领取许可证的辐射工作单位从事生产、销售、使用Ⅲ类射线装置的，应当编制或者填报＿＿＿＿＿＿＿＿＿＿＿＿＿＿＿＿＿＿。

21. X射线管会产生＿＿＿＿＿＿＿＿＿＿＿＿＿＿＿＿＿＿＿＿和特征辐射两种X射线。

22. 在异常情况发生或怀疑其发生时进行的外照射个人剂量监测称为＿＿＿＿＿＿＿＿＿＿＿＿＿＿＿＿＿＿＿＿。

23. 放射学工作场所必须做好屏蔽防护设计与工程建设，并配备必要的放射防护设施。旨在首先确保医学放射工作人员工作中所受＿＿＿＿＿＿＿＿＿在国家放射防护法规与标准规定的管理限值以下。

24. 放射工作人员在岗期间职业健康检查的周期不得超过＿＿＿＿＿＿＿年。

25. X射线诊断医疗照射的防护最优化是指＿＿＿＿＿＿＿＿＿＿＿＿＿＿＿＿＿＿。

26. 个人剂量限值一般＿＿＿＿＿＿＿＿天然辐射照射剂量。

27. 电离辐射常用的能量单位是＿＿＿＿＿＿＿＿＿＿＿＿＿＿＿＿＿＿。

28. 电离辐射的类型主要有＿＿＿＿＿＿、＿＿＿＿＿＿、＿＿＿＿＿＿、＿＿＿＿＿＿、＿＿＿＿＿＿。

29. 从辐射产生的来源可将辐射源分为天然辐射源和＿＿＿＿＿＿＿＿＿＿＿＿＿＿＿＿＿＿。

30. 从事X射线诊断和介入放射学等放射诊疗机构，必须遵照国家有关法规规定，分别向法规确认的相应级别的主管部门办理申领＿＿＿＿＿＿＿＿＿＿＿＿、＿＿＿＿＿＿＿＿＿＿＿＿＿＿＿＿＿＿＿＿。

31. 放射治疗模拟定位设备属于＿＿＿＿＿＿＿＿＿＿＿＿＿＿＿＿＿＿类射线装置。

32. 辐射工作单位每季度开展的外照射个人剂量监测为＿＿＿＿＿＿＿＿＿＿＿＿＿。

33. 用于外照射个人剂量监测最常用仪器是＿＿＿＿＿＿＿＿＿＿＿＿＿＿＿＿＿＿。

34. 辐射事故主要指除核设施事故以外，放射性源丢失、被盗、失控，以及放射性物质或者＿＿＿＿＿＿＿＿＿＿＿＿＿＿失控造成人员受到意外的异常照射或环境放射性污染的事件。

35. 鉴于生长发育中的胚胎、胎儿和儿童对电离辐射比较敏感，对＿＿＿＿＿＿＿＿＿、＿＿＿＿＿＿＿＿＿拟施行X射线诊断检查的正当性判断有其特殊性。

36. 辐射事故根据的性质、严重程度、可控性和影响范围等因素，从重到轻分为特别重大辐射事故、重大辐射事故、较大辐射事故和一般辐射事故四个等级。其中，Ⅳ、Ⅴ类放射源丢失、被盗或失控，或放射性同位素和射线装置失控导致人员受到超过年剂量限值的照射的事故属于＿＿＿＿＿＿＿＿＿＿＿＿＿＿＿＿辐射事故。

37. 发生辐射事故或者运行故障的单位，应当按照＿＿＿＿＿＿＿＿＿的要求，制定事故或者故障处置实施方案，并在当地人民政府和辐射安全许可证发证机关的监督、指导下实施具体处置工作。

38. 公众的外照射剂量一般依靠测定环境剂量率和统计公众的＿＿＿＿＿＿＿＿来估算。

39. ＿＿＿＿＿＿＿＿＿＿＿＿由全国人民代表大会和全国人民代表大会常务委员会制

定，以主席令发布，具有高于行政法规和部门规章的效力。

40. ＿＿＿＿＿＿由国务院根据国家法律制定，是国家法律在某一个方面的进一步细化，规定了该方面的法规要求。以国务院令发布，具有法律约束力。

二、单选题（10题每道计2分，共20分）

1. 生物效应按照效应发生和照射剂量的关系可分为（　　）。
   A. 急性效应和慢性效应　　B. 内照射和外照射
   C. 远期效应和早期效应　　D. 确定性效应和随机性效应

2. 对于一切可以增加辐射照射的人类活动（或称作实践），电离辐射防护基本原则是（　　）。
   A. 实践的正当性、辐射最优化、个人剂量限值　　B. 时间、距离、屏蔽
   C. 同时设计、同时施工、同时投入使用　　D. 采取屏蔽措施、进行剂量监测、加强行政管理

3. 辐射防护最优化是指（　　）。
   A. 不惜一切代价使个人剂量尽可能低　　B. 使得企业的经济损失最小
   C. 在考虑经济和社会因素之后，个人受照剂量的大小、受照人数以及受照射的可能性均保持在可合理达到的尽量低水平
   D. 最优化就是指将个人剂量降到最低值

4. 以下几种射线中，应主要考虑外照射防护的是（　　）。
   A. α射线　　B. 质子　　C. β射线　　D. X射线和γ射线

5. 辐射安全许可证内容中不包括（　　）信息。
   A. 单位名称　　B. 法定代表人　　C. 注册资本　　D. 所从事活动的种类和范围

6. 生产、销售、使用放射性同位素与射线装置的单位，应当按照国家环境监测规范，对相关场所进行辐射监测，并对（　　）的真实性、可靠性负责。
   A. 辐射监测　　B. 防护与安全　　C. 监测数据　　D. 个人剂量测量

7. 我国第四代辐射防护基本标准（　　）《电离辐射辐射防护与辐射源安全基本标准》首次建立了我国的诊断性医疗照射的指导水平，借以强化医疗照射防护。
   A. GB 18871—2002　　B. GB 18871—2019　　C. GB 4792—1984
   D. GB 8703—1988

8. 发生辐射事故时，事故单位应当立即启动本单位的辐射事故应急方案，采取必要防范措施，并在（　　）内填写《辐射事故初始报告表》，向当地生态环境部门和公安部门报告。
   A. 2小时　　B. 3小时　　C. 4小时　　D. 5小时

9. 辐射工作单位应当编写放射性同位素与射线装置安全和防护状况年度评估报告，于（　　）前报原发证机关。
   A. 每年12月31日　　B. 每年6月30日　　C. 每年1月31日　　D. 下一年年底

10. 关于个人剂量计的佩戴，下列说法正确的是（　　）。
   A. 带有防护围裙工作的情况，需要使用两个剂量计，即在围裙内侧佩戴个人剂量计，在围裙外侧佩戴个人剂量报警仪

B. 带有防护围裙工作的情况，需要使用两个剂量计，即在围裙内侧佩戴个人剂量报警仪，在围裙外侧佩戴个人剂量计

C. 带有防护围裙工作的情况，需要使用两个剂量计，一个佩戴在围裙内侧用来估算皮肤和眼睛的当量剂量，另一个佩戴在围裙外侧用来估算有效剂量

D. 带有防护围裙工作的情况，需要使用两个剂量计，一个佩戴在围裙内侧用来估算有效剂量，另一个佩戴在围裙外侧用来估算皮肤和眼睛的当量剂量

三、多选题（10 题每道计 4 分共 40 分，每题全部选对得 4 分，有漏选得 2 分，错选不得分）

1. 放射性污染防治法定义的"核技术利用"是指（　　）在医疗、工业、农业、地质调查、科学研究和教学等领域中的使用。

A. 密封放射源　　B. 非密封放射源　　C. 射线装置　　D. 天然放射源　　E. 人工放射源

2. 新建、改建、扩建放射工作场所的放射防护设施，应当与主体工程（　　）。

A. 同时设计　　B. 同时施工　　C. 同时投入使用　　D. 同时验收　　E. 同时退役

3. 辐射安全许可证内容包括以下哪些信息？（　　）

A. 单位名称　　B. 经营范围　　C. 注册资本　　D. 所从事活动的种类和范围

E. 有效期限

4. 以下属于Ⅲ类射线装置的有（　　）。

A. 医用 X 射线计算机断层扫描（CT）装置　　B. 人体安全检查用 X 射线装置

C. X 射线行李包检查装置　　D. 放射治疗模拟定位装置　　E. 牙科 X 射线装置

5. 电离辐射的医学应用十分广泛和普遍，主要分三大类应用，为（　　）。

A. X 射线诊断和介入　　B. 放射治疗　　C. 辐射育种　　D. 核医学

E. 核磁共振

6. 《放射性同位素与射线装置安全和防护条例》中的辐射事故是指（　　）。

A. 放射源丢失　　B. 放射源被盗　　C. 放射源失控

D. 放射性同位素失控导致人员受到意外的异常照射

E. 射线装置失控导致人员受到意外的异常照射

7. 《中华人民共和国放射性污染防治法》规定，国家对放射性污染的防治，实行（　　）的方针。

A. 预防为主　　B. 防治结合　　C. 严格管理　　D. 安全第一　　E. 发展为首

8. X 射线诊断与介入放射学相关设备很多，包括（　　）等等。

A. 医用 X 射线摄影设备　　B. 医用 X 射线透视设备　　C. X 射线 CT

D. X 射线摄影 CR　　E. 乳腺 X 射线摄影设备

9. 不同组织和细胞对辐射的敏感性不同，总的规律为分裂和代谢旺盛的细胞较不旺盛的细胞敏感；胚胎和幼稚的细胞较成熟的细胞敏感。我们将不同组织或器官的辐射敏感性分为高度敏感、中度敏感、轻度敏感和不敏感，以下人体各组织对辐射的敏感性为高度敏感的是（　　）。

A. 性腺、胸腺　　B. 胚胎组织　　C. 骨髓、淋巴组织

D. 晶状体、皮肤上皮　　E. 肌肉组织、结缔组织

10. 外照射个人剂量监测主要目的是（　　　）。

A. 估算组织或器官当量剂量或全身有效剂量

B. 证明工作人员受照剂量是否符合标准和审管部门的要求

C. 了解工作场所防护有效性

D. 为事故人员受照剂量调查和医学响应提供资料

E. 为工作场所防护条件的改进提供依据

附录7：电离辐射法律法规

1. （　　）由全国人民代表大会和全国人民代表大会常务委员会制定，以主席令发布，具有高于行政法规和部门规章的效力。

　　A. 法律　　　B. 行政法规　　　C. 部门规章　　　D. 指导性文件

2. （　　）由国务院根据国家法律制定，是国家法律在某一个方面的进一步细化，规定了该方面的法规要求。以国务院令发布，具有法律约束力。

　　A. 法律　　　B. 行政法规　　　C. 部门规章　　　D. 指导性文件

3. 由国务院有关部门根据法律和国务院行政法规在本部门权限范围内制定，主要包括国务院条例实施细则及其附件、行政管理规定等两部分，以部令发布，具有法律约束力。

　　A. 法律　　　B. 行政法规　　　C. 部门规章　　　D. 指导性文件

4. 由国务院有关部门制定并发布，用于说明或补充核与辐射安全规定以及推荐有关方法和程序。

　　A. 法律　　　B. 行政法规　　　C. 部门规章　　　D. 指导性文件

5. 放射性污染防治法定义"放射性污染，是指由于人类活动造成物料、人体、场所、环境介质表面或者内部出现超过国家标准的（　　）"。

　　A. 放射性物质或者射线　　　　　B. 放射性核素

　　C. 射线　　　　　　　　　　　　D. 有害物质

6. （　　）是指Ⅲ类放射源丢失、被盗、失控，或者放射性同位素和射线装置失控导致9人以下（含9人）急性重度放射病、局部器官残疾。

　　A. 特别重大辐射事故　　　　　B. 重大辐射事故

　　C. 较大辐射事故　　　　　　　D. 一般辐射事故

7. 因放射性污染造成他人损害的，应当依法承担（　　）。

　　A. 刑事责任　　　B. 法律责任　　　C. 经济责任　　　D. 民事责任

8. 国家对从事放射性污染防治的专业人员实行（　　）管理制度；对从事放射性监测工作的机构实行（　　）管理制度。

　　A. 资质；资格　　　B. 资质；资质　　　C. 资格；资质　　　D. 资格；资格

9. 国务院（　　）行政主管部门对全国放射性污染防治工作依法实施统一监督管理。

　　A. 卫生　　　B. 标准化　　　C. 生态环境　　　D. 发展与改革

10. （　　）有权对造成放射性污染的行为提出检举和控告。

　　A. 只有个人　　　　　　B. 只有受到伤害的个人

　　C. 只有单位　　　　　　D. 任何单位和个人

11. 生产、销售、使用放射性同位素和射线装置的单位，应当根据可能发生的辐射事故的风险，制定单位的（　　）方案，做好应急准备。

　　A. 质量保证　　　　　　B. 污染监测

C. 应急　　　　　　　D. 个人剂量监测

12. 根据辐射事故的性质、严重程度、可控性和影响范围等因素，从重到轻将辐射事故分为（　　）四个等级。

A. 特别重大辐射事故、恶性辐射事故、重大辐射事故、较轻辐射事故

B. 特别重大辐射事故、恶性辐射事故、较大辐射事故、一般辐射事故

C. 恶性辐射事故、特别重大辐射事故、重大辐射事故、轻微辐射事故

D. 特别重大辐射事故、重大辐射事故、较大辐射事故、一般辐射事故

13. 根据《放射性同位素与射线装置安全和防护条例》，以下哪些单位应当依法实施退役？（　　）

A. CT 机房

B. 使用牙片机的牙科诊所

C. 使用Ⅰ类放射源的辐照装置

D. 销售、使用Ⅲ类射线装置的单位

14. 按照《放射性同位素与射线装置安全和防护条例》规定，（　　）应当由注册核安全工程师担任。

A. 法定代表人　　　　B. 总经理

C. 部门负责人　　　　D. 辐射安全关键岗位

15. 辐射安全许可证内容中不包括（　　）信息。

A. 单位名称　　　　　B. 法定代表人

C. 注册资本　　　　　D. 所从事活动的种类和范围

16. 按照《放射性同位素与射线装置安全和防护条例》规定，下列单位中不需要取得辐射安全许可证的是（　　）。

A. 仅使用Ⅲ类射线装置的单位

B. 仅使用 X 光机的医疗机构

C. 仅使用豁免水平标准物质的科研单位

D. 仅有丙级非密封放射性物质使用场所的科研机构

17. 生产、销售、使用、贮存放射性同位素和射线装置的场所，应当按照国家有关规定设置明显的（　　）标志。

A. 火险　　　B. 肃静　　　C. 禁烟　　　D. 放射性

18. 使用Ⅰ类、Ⅱ类、Ⅲ类放射源的场所，生产放射性同位素的场所，甲级、乙级非密封放射性物质使用场所，以及终结运行后（　　）的射线装置，应当依法实施退役。

A. 无法再起动　　　　B. 再起动产生噪声大

C. 产生放射性污染　　D. 再起动动力消耗大

19. 使用放射性同位素和射线装置的单位发生辐射事故，造成放射性危害的，应依法对放射性危害承担责任的是（　　）。

A. 使用放射性同位素和射线装置的单位

B. 使用放射性同位素和射线装置单位的行业主管部门

C. 省级环境保护行政主管部门

D. 县级环境保护行政主管部门

20. 许可证有效期届满，需要延续的，持证单位应当于许可证有效期届满（　　）日前，向原发证机关提出延续申请。

A. 10　　　　B. 15　　　　C. 30　　　　D. 60

21. 辐射安全许可证持证单位变更单位名称、地址、法定代表人的，应当自变更登记之日起（　　）日内，向原发证机关申请办理许可证变更手续。

A. 10　　　　B. 15　　　　C. 20　　　　D. 30

22. 生态环境主管部门应当自受理申请之日起（　　）个工作日内完成辐射安全许可证申请审查，符合条件的颁发许可证，并予以公告；不符合条件的，书面通知申请单位并说明理由。

A. 10　　　　B. 15　　　　C. 20　　　　D. 30

23. 生态环境主管部门应当将审批颁发许可证的情况通报同级（　　）。

A. 卫生主管部门　　　　B. 公安部门

C. 财政部门　　　　D. 公安部门、卫生主管部门

24. 国家将射线装置分为（　　）。

A. Ⅰ类和Ⅱ类　　　　B. Ⅰ类、Ⅱ类、Ⅲ类

C. Ⅰ级、Ⅱ级、Ⅲ级　　D. Ⅰ～Ⅴ类

25. 射线装置具体分类办法由（　　）制定。

A. 国务院卫生主管部门

B. 国务院生态环境主管部门

C. 国务院卫生主管部门商国务院生态环境主管部门

D. 国务院生态环境主管部门商国务院卫生主管部门

26. 国家对放射源和射线装置实行（　　）管理。

A. 分级　　　　B. 多级　　　　C. 分类　　　　D. 综合

27. （　　）按照职责分工和《放射性同位素与射线装置安全和防护条例》的规定，对本行政区域内放射性同位素、射线装置的安全和防护工作实施监督管理。

A. 省级人民政府生态环境主管部门

B. 省级人民政府卫生主管部门

C. 县级以上地方人民政府生态环境主管部门和其他有关部门

D. 县级人民政府卫生主管部门和其他有关部门

28. （　　）主管部门对全国放射性同位素、射线装置的安全和防护工作实施统一监督管理。

A. 省级人民政府生态环境

B. 国务院生态环境

C. 国务院卫生

D. 县级以上地方人民政府生态环境

29. 国务院令第 449 号是核技术利用领域辐射安全与防护方面的主要行政法规，它的名称是（　　）。

A.《放射性同位素与射线装置安全和防护条例》

B.《对辐照装置运营单位的安全要求》

C.《放射源安全和保安行为准则》

D.《放射源分类办法》

30. 辐射工作单位因故遗失许可证的，应当及时到所在地省级报刊上刊登遗失公告，并于公告（　　）日后的一个月内持公告到原发证机关申请补发。

A. 20　　　　B. 30　　　　C. 60　　　　D. 90

31. 辐射工作单位部分终止或者全部终止生产、销售、使用放射性同位素与射线装置活动的，应当向（　　）提出部分变更或者注销许可证申请，由（　　）核查合格后，予以变更或者注销许可证。

A. 原发证机关　　　　　　B. 县级生态环境部门

C. 省级生态环境部门　　　D. 国务院生态环境主管部门

32. 发证机关应当自受理辐射安全许可证延续申请之日起，在许可证有效期届满前完成审查，符合条件的，予以延续，换发许可证，并（一）原许可证的编号；不符合条件的，书面通知申请单位并说明理由。

A. 使用　　　B. 不使用　　　C. 更新　　　D. 更换

33. 许可证有效期届满，需要延续的，应当向原发证机关提出延续申请，并提供材料，其中不包括（　　）材料。

A. 许可证延续申请报告

B. 监测报告

C. 许可证有效期内的辐射安全防护工作总结

D. 环境影响评价文件

34. 辐射安全许可证有效期为（　　）年。

A. 2　　　　B. 3　　　　C. 4　　　　D. 5

35. 许可证有效期届满，需要延续的，持证单位应当于许可证有效期届满（　　）前，向原发证机关提出延续申请。

A. 30 日　　　B. 3 个月　　　C. 6 个月　　　D. 12 个月

36. 辐射工作单位应当编写放射性同位素与射线装置安全和防护状况年度评估报告，于（　　）前报原发证机关。

A. 每年 12 月 31 日　　　　B. 每年 6 月 30 日

C. 每年 1 月 31 日　　　　　D. 下一年年底

37. 申请领取许可证的辐射工作单位从事生产、销售、使用Ⅲ类射线装置的，应当编制或者填报（　　）。

A. 环境影响报告书　　　B. 环境影响报告表

C. 环境影响登记表　　　D. 任何一种环境影响评价文件

38. 国家根据建设项目对环境的影响程度，对建设项目的环境影响评价实行（　　）管理。

A. 分等级　　　B. 分影响程度　　　C. 分档　　　D. 分类

39. 辐射工作单位在申请领取许可证前，应当组织编制或者填报（　　　）文件，并依照国家规定程序报生态环境主管部门审批。

A. 环境影响评价　　　　B. 放射源使用申请

C. 射线装置使用申请　　D. 购源申请

40. 辐射工作单位需要同时分别向国务院生态环境主管部门和省级生态环境主管部门申请许可证的，其许可证由（一）审批颁发。

A. 省级生态环境主管部门

B. 国务院生态环境主管部门

C. 省级生态环境主管部门商国务院生态环境主管部门

D. 国务院生态环境主管部门商省级生态环境主管部门

41. （　　　）生态环境主管部门应当根据放射性同位素与射线装置生产、销售、使用活动的类别，制定本行政区域的监督检查计划。

A. 县级　　　　B. 县级以上　　　　C. 省级　　　　D. 省级以上

42. 根据射线装置对人体健康和环境的潜在危害程度，从高到低，将射线装置分为（　　　）。

A. Ⅰ类、Ⅱ类

B. Ⅰ类、Ⅱ类、Ⅲ类

C. Ⅰ类、Ⅱ类、Ⅲ类、Ⅳ类

D. Ⅰ类、Ⅱ类、Ⅲ类、Ⅳ类、Ⅴ类

43. 监督检查计划应当按照（　　　），规定不同的监督检查频次。

A. 辐射安全风险大小　　　　B. 辐射工作时间

C. 辐射单位地点　　　　　　D. 辐射工作人员数量

44. （　　　）生态环境主管部门依据《电离辐射防护与辐射源安全基本标准》及国家有关规定，负责对射线装置、放射源或者非密封放射性的物质的豁免出具备案证明文件。

A. 县级　　　　B. 县级以上　　　　C. 省级　　　　D. 省级以上

45. （　　　）生态环境主管部门应当制定监督检查大纲，明确辐射安全与防护监督检查的组织体系、职责分工、实施程序、报告制度、重要问题管理等内容，并根据国家相关法律法规、标准制定相应的监督检查技术程序。

A. 县级　　　　B. 县级以上　　　　C. 省级　　　　D. 省级以上

46. （　　　）对已获得豁免备案证明文件的活动或者活动中的射线装置、放射源或者非密封放射性物质定期公告。

A. 国务院　　　　　　B. 国家卫生健康委员会

C. 生态环境部　　　　D. 公安部

47. 省级人民政府生态环境主管部门应当（　　）对本行政区域内发生的辐射事故和运行故障进行汇总，并将汇总报告报送生态环境部，同时抄送同级公安部和卫生主管部门。

A. 每半年　　　　B. 每一年　　　　C. 每季度　　　　D. 每两年

48. 辐射事故和运行故障处理过程中的安全责任，以及由事故、故障导致的应急处置费用，由（　　　）承担。

A. 发生辐射事故或者运行故障的单位

B. 发生辐射事故或者运行故障单位的主管部门

C. 发生事故或故障单位所在地的生态环境部门

D. 发生事故或故障的肇事者

49. 生态环境部在接到事故报告后，应当组织核实，确认事故类型，在（　　）小时内报告国务院，并通报公安部和国家卫生健康委员会。

A. 一　　　B. 两　　　C. 三　　　D. 四

50. 发生辐射事故或者发生可能引发辐射事故的运行故障时，生产、销售、使用放射性同位素与射线装置的单位应当立即启动本单位的应急方案，采取应急措施，并在（　　）小时内填写初始报告，向当地生态环境主管部门报告。

A. 一　　　B. 两　　　C. 三　　　D. 四

51. 发生辐射事故时，事故单位应当立即启动本单位的辐射事故应急方案，采取必要防范措施，并在（　　）内填写《辐射事故初始报告表》，向当地生态环境部门和公安部门报告。

A. 2 小时　　　B. 3 小时　　　C. 4 小时　　　D. 5 小时

52. （　　）生态环境主管部门应当结合本行政区域的工作实际，配备辐射防护安全监督员。

A. 县级　　　B. 县级以上　　　C. 省级　　　D. 省级以上

53. 省级以上人民政府生态环境主管部门可以委托下一级生态环境主管部门颁发辐射安全许可证，对其颁发辐射安全许可证单位的监督检查应当由（　　）进行。

A. 委托方　　　B. 接受委托方　　　C. 双方共同　　　D. 第三方

54. 生产、销售、使用放射性同位素与射线装置的单位，应当对本单位的放射性同位素与射线装置的辐射安全和防护工作负责，并依法对其造成的（　　）承担责任。

A. 经济损失　　　B. 名誉损失　　　C. 信用损失　　　D. 放射性危害

55. 为了加强放射性同位素与射线装置的安全和防护管理，根据《中华人民共和国放射性污染防治法》和《放射性同位素与射线装置安全和防护条例》，制定（　　）。

A.《放射性物品运输安全监督管理办法》

B.《环境保护主管部门实施按日连续处罚办法》

C.《放射性同位素与射线装置安全和防护条例》

D.《固体废物进口管理办法》

56. 为实施《放射性同位素与射线装置安全和防护条例》规定的辐射安全许可制度，制定（　　）。

A.《排污许可管理办法（试行）》

B.《放射性物品运输安全许可管理办法》

C.《放射性同位素与射线装置安全许可管理办法》

D.《放射性固体废物贮存和处置许可管理办法》

57. 生产、销售、使用放射性同位素与射线装置的单位，应当按照国家环境监测规范，对相关场所进行辐射监测，并对（　　）的真实性、可靠性负责。

A. 辐射监测　　　　B. 防护与安全

C. 监测数据　　　　D. 个人剂量测量

58. 在室外、野外使用放射性同位素与射线装置的，应当按照国家安全和防护标准的要求划出（　　　）区域，设置明显的放射性标志，必要时设专人警戒。

A. 安全防护　　　　B. 控制　　　C. 监督　　　D. 无人

59. 《放射性同位素与射线装置安全和防护条例》适用的相关活动，包括生产、销售、使用放射性同位素与射线装置的（　　　）的安全和防护。

A. 场所　　　　B. 物品　　　C. 人员　　　D. 场所、人员

60. 符合《电离辐射防护与辐射源安全基本标准》豁免水平的放射性同位素和射线装置，其国内生产单位或者进口产品的国内总代理单位（以下简称进口总代理单位）及其使用单位可填写《放射性同位素与射线装置豁免备案表》，报（　　　）生态环境部门备案。

A. 国务院　　　B. 所在地省级　　　C. 所在地市级　　　D. 所在地县级

61. 放射性污染防治法定义的"核技术利用"是指（　　　）在医疗、工业、农业、地质调查、科学研究和教学等领域中的使用。

A. 密封放射源　　　　B. 非密封放射源

C. 射线装置　　　　D. 天然放射源

E. 人工放射源

62. 根据辐射事故的性质、严重程度、可控性和影响范围等因素，从重到轻将辐射事故分为（　　　）。

A. 特别重大辐射事故　　　　B. 重大辐射事故

C. 较大辐射事故　　　　D. 一般辐射事故

E. 辐射事件

63. 涉源单位的许可证发放以及放射源进出口与转让审批均在"国家核技术利用辐射安全管理系统"中办理，实现了放射源（　　　）等各个环节的动态跟踪管理。

A. 生产　　　B. 销售　　　C. 转让　　　D. 异地使用　　　E. 进出口

64. 我国已建立了与 IAEA 的辐射安全标准、导则等要求基本一致的辐射安全监管体系，对核技术利用项目实施安全监管，核心是（　　　）。

A. 许可证管理制度　　　　B. 放射源的全过程跟踪管理制度

C. 辐射安全管理制度　　　　D. 辐射防护负责人制度

E. 注册核安全工程师制度

65. 我国核技术利用辐射安全监管法规体系包括（　　　）以及其他监管要求文件。

A. 国家法律　　　B. 行政法规　　　C. 部门规章

D. 指导性文件　　　E. 标准文件

66. 根据《中华人民共和国放射性污染防治法》第三十二条，生产、销售、使用放射性同位素和射线装置的单位，应当按照国家生态环境行政主管部门的规定对其产生的放射性废物进行（　　　）。

A. 收集　　　B. 包装　　　C. 贮存　　　D. 处置　　　E. 自行处理

67. 违反《中华人民共和国放射性污染防治法》规定，有下列哪些行为之一的，由县级以上人民政府环境保护行政主管部门或者其他有关部门依据职权责令限期改正，可以处二万元以下罚款？（　　）

A. 不按照规定报告有关环境监测结果的

B. 未编制环境影响评价文件

C. 擅自进行建造、运行、生产和使用等活动的

D. 向环境排放不得排放的放射性废气、废液的

E. 拒绝环保行政主管部门和其他有关部门进行现场检查的

68. 根据《中华人民共和国放射性污染防治法》第五十五条，有下列哪些行为之一的，由县级以上人民政府环境保护行政主管部门或者其他有关部门依据职权责令限期改正；逾期不改正的，责令停产停业，并处二万元以上十万元以下罚款；构成犯罪的，依法追究刑事责任？（　　）

A. 不按照规定设置放射性标识、标志、中文警示说明的

B. 不按照规定建立健全安全保卫制度和制定事故应急计划的

C. 不按照规定建立应急措施的

D. 不按照规定报告放射源丢失、被盗情况的

E. 不按照规定报告放射性污染事故的

69. 新建、改建、扩建放射工作场所的放射防护设施，应当与主体工程（　　）。

A. 同时设计　　　　B. 同时施工

C. 同时投入使用　　D. 同时验收

E. 同时退役

70.《中华人民共和国放射性污染防治法》规定，国家对放射性污染的防治，实行（　　）的方针。

A. 预防为主　　　B. 防治结合　　　C. 严格管理

D. 安全第一　　　E. 发展为首

71. 下列单位中应当按照《放射性同位素与射线装置安全和防护条例》规定取得辐射安全许可证的是（　　）。

A. 销售放射源的企业

B. 使用Ⅲ类射线装置的单位

C. 使用放射源的探伤企业

D. 具有丙级非密封放射性物质使用场所的科研机构

E. 仅使用豁免水平标准物质的科研单位

72. 辐射安全许可证内容包括以下哪些信息？（　　）

A. 单位名称　　　　B. 经营范围

C. 注册资本　　　　D. 所从事活动的种类和范围

E. 有效期限

73.《放射性同位素与射线装置安全和防护条例》中的辐射事故是指（　　）。

A. 放射源丢失

B. 放射源被盗

C. 放射源失控

D. 放射性同位素失控导致人员受到意外的异常照射

E. 射线装置失控导致人员受到意外的异常照射

74. 生产、销售、使用放射性同位素和射线装置的单位申请领取的许可证包括下列主要内容：（　　）。

A. 单位的名称、地址、法定代表人

B. 所从事活动的种类和范围

C. 有效期限

D. 发证日期

E. 证书编号

75. 有下列情形之一的，持证单位应当按照原申请程序，重新申请领取许可证：（　　）。

A. 变更单位名称的

B. 许可证有效期届满的

C. 改变所从事活动的种类或者范围的

D. 新建或者改建、扩建生产、销售、使用设施或者场所的

E. 变更地址、法定代表人的

76. 关于辐射安全许可证延续，说法错误的是（　　）。

A. 辐射安全许可证有效期为 4 年

B. 有效期届满，需要延续的，应于许可证有效期届满 20 日前向原发证机关提出延续申请

C. 许可证延续需要提供许可证延续申请报告、监测报告、许可证有效期内的辐射安全防护工作总结等材料

D. 辐射安全许可证有效期为 5 年

E. 有效期届满，需要延续的，应于许可证有效期届满 30 日前向原发证机关提出延续申请

77. 辐射安全许可证中"活动的种类"分为（　　）。

A. 生产　　　B. 销售　　　C. 使用　　　D. 贮存　　　E. 其他

78. 申请领取许可证的辐射工作单位从事下列活动的应当填报环境影响登记表：（　　）。

A. 生产放射性同位素的

B. 医疗使用Ⅰ类放射源的

C. 销售、使用Ⅴ类放射源的

D. 生产、销售、使用Ⅲ类射线装置的

E. 乙级非密封放射性物质工作场所

79. 生产、销售、使用、贮存放射性同位素与射线装置的场所，应当按照国家有关规定设置明显的放射性标志，其入口处应当按照国家有关安全和防护标准的要求，设置（　　）。

A. 巡检按钮　　　　　　　B. 必要的安全联锁

C. 报警装置或者工作信号　　D. 安全防护区域

E. 调试装置

80. 辐射事故应急预案应当包括下列内容（　　　）。

A. 应急机构和职责分工

B. 应急人员的组织、培训以及应急和救助的装备、资金、物资准备

C. 辐射事故分级与应急响应措施

D. 辐射事故的调查、报告和处理程序

E. 辐射事故信息公开、公众宣传方案

81. 以下核技术利用项目需要填报环境影响登记表的有（　　　）。

A. 销售Ⅰ类、Ⅱ类、Ⅲ类、Ⅳ类、Ⅴ类放射源的

B. 使用Ⅳ类、Ⅴ类放射源的

C. 销售非密封放射性物质的

D. 生产、销售、使用Ⅲ类射线装置的

E. 销售Ⅱ类射线装置的

82. 以下属于Ⅲ类射线装置的有（　　　）。

A. 医用 X 射线计算机断层扫描（CT）装置

B. 人体安全检查用 X 射线装置

C. X 射线行李包检查装置

D. 放射治疗模拟定位装置

E. 牙科 X 射线装置

83. 下列哪几项属于Ⅲ类射线装置（　　　）。

A. 医用 X 射线 CT 机　　　　B. 牙科 X 射线机

C. X 射线探伤机　　　　　　D. X 射线衍射仪

E. 血管造影用 X 射线装置

84. 如核技术利用单位拟申请增加的项目中一部分符合免于编制环境影响评价文件的条件，另一部分不符合条件（即需要履行环境影响评价手续），核技术利用单位（　　　）。

A. 只能将全部项目一并进行环境影响评价，在取得环评批复后一并申请辐射安全许可证

B. 只能先行申请不需要编制环境影响评价文件的部分项目的辐射安全许可证

C. 可以先行申请不需要编制环境影响评价文件的部分项目的辐射安全许可证

D. 可以将全部项目一并进行环境影响评价，在取得环评批复后一并申请辐射安全许可证

E. 全部项目无须进行环境影响评价，直接申请辐射安全许可证

附录8：中国技术市场协会团体标准立项申请书

中国技术市场协会团体标准立项申请书

项目名称			
申请立项单位名称		联系人	
单位地址		邮政编码	
电话	传真		E—mail
项目任务的目的、意义或必要性：			
适用范围和主要技术内容：			
国内外情况简要说明：			
采用的国际标准或国外先进标准编号			
申请立项单位： 　　签字、盖公章 　　　　年　　月　　日		协会标准委员会： 　　签字、盖公章 　　　　年　　月　　日	

注：如本表空间不够，可另附页。

附录9　黄海中心医院医疗设备安装验收记录表

黄海中心医院医疗设备安装验收记录表

医疗设备名称		合同编号	
型号		标书包号	
生产日期		系列号（SN）	
验收时间		建议使用年限	
固定资产领用科室		合同保修期	
院方验收小组成员			
供货商名称		联系人、电话	

序号	类别	项目（是√否×）
1	准备材料	1. 技术标书；2. 医疗设备采购合同复印件；3. 医疗设备安装验收报告；4. 医疗设备培训报告；5. 固定资产领用单及验收单；6. 政府采购履约验收单
2	验收小组	院方 □ 外请专家（大型或贵重医疗设备由医院根据情况安排） □ 医学装备部工程师2人 □ 固定资产管理科1人 □ 招标采购办公室1人（单价或合同价值超过50万元） □ 设备申请科室1人（原则上为科主任或护士长，特殊情况可委托代理） □ 固定资产申领科室1人（同上） 供方 □ 供应商代表1人 □ 厂家工程师1人（特殊情况由厂家授权工程师代理）
3	开箱验收	□ 验收小组到齐后方可进行开箱验收，特殊情况由医学装备部协调进行 □ 结合产品购置合同和投标文件所列配置清单及厂家提供产品配置清单进行开箱验收，核对品牌型号规格、外观、数量，确认产品配置清单，开箱过程拍照留存 □ 开箱验收完毕，①验收小组在相关配置清单（技术标书或装箱单）上签字或盖章确认。因供方原因导致验收不合格，验收程序中止，待供应商提出申请后，由医学装备部根据实际决定是否再次组织验收
4	技术标验收	验收标准：所有条款均应当提供支撑材料（如：使用说明书、药监部门盖章的注册检验报告或医疗器械产品技术要求材料、现场演示及其他） □ 依据技术标书中技术条款响应和偏离表，逐项进行技术标验收 □ 对于技术标书中专业性比较强的功能性技术参数主要由设备申请科室、医学装备部工程师、外请专家进行验收

医疗设备名称			合同编号	

4	技术标验收	□ 技术条款响应和偏离表中承诺的参数验收过程中如果需要其他资质或证明文件，由供方按要求进行提供，所提供的资料厂家、供应商盖章，其中供应商盖红色公章 特殊证明材料明细： □ 厂家提供药监部门盖章的《注册检验报告》或《医疗器械产品技术要求》；产品技术白皮书（如有）并加盖公章 □ 技术标验收完毕，②验收小组在技术标书上签字或盖章确认；因供方原因导致的验收不合格，验收程序中止，待供应商提出申请后，由医学装备部根据实际决定是否再次组织验收

5	调试	□ 安装调试完成，运行状况合格
6	培训	□安装培训报告：参训人员及培训工程师签字确认
7	相关资质验收	1. 医疗器械注册证：医疗器械注册证所示信息需与产品相符 □ 产品铭牌所示产品生产日期与产品注册证有效期时间关系符合 □ 注册证中关于产品"结构及组成"相关内容与产品实际结构及组成相同，无增加和减少情况 □ 核实产品注册证号真伪 □ 注册证加盖供应商红色公章 注册检验报告或医疗器械产品技术要求 □ 提供药监部门盖章《注册检验报告》或《医疗器械产品技术要求》并加盖红色公章 3. 进口产品报关单及入境货物检验检疫证明 □ 报关单加盖消费使用单位公章，供应商加盖红色公章 □ 报关单所示商品名称、规格型号、原产国与产品铭牌相关信息相同 □ 报关单所示最终目的国为中国 □ 报关单所示进口日期、申报日期与产品生产日期、设备安装日期先后关系正确 □ 报关单页码准确、完整 □ 入境货物检验检疫证明所示入境日期与报关单所示进口日期一致 □ 入境货物检验检疫证明所示输出国家为中国 □ 入境货物检验检疫证明附页说明所列产品与入境货物检验检疫证明属同批货物 □ 安装验收的产品铭牌所示产品名称、型号、序列号\批号与入境货物检验检疫证明附页所示产品名称、型号、序列号\批号一致 3. 生产及经营企业资质 □ 生产企业营业执照、生产许可证，医疗器械生产产品登记表 □ 进口产品国内注册证持有人（代理人）营业执照、经营许可证，医疗器械经营备案凭证（如为二类医疗器械） □ 二类医械各级代理商营业执照、经营许可证，医疗器械经营备案凭证 □ 各级授权书且在招标时间节点内有效 □ 均在有效期内 □ 均加盖红色公章 □ 产品说明书；技术白皮书（如有） □ 产品合格证或产品质量证明 □ 工程师持有厂家出具的资质证明或者项目授权函，且在有效期内

医疗设备名称		合同编号	
8	验收	□验收完成后，验收小组签字确认	
9	其他 附件 留存	□产品铭牌复印件 □产品出库单（用于固定资产入库） □固定资产领用单及验收单复印件 □发票复印件及首笔付款收据复印件 □供应商填写政府采购履约验收单并加盖红色公章 □医疗设备采购合同复印件	
验收人签字		日期	
复核人签字		日期	

备注：复核完成方可进入固定资产入库程序。制表：医学工程部 2022 年 5 月

附录10 临床医技科室医学装备管理量化考核表

临床医技科室医学装备管理量化考核表

科室：　　　　　第（　　）季度　　　　　日期：

管理项目	总分	考核指标	得分
日常管理	30	急救类、生命支持类医学装备级一般医学装备（30分） □状态牌有（1分） □信息卡有（1分） □存放规范（4分） □仪器自检打印记录（4分） □医学装备交接记录（4分） □使用记录（4分） □维修保养记录（2分） □说明书或使用指南随机存放（2分） □完好率100%（5分） □计量标识在有效期内（3分） 大型或贵重医学装备（30分） □状态牌（1分） □信息卡（1分） □医学装备交接记录（4分） □使用记录（4分） □维修保养记录（2分） □机房温度记录（2分） □机房湿度记录（2分） □机房卫生（5分） □线缆整齐（5分） □标识清晰（1分） □机房指示灯正常（1分） □计量标识在有效期内（2分）	
使用操作规范性考核	15	□实操考核（10分） □使用注意事项、简单故障判读和处置提问（5分）	
使用科内培训	15	□科室每月培训并记录，记录图文并茂（10分） □内部培训效果考核分析并体现整改有提高（5分）	
QC小组活动	12	□科室医学装备QC小组成员熟知工作职责（2分） □每月召开质控会议并记录，记录图文并茂（10分）	
医疗器械不良事件监测	12	□熟知医疗器械不良事件监测工作流程（2分） □医疗器械不良事件上报完成率100%（10分）	
人员持证上岗	6	□持证上岗（压力容器、影像科、放疗、介入科）	
应急调配演练（年度）	10	□医学装备应急调配演练并记录（10分） □熟知医学装备应急调配预案及程序（5分） □知晓负责工程师姓名及联系方式（1分）	
合计	100		

附录 11　临床医技科室医学装备管理督导反馈通知单

临床医技科室医学装备管理督导反馈通知单

存在问题	 医学装备部签字： 年　　月　　日
原因分析	
整改措施	 科室签字： 年　　月　　日
追踪评价	 医学装备部签字： 年　　月　　日

注：各科室根据检查存在的问题，进行原因分析并制定整改措施。

请于　　月　　日前将此表上交，逾期上交的科室质量管理考核，迟交扣管理考核分 0.2 分。

附录12　医学装备管理委员会章程

医学装备管理委员会章程

第一章　总　　则

第一条　根据国家《医疗器械监督管理条例》和《医疗器械使用质量监督管理办法》等政策法规的有关规定和要求，柳州市中医医院成立医学装备管理委员会。为规范医学装备管理委员会的各项工作制度，特制定本章程。

第二条　医学装备管理委员会是医院审议和制定医院医疗设备管理政策，监督医疗设备管理、使用部门工作情况的监督机构。

第二章　职责和任务

第三条　医学装备管理委员会的职责认真贯彻落实《医疗器械监督管理条例》《特种设备安全监察条例》《中华人民共和国计量法》等国家有关法律法规，制定颁布我院有关设备管理工作的规章制度并监督实施，使医院医疗设备管理达到法治化、规范化和科学化的要求。

第四条　医学装备管理委员会的任务

1. 组织学习贯彻国家颁布的医疗器械法律法规和本院制定的相关制度，监督检查贯彻执行情况。

2. 负责对医院医疗设备管理、监控、督查等工作。

3. 规划医院设备配置，以满足医院长远发展需要。

4. 审定医院设备购置计划，审批新的医用耗材申购计划，并组织采购和招投标工作。

5. 组织分析医院医疗设备使用、运营情况，组织相关人员对全院进行医疗设备管理检查。

6. 组织评价医疗器械的临床疗效及不良反应，负责研究、处理医疗设备管理工作上的重大问题。

7. 组织检查特种设备、计量设备和强制检定设备管理和使用情况。

第三章　组织机构和运行机制

第五条　组织机构：

1. 医学装备管理委员会由院领导、纪检监察、审计、财务、设备、临床医技部门负责人和具有专业代表性的技术人员组成。

2. 医学装备管理委员会设主任委员2人，由书记、院长担任。副主任委员7人，由副书记、副院长、总会计师担任，委员由纪检监察、审计、财务、设备科、临床医技相关科室主任和护士长担任。

第六条　工作制度

1. 负责对医院医疗设备管理、监控、督查等工作。

2. 负责对医院购进 10 万元以上设备进行专题会议论证，通过投票方式表决，并做会议记录。

3. 协助各科建立科内医疗设备管理办法，要求科室管理好科内的各种医疗设备设施，做好日常维护保养工作。

4. 组织召开医疗设备管理工作督查会。主管业务院长主持，医学装备管理委员会人员及相关人员参加，对全院医疗设备管理的各种问题进行讨论，作出决议。

第四章　委员的权利和义务

第七条　委员的权利

1. 按有关法律和规定，独立履行职责并对医疗设备委员会负责，不受任何单位和个人的干涉。

2. 对医院设备管理问题进行评议，提出意见和建议。

3. 对医院各科设备使用进行监督检查。

4. 提出或联署会议议案。

5. 参加医疗设备委员会会议，发表意见，参与讨论和表决。因故不能参加会议的，可以采取书面形式发表意见，参加表决。

6. 在医疗设备委员会闭会期间，监督设备科的设备管理工作。

第八条　委员的义务：

1. 应按时参加会议，并本着认真负责和科学公正的态度参与议题的讨论和决议的表决。

2. 对医疗设备委员会的有关议题和决议应保守秘密，特别是对设备和卫生材料申购计划的讨论情况、审评意见及其他有关情况须予以保密。

3. 若委员与医疗设备委员会讨论的议题有直接利害关系，该委员应主动向主任委员申明并在评议表决时回避。

4. 委员不得接受与设备和卫生材料申请有关的单位和个人的馈赠，不得私下与生产、销售单位人员进行可能影响到公务的接触。

5. 委员有义务向医疗设备委员会举报任何单位和个人不公正、不廉洁行为。

6. 收集设备管理信息，征集有关意见和建议，经过整理后提交给医疗设备委员会参考。

7. 学习有关法规和知识，参加有关培训，不断提高设备管理水平和能力。

8. 委员应积极宣传并带头落实医疗设备委员会各项决议。